NOUVEAUX ÉLÉMENTS

DE LA SCIENCE DE L'HOMME.

TOME SECOND.

NOUVEAUX ÉLÉMENTS

DE LA

SCIENCE DE L'HOMME

PAR

P. J. BARTHEZ,

Médecin de S. M. l'Empereur Napoléon Ier,
Chancelier de l'Université de Médecine de Montpellier;
Professeur honoraire de l'École de Médecine de la même ville ; Membre
de l'Académie des Sciences et de l'Académie des Inscriptions et Belles-Lettres de Paris ;
Membre des Académies des Sciences de Berlin, de Stockholm,
de Gottingue, de Lausanne, etc.;
Correspondant de l'Institut National de France, etc.

Troisième Édition.

AUGMENTÉE

D'un Discours sur le Génie d'Hippocrate;
De Mémoires sur les Fièvres et les Collapsus graves, sur la Thérapeutique des Maladies,
De l'Engorgement, l'Hystérie, la Parturition, la Fièvre, la Femme, la Force des Animaux;

COLLATIONNÉE ET REVUE

Par M. E. Barthez,

Médecin de S. A. le Prince Impérial et de l'Hôpital Sainte-Eugénie, etc.

TOME SECOND.

PARIS

GERMER BAILLIÈRE, LIBRAIRE-ÉDITEUR,

17, RUE DE L'ÉCOLE-DE-MÉDECINE.

LONDRES ET NEW-YORK,	MADRID,
H. BAILLIÈRE.	CH. BAILLY-BAILLIÈRE.

1858.

TABLE DES MATIÈRES

CONTENUES DANS LE TOME SECOND.

NOUVEAUX ÉLÉMENTS

DE LA SCIENCE

DE L'HOMME.

CHAPITRE XII.

DES SYMPATHIES QUE LES FORCES DE CHAQUE ORGANE ONT AVEC CELLES DE TOUT LE CORPS.

Sommaire. — Sympathie des forces des divers organes avec celles de tout le corps. — Plusieurs organes ont été regardés comme le centre des forces motrices et sensitives : le cœur, la moëlle allongée, etc. — La sympathie des forces d'un organe avec celles de tout le corps est manifeste dans le cas où les affections d'un organe deviennent générales. — Phénomènes et causes du sommeil cités en exemple. — On trouve dans le sommeil une grande diminution des forces sensitives de tout le corps, et des forces motrices, en tant qu'elles ont besoin d'être excitées par les forces sensitives, de sorte que les sympathies des forces souffrent un grand affaiblissement. — La langueur de la circulation qu'on remarque dans le sommeil détermine une pléthore relative dans les petits vaisseaux, qui favorise les congestions hémorragiques. (Observations de Darwin.) — L'augmentation vive et soudaine de la sensibilité produit cette sorte de convulsion qui accompagne un réveil soudain. — L'affaiblissement des sympathies durant le sommeil, fait que les impressions sur les organes des sens peuvent être alors ressenties plus vivement.

Parmi les causes du sommeil, il faut compter 1° celles qui, comme les grandes altérations de l'origine des nerfs, affaiblissent directement le système des forces sensitives de tout le corps. 2° La nécessité de l'alternative de la veille et du sommeil, qui est une loi primordiale du Principe Vital, mais qui peut être modifiée par diverses circonstances (comme par l'action du froid extérieur : l'engourdissement a lieu aussi chez tel animal par un extrême degré de chaleur). — Il faut, pour que le sommeil suive la loi naturelle de sa durée et de ses retours, que le Principe Vital ait un assez haut degré de forces radicales. — 3° L'affaiblissement des forces sensitives d'un organe particulier, qui suit la grande excitation de ces forces, peut, en se répétant sympathiquement dans tout le corps, produire le sommeil : ainsi les forces de l'estomac trop excitées par des spiritueux, par des substances vénéneuses, s'affaiblissent bientôt et causent le sommeil, etc. — La cessation d'affections répétées avec force et continuité, endort. — L'habitude peut rendre nécessaires, pour le retour du sommeil, les impressions d'une sensation vive. — Une longue répétition de sons uniformes endort, sans doute parce qu'ils fatiguent l'attention, n'étant pas assez distincts.

CCXXIV.

J'AI exposé dans les Chapitres précédents les sympathies particulières que divers organes ont entre eux, et spécialement celles que les nerfs et les vaisseaux sanguins ont avec leurs systèmes respectifs. Je vais traiter des sympathies ou communications qu'on observe entre les forces de chaque organe, et celles de tout le reste du corps.

Il ne faut point confondre avec ces sympathies proprement dites, les influences que les principaux organes ont sur tout le reste du corps; en tant qu'ils sont les instruments des fonctions les plus nécessaires au soutien de la vie; de la digestion, de la circulation du sang, et de la respiration.

Entre ces organes les plus importants, on a choisi en divers temps tel ou tel, pour être le centre des forces motrices et sensitives du Principe Vital, et le siége de ce Principe.

On s'est réuni le plus généralement à placer ce centre de la vie, ou dans le cœur, ou dans la partie du cerveau qui est l'origine commune des nerfs. Van Helmont et ses sectateurs l'ont établi dans les viscères épigastriques.

J'observe au sujet de ce dogme de Van Helmont, que les Anciens avaient très-bien reconnu que la réunion de l'estomac et du diaphragme dans la région épigastrique, donne à cette partie du corps une sympathie très-étendue; et une affectibilité singulière par les émotions profondes de l'Ame pensante.

Serenus Sammonicus a rapporté et confirmé ce sentiment d'Auteurs plus anciens (1); que l'esto-

(1) Voyez Arétée, *Diuturn. Morbor.*, L. II, c. 6.

mac est le plus puissant de tous les organes, et qu'il soutient leurs forces par son activité. Il a été suivi par Théodore Priscien, etc.

CCXXV.

Aristote nous apprend qu'on avait donné au diaphragme le nom de *phrenes*, à raison de l'influence qu'on attribuait à cet organe sur la faculté de penser. Épicure et Lucrèce après lui, ont mis le siége de l'Ame pensante dans la région moyenne de la poitrine ; par la raison que c'est en cet endroit que les passions vives sont principalement ressenties.

Van Helmont a observé que c'est dans la région épigastrique, où se fait sentir le saisissement que cause le bruit imprévu de la décharge d'une arme à feu ; où commencent les pertes de connaissance, etc. On pourrait ajouter qu'on éprouve au même endroit, la sensation la plus forte que produit dans le corps un extrême attendrissement, soit qu'il flatte, ou qu'il déchire.

Ces impressions singulières que les fortes et soudaines affections de l'Ame font dans la région épigastrique, me semblent être déterminées par la sensibilité forte, que perpétue et concentre dans cette région, la sympathie de voisinage qui unit trois organes principaux ; le cœur (joint aux troncs des vaisseaux sanguins), le diaphragme, et l'estomac (1).

C'est ainsi que l'origine des nerfs étant le centre des sympathies des premiers troncs des nerfs; la sensibilité qui y est habituellement exaltée fait ressentir très-généralement dans cet endroit les efforts de la pensée, et toutes les agitations de l'Ame; dont ce sentiment intérieur nous persuade que le siége est dans la tête.

CCXXVI.

Je ne me propose point de considérer ici la nécessité dont chacune des fonctions vitales est pour la vie de tout le corps.

Mon objet présent est de faire voir, qu'une partie peut sympathiser avec tout le corps; de manière que telle affection de cette partie détermine le Principe Vital à une altération univer-

(1) Il est facile de voir que ma doctrine sur ce point est diamétralement opposée (comme elle l'est dans tous les autres points essentiels) à celle des partisans de M. La Case, qui l'a exposée dans son *Specimen Novi Medicinæ conspectus.* Paris, 1751.

Je remarque comme une chose assez curieuse; que dans le même temps où M. La Case donna à Paris ce livre singulier; M. Rodriguez de Payva parlait d'une manière semblable de l'influence des forces épigastriques, dans un ouvrage publié à Rome, intitulé *Epicrisis de Affectu atrabilari mirachiali*, etc. *Romæ*, 1751, *in-4°*.

selle des forces qu'il fait agir dans tous les organes (1).

Je me bornerai dans ce Chapitre , à donner pour
exemples de la vérité de cette proposition , plusieurs causes manifestes du sommeil.

J'exposerai d'abord les principaux phénomènes (2), et les causes générales de cette fonction.
Ensuite je considérerai particulièrement entre ces
causes , celles qui sont relatives à la diminution
de l'exercice des forces sensitives de tout le corps ,
qui a lieu lorsque le sommeil est produit par la
succession immédiate de la chute à l'excitation des
forces sensitives dans un organe particulier.

On observe dans le sommeil une diminution considérable des forces sensitives et des forces motrices de tous les organes ; et un affaiblissement
général des sympathies ou des communications de
ces forces (3).

(1) L'altération sympathique a quelquefois singulièrement la
forme de l'affection primitive. C'est ainsi qu'un pouls mol est
en général propre aux affections soporeuses, aux empâtements
des viscères, à l'anasarque, et autres maux analogues. Lommius
l'a remarqué, et nous l'observons tous les jours.

(2) Je ne parlerai point ici de plusieurs effets du sommeil ,
par rapport auxquels il faut surtout considérer les affections
de l'Ame pensante ; comme sont les songes , et d'autres phénomènes dont je me propose de traiter dans la suite.

(3) Cet affaiblissement des sympathies produit le sentiment
d'une sorte de résolution des liens qui assujettissent les membres entre eux. Cette résolution a été connue non-seulement

Dans le sommeil, la sensiblité aux causes d'irritation qui sont extérieures à chaque organe, est beaucoup plus faible que dans la veille ; la chaleur de l'habitude du corps est moindre que dans la veille ; le pouls devient plus lent par degrés ; et la circulation du sang est plus languissante.

Cette langueur de la circulation me paraît causer une pléthore relative dans les petits vaisseaux sanguins ; qui fait que la peau du visage et de tout le corps se colore d'un rouge plus vif dans le sommeil naturel. Cette pléthore fait aussi que le sommeil, soit naturel, soit produit par les narcotiques, aggrave très-souvent d'une manière sensible les congestions hémorragiques (1).

des Médecins, comme de Paul d'Égine (L. 1, C. 97) ; mais encore des Poëtes Grecs, comme d'Homère, d'Orphée, et d'Apollonius ; qui ont donné au sommeil l'épithète de [illegible].

(1) La pléthore relative que je dis que le sommeil produit dans les derniers vaisseaux, est sans doute plus considérable dans les veines que dans les artères : celles-ci qui ont plus de forces toniques, souffrant moins à proportion par l'affaiblissement général que cause le sommeil.

L'effet d'un sommeil profond est général pour renouveler les hémorragies chez les personnes qui y sont disposées ; parce qu'il est accompagné d'une plus grande plénitude relative dans les petits vaisseaux sanguins. Mais cet effet peut être encore plus marqué dans les hémoptysies ; parce que ce sommeil, en rendant la respiration plus rare et moins étendue, fait que le sang circule dans les vaisseaux du poumon avec d'autant moins de facilité.

C'est principalement à cette cause que je rapporte le fait suivant que le Dr Darwin a publié (dans les *Transactions Philoso-*

La respiration est moins étendue et plus rare durant le sommeil : et quand il est très-profond, elle est souvent imparfaite au point de devenir stertoreuse. En ayant égard à cet état de la respiration, on explique mieux pourquoi les malades qui sont attaqués d'hydropisie de poitrine, peu après qu'ils ont commencé de dormir, se réveillent en sursaut avec une extrême anxiété.

Sans doute l'inspiration est fort rétrécie, et peu fréquente dans le premier sommeil (qui est toujours plus profond). Le poumon étant alors moins développé et moins agité, le sang et les humeurs s'accumulent davantage sur ce viscère, où leur congestion est perpétuelle ; et le sentiment de la pression des eaux épanchées dans la poitrine s'aggrave au point d'éveiller brusquement le malade en le menaçant de suffocation.

phiques, Vol. LI) ; et dont il n'a expliqué que les circonstances accessoires.

Un homme d'environ cinquante ans, sujet à des hémorrhoïdes aveugles, ayant été guéri d'une paralysie, était resté seulement plus faible du côté droit que du côté gauche. Cet homme eut une hémoptysie, dont les attaques revinrent trois nuits de suite (malgré les remèdes les plus appropriés) ; vers les deux heures du matin, où il s'éveillait d'un profond sommeil, qui durait depuis les dix heures du soir. On conseilla à ce malade de se faire éveiller, et de sortir de son lit vers une heure du matin : ce qu'il fit, et prit ensuite en habitude. Par ce seul moyen, il fut non-seulement garanti des retours de l'hémoptysie ; mais presque délivré des maux de tête violents, auxquels il était sujet depuis plusieurs années.

Le cœur, les artères, les muscles de la respiration, l'estomac et les intestins, conservent leurs mouvements de contraction vive pendant le sommeil ; tandis que tous les autres organes musculaires sont dans le repos. La raison en est sans doute que les fonctions de ces organes étant nécessaires à la vie, sont continuellement excitées par des tendances primordiales du Principe Vital : et que les forces motrices des divers organes ne sont affaiblies dans le sommeil, qu'en tant qu'elles ont besoin d'être excitées par les forces sensitives (1).

CCXXVII.

Une augmentation vive et soudaine de la sensibilité détermine cette espèce de convulsion générale, que Boerhaave dit accompagner le réveil ;

(1) C'est par le défaut de cette excitation que les mouvements des muscles moteurs des yeux, qui sont habituellement combinés durant la veille ; ne le sont point dans la disposition à s'endormir ; ou dans le sommeil. Ainsi les globes des yeux ne sont point alors arrêtés ou fixés dans une situation moyenne horizontale ; comme ils le sont ordinairement pendant la veille, par l'action combinée de leurs muscles moteurs.

Ce fait très-simple n'a pas été observé, quoique les Poëtes l'aient noté. Properce (Eleg. I, L. II, v. 11) dit :

Cum poscentes summum DECLINAT *ocellos;*

Et Virgile (*Ænéid.*, L. IV, v. 185) dit de la renommée :

Nec dulci DECLINAT *lumina somno.*

mais qui n'a lieu que dans un réveil en sursaut, et non dans celui qui se fait par gradations (1).

L'action des muscles est poussée au-delà de ses limites ordinaires, dans le réveil ; lorsque l'influence des forces sensitives des muscles sur leurs forces motrices se rétablit, ou tout à coup, ou avec des efforts (qui amènent le rétablissement de cette influence dans l'état de veille).

Cet effort est quelquefois nécessaire pour rétablir immédiatement les contractions naturelles de certains muscles. Ainsi Plater a observé qu'il est des personnes qui en sortant du sommeil, ne peuvent ouvrir les yeux qu'avec peine et douleur ; les muscles des paupières étant tirés et resserrés, et ne pouvant jouer qu'après avoir été frottés, comme les muscles contractés par la crampe (2).

(1) L'agitation convulsive, qui accompagne le réveil en sursaut, est marquée douloureusement chez les goutteux. Lorsqu'ils sont réveillés tout-à-coup par la douleur, ils souffrent alors comme des soubresauts dans les articulations (ainsi que l'a observé Caelius Aurelianus).

Au moment du réveil, les pulsations des artères sont grandes, fortes, vites, et fréquentes ; mais elles reprennent bientôt leur symétrie naturelle (Galien, *De Causis pulsuum*, L. III, C. X).

(2) Homère a vu qu'une personne dont le sommeil doux et assez profond (μαλακὸς ὕπνος) est interrompu tout-à-coup, est portée automatiquement à se frotter le visage avec la main. C'est ce que fait Pénélope (dans l'*Odyss.*, L. XVIII, v. 198) en sortant du sommeil. Ernesti (dans sa *Note* sur ce vers) ajoute

Ces espèces de convulsions qui accompagnent un réveil soudain, sont relatives à l'accroissement instantané des forces toniques, que la veille produit dans les muscles antagonistes plus faibles de chaque articulation ; et qui donne aux membres articulés une position différente de celle qu'ils affectent durant le sommeil.

Ces mouvements qui n'ont point d'accord entre eux, ou qui ne concourent à aucune fin commune, sont très-fortement marqués ; parce que la sensibilité de chaque partie, qui y détermine ces mouvements, est d'autant plus vivement excitée, que l'affaiblissement général des forces sensitives durant le sommeil avait intercepté davantage les communications ou sympathies de ces forces.

C'est à raison de l'interception de ces sympathies, qu'un bruit qui nous éveille tout-à-coup, retentit à nos oreilles avec beaucoup plus de force ; qu'il n'en a quand nous sommes éveillés, même dans une situation très-calme. Les sons qui interrompent violemment le sommeil frappent singulière-

sans fondement que ce geste est celui *exigilantium non sponte, et nondum satiatorum somno.*

Une raison analogue fait aussi qu'on est disposé à étendre les extrémités du corps, dans les premiers moments du réveil. Ces moyens d'extension ou de frottement affaiblissent la cohésion, que le long repos du sommeil a produite dans les molécules des fibres musculaires (outre l'utilité qu'ont les pandiculations ou les extensions des bras, pour aider les retours d'une respiration qui doit devenir plus libre et plus fréquente).

ment le sens de l'ouïe ; parce qu'il est alors plus concentré dans son organe , et plus isolé des autres sens (1).

CCXXVIII.

Après avoir parlé des phénomènes du sommeil , qu'il faut principalement considérer par rapport aux affections des forces motrices et sensitives du Principe Vital ; je vais indiquer les différents

(1) Verduc a bien dit (*De l'Usage des Parties*, T. ii, p. 374-5) : En dormant , la moindre chose qui nous touche , nous fait une impression incomparablement plus forte et plus vive que celle que nous aurions dans la veille. Par exemple , si nous sommes piqués d'une mouche , nous songeons qu'on nous donne un coup d'épée : si nous ne sommes pas assez couverts , nous nous imaginons être tout nus ; et si nous le sommes trop , nous pensons être accablés d'une montagne.

Je remarque à cette occasion , que l'incube ou le cauchemar, qui est un sentiment d'anxiété, d'oppression, et de travail dans la région précordiale ; n'excite point un réveil parfait; et cependant ce sentiment est d'autant plus fort qu'il est isolé par l'état de sommeil, qui subsiste, quoique imparfaitement.

Homère a connu aussi qu'une sensation qui cause un réveil soudain , en acquiert une force et une permanence singulières. La raison en est que cette sensation agit alors d'autant plus fortement dans son organe propre, que le sommeil a suspendu ou affaibli les communications des forces sensitives entre les divers organes. Il me paraît qu'Homère a exprimé en poëte cette observation ; lorsqu'il dit (*Iliad.*, L. ii , v. 44) que la voix divine du songe envoyé par Jupiter , était répandue tout autour d'Agamemnon ; et dans le moment où ce songe l'éveilla retentissait encore à ses oreilles (comme traduit fort bien Madame Dacier).

ordres de causes qui modifient ces forces , de manière à produire le sommeil.

Les causes du sommeil peuvent se réduire aux
ordres suivants :

1° A un affaiblissement direct du système des
forces sensitives de tout le corps , qui fait tomber
l'excitation de ses forces motrices (1).

2° A ce que suivant un ordre naturel et diversement modifié par l'habitude , le sommeil est une
fonction du Principe Vital alternative avec la veille.

3° A l'influence sympathique qu'a sur tous les
organes une succession immédiate de la chute à
l'excitation des forces sensitives d'un organe particulier.

1ᵉʳ. Des causes qui produisent le sommeil , en
affaiblissant directement le système des forces sensitives de tout le corps ; sont de grandes altérations
du cerveau , ou de l'origine des nerfs , qui est le
centre principal de ces forces.

Haller et d'autres assurent avoir vérifié par un
grand nombre d'expériences, qu'on nécessite un
sommeil (même profond) dans les chiens vivants ;
si l'on porte assez loin la compression du cerveau.
Des affections soporeuses et funestes sont les suites

______

(1) L'affaiblissement des forces vitales qui a lieu dans le
sommeil, peut être aggravé pernicieusement, lorsqu'on se livre
au sommeil à la suite d'une longue abstinence : et l'on a vu
quelquefois dans ce cas, la langueur produite par la succession
de ces deux causes aller jusqu'à la défaillance.

de l'inondation du cerveau par des sérosités, de sa condensation par un froid de glace, etc.

CCXXIX.

II^ment. Une loi primordiale du Principe Vital, qui est diversement modifiée par les circonstances et les mœurs; est la cause la plus générale du sommeil dont elle rend nécessaires les alternatives avec la veille (1).

(1) C'est un phénomène trop peu médité, que le besoin général que l'homme et les animaux ont de perdre périodiquement une partie de leurs forces vitales, pour assurer la prolongation de leur vie. Cependant les retours périodiques de ce degré de mort ne sont pas d'une nécessité rigoureuse; puisqu'on a des exemples d'hommes qui ont vécu plusieurs mois dans un état d'insomnie totale.

Le phénomène du besoin d'un long sommeil alternatif avec la veille, lors des retours des saisons froides, est singulièrement remarquable dans les animaux hibernants.

Dans les pays froids, beaucoup d'animaux, à l'approche de l'hiver entrent dans des habitations souterraines, ou s'ensevelissent sous les neiges. En Islande, les brebis qui ne sont pas soignées, vivent pendant l'hiver ensevelies sous la neige, et parmi les broussailles.

Durant cette hibernation, les animaux restent jusqu'à cinq et six mois entiers, sans nourriture et sans mouvement; la transpiration et les autres excrétions sont presque nulles; il n'y a point de chylification, dit M. Bertrand (*Traités sur l'Histoire Naturelle de la Terre*, p. 148), plus de mouvement péristaltique; et les intestins s'affaissent.

Dans ces animaux qui s'engourdissent en hiver, les muscles

Le Principe Vital peut se déshabituer jusqu'à un point qu'on ne saurait fixer avec précision, de la nécessité des retours alternatifs du sommeil et de la veille.

sont tendus et roidis; et leurs fibres ne se contractent que peu ou point par l'application des stimulants. Les plus forts stimulants, et même l'étincelle électrique, ne réveillaient point l'irritabilité dans les chauve-souris engourdies par le froid (Spallanzani).

Pendant ce sommeil très-profond, en même temps que les actions animales sont suspendues, les actions vitales sont très-affaiblies. La respiration est comme arrêtée, et presqu'insensible : la circulation du sang est très-languissante (même dans les gros vaisseaux) ; et le pouls se réduit jusqu'à dix pulsations par minute : et cependant (comme l'ont observé Lister, Maclurg, Hewson, et d'autres) le sang reste dans un état de ténuité et de liquidité, qu'on a dit avec raison être entretenu par la chaleur propre à l'animal, qui est toujours persistante.

Si on coupe la tête ou le cœur à une grenouille, ou à une salamandre saisies par le froid de l'hiver, elles vivent beaucoup plus longtemps, que si on les traite de même en été (Spallanzani).

Sans doute dans l'hibernation, leur sommeil profond intercepte habituellement les communications des affections des forces vitales; et les liens de la vie existent plus indépendamment les uns des autres.

Il paraît suivre de ces faits, 1° que la nature des animaux qui hibernent, leur rend difficile la production du degré de leur chaleur vitale; qui doit rendre cette chaleur supérieure au froid extérieur porté au point de la congélation et au-dessous : 2° que cette production étant néanmoins la fonction, dont la nécessité est la plus urgente pour ces animaux exposés au froid de l'hiver; leur Principe de vie concentre ses forces motrices pour remplir cette fonction; de sorte qu'il suspend ou diminue a proportion la dépense qu'il devrait faire de ses forces pour

Les Lapons prolongent beaucoup leur état de veille durant les jours les plus longs de l'année ; et ils passent à dormir une très-grande partie de

exercer, comme dans l'état de veille, les autres fonctions de l'économie animale.

Un raisonnement analogue s'applique facilement à la fonction génératrice du froid, qui doit prédominer dans le Tanrec de Madagascar ; chez qui l'excès de la chaleur de l'atmosphère détermine l'engourdissement.

J'observe comme une chose qui me paraît très-digne de remarque : que cette suspension ou diminution d'activité des forces motrices employées à différentes fonctions, que le Principe Vital détermine (toujours suivant ses lois primitives) pour pouvoir concentrer ses forces dans la fonction génératrice de la chaleur chez les animaux hibernants ; doit être aidée dans certains de ces animaux, par un empêchement direct de la respiration, lequel est nécessaire pour que leur hibernation ait lieu.

C'est ainsi que suivant les expériences de M. de Monbeillard, les grenouilles (qui dans leur état ordinaire ne peuvent être privées d'air, sans perdre la vie) sont privées d'air, lorsqu'en hiver, elles restent plongées sous l'eau et dans la vase.

L'engourdissement du Hamster (*mus cricetus*), qui est très-profond ; ne peut avoir lieu, lors même que le froid de l'hiver est assez fort pour faire glacer l'eau ; à moins que l'air extérieur n'ait aucun accès dans l'endroit où cet animal s'est alors retiré (comme lorsqu'il est enfoui dans une caisse, à quatre ou cinq pieds sous terre, de sorte que l'air extérieur ne peut y pénétrer). Si lorsqu'il est ainsi engourdi au fort de l'hiver, on l'expose à l'air libre ; il se réveille immanquablement au bout de quelques heures (Daubenton, *Encyclopédie Méthodique*).

M. Allamand (cité par M. Cleghorn, *De Somno.* Edimb. 1783) ayant fait des observations pareilles, en a conclu que dans un semblable animal, la torpeur ne doit pas être seulement attribuée au froid ; mais encore à *un changement*, de l'air qui a été respiré. Mais il n'a point défini en quoi consiste ce *changement* ;

la saison où ils sont condamnés à des ténèbres perpétuelles.

On sait qu'en se livrant avec excès au sommeil, on parvient à en prolonger les retours.

J'ai vu quelques cas d'insomnie totale qui avait duré plusieurs mois, et qu'avaient déterminée des

lorsque d'ailleurs il est apparent que toute respiration a cessé.

M. Cleghorn remarque à ce sujet (ce qui est très-vrai), que ceux qui forment une grande assemblée dans une chambre étroite, sont plus disposés au sommeil, qu'ils ne le seraient par le seul effet de la chaleur extérieure ; et il dit que *l'air vicié* est la cause de ce phénomène.

Mais ce n'est point parce que l'air respiré par plusieurs personnes, dans un lieu étroit, est vicié, qu'il faut expliquer ce fait qu'indique M. Cleghorn.

L'air respiré dans ce cas ne dispose point au sommeil en tant qu'il est vicié ; mais en tant qu'il est comme *stagnant* à un certain point, dans un espace étroit et fermé qui contient trop de monde ; de sorte qu'il ne peut prendre alors par le jeu des organes de la respiration, un courant assez rapide pour balayer et irriter convenablement les surfaces internes des vaisseaux aériens du poumon (ce dont j'expliquerai la nécessité en traitant de la Respiration).

Le défaut de ce dernier stimulus doit compléter dans le hamster, l'affaiblissement de toutes les autres excitations ; qui détermine son engourdissement. Ce défaut est plus nécessaire au hamster qu'à d'autres animaux hibernants ; quoique ceux-ci dans leur léthargie, n'ayent aussi qu'une respiration très-imparfaite. Mais dès que le stimulus de l'air inspiré peut se renouveler dans l'air libre, il ranime assez promptement le hamster.

II.   2

circonstances qui avaient interrompu le sommeil plusieurs nuits de suite, etc.

La maladie à laquelle on a donné le nom de *Coma Vigil*, et dans laquelle il y a impuissance de veiller et de dormir; cède quelquefois à des narcotiques, suivant les observations de Rivière, de Pujati, etc. Dans cet état équivoque, les fonctions de la veille et du sommeil se confondent; parce qu'elles se font d'une manière faible et imparfaite : et dans les cas où il est utile d'y décider par un narcotique l'état du sommeil parfait, l'habitude ramène ensuite l'état de veille absolu, qui est enchaîné au premier dans l'ordre le plus naturel.

Il est essentiel de remarquer, que quoiqu'il existe dans le sommeil une diminution générale de l'exercice des forces; le Principe Vital doit avoir un degré assez considérable de forces *radicales*, pour que la fonction du sommeil suive les lois naturelles de sa durée et de ses retours.

On a vu souvent dans le déclin et dans la convalescence des maladies aiguës, que des veilles persévérantes étaient causées par la seule impuissance de dormir; et que la faculté du sommeil était rendue aux malades, dès qu'on avait augmenté leurs forces par une nourriture plus abondante. Valesius et Brudus Lusitanus semblent être les premiers qui aient fait cette observation.

De même que le régime fortifiant et les analeptiques (tels que l'ambre (1), la confection alkermès, etc.) sont indiqués dans ces cas; ils le sont aussi dans l'état léthargique de certains malades convalescents de fièvres aiguës, qui est causé par l'impuissance de veiller.

Ainsi Rivinus rapporte qu'un jeune homme en sortant d'une fièvre pétéchiale, tomba dans un sommeil profond; qui continua quelques jours et quelques nuits de suite avec de courts intervalles; dans lesquels le jeune homme se plaignait d'une grande faiblesse. Rivinus lui donna un remède composé d'analeptiques; et il vit avec surprise qu'au bout d'une demi-heure, cet état d'assoupissement fut entièrement dissipé.

CCXXX.

III.[ment]. Enfin le sommeil est très-souvent produit par des causes qui agissent, d'abord en excitant, et ensuite en diminuant la sensibilité d'un organe particulier; lorsque cette succession est communiquée aux forces de tout le corps.

Je vais prouver cette assertion par un grand

(1) Sennert, Simon Pauli, et d'autres ont observé que l'insomnie des vieillards cède moins aux narcotiques, qu'à des parfums suaves [ὀσμαὶ εὐώδεις], et à l'usage des *species diambræ*, *diamoschi*.

nombre d'exemples (1). Mais je dois observer auparavant que cet effet sympathique qui détermine le sommeil est d'autant plus assuré, lorsque les forces sensitives de tout le corps se trouvent être dans un état d'activité médiocre.

C'est pour cette raison, que le sommeil qui accompagne la digestion des aliments dans l'estomac; a lieu surtout, lorsque l'habitude du corps est relâchée par la chaleur de l'air ambiant.

(1) J'ai considéré ici le sommeil produit par la succession de la chute à l'excitation des forces sensitives du Principe Vital. J'observe qu'une semblable succession dans les degrés de la sensibilité du Principe Vital peut aussi être une cause de sommeil.

Ainsi les passions tristes peuvent amener le sommeil, à la suite de leurs accès les plus forts. Claudien a dit :

Ille diu curis animum stimulantibus æger
Labitur in somnum.

Voyez les auteurs cités par Priceus dans la Note sur la Métamorphose d'Apulée, p. 661 : et les Commentateurs sur l'Évangile de S. Luc, xxII, 45.

Lorsqu'une grande affliction a fait répandre beaucoup de larmes, et qu'elle vient d'être sensiblement soulagée et affaiblie par cette effusion; le sommeil survient facilement.

C'est ce qu'indique Stace, quand il dit (*Thebaïd*, Lib. vIII, v. 216-7) :

Noxque addita curas
Obruit, et facilis lacrymis irrepere Somnus.

Il me paraît probable que la fatigue de l'organe qui est plus immédiatement affecté par l'exercice de l'Ame pensante; lorsque cet exercice a été pénible, amène le sommeil, d'une manière analogue à celle dont il est produit par la fatigue des autres organes.

Le vin , le safran , et divers aromates , lorsqu'on
en fait un usage modéré ; produisent ce degré
d'excitation faible des forces sensitives qui cause la
gaîté. Mais si on en abuse ; ils portent cette excitation jusqu'au délire , qui est suivi du sommeil.
La sensibilité de l'estomac étant trop excitée par
cet abus, ne peut se soutenir longtemps ; et sa chute
comme son excitation , sont transmises sympathiquement au système général des forces.

Quoique l'arsenic agisse presque toujours comme
corrosif ; lorsqu'en employant des secours appropriés , on est parvenu à affaiblir son effet délétère ,
il arrive souvent que ce poison cause un sommeil
dont les suites peuvent être pernicieuses.

Ce sommeil est déterminé par la chute des forces
sensitives de l'estomac et des intestins , que l'arsenic a violemment tourmentées ; chute qui se communique aux forces de tout le système. Mais on
peut empêcher cette sympathie , par l'excitation
soutenue des organes extérieurs ; en faisant secouer
dans une voiture rude et sur le pavé, l'homme qui
est ainsi affecté par l'arsenic.

J'ai connu un homme très-sensible qui succomba
au sommeil, pendant l'action d'une pierre à cautère qu'on lui avait appliquée pour ouvrir un
abcès.

On a vu plusieurs fois des malheureux appliqués à la question , tomber dans une espèce de

sommeil profond pendant ce supplice, ou immédiatement après (1) (2).

La sensibilité étant portée par la torture à un degré extrême, où elle ne pouvait se soutenir; un sommeil soudain était produit par l'affaiblissement général des forces sensitives qui succédait à leur excitation, et qui lui était proportionné.

(1) Borel., *Observ.* 50, *Cent. II.*

(2) Schneider (*De Morbis Capitis*, p. 244) dit : Il arrive dans les tourments de la question, que la faculté animale vient à manquer subitement, et que le malheureux patient est opprimé d'une affection léthargique (*cataphora*), Vidus Vidius dit mal-à-propos que cet homme s'endort dans les tourments. Il ne peut avoir, dit Schneider, de sommeil ni naturel, ni hors du naturel (*praeternaturalem*) ; mais il souffre alors une abolition commencée de la faculté animale (dans les organes extérieurs) qui se communique à celle de tout le corps.

Schneider observe qu'une semblable affection peut être produite par la douleur d'un membre quelconque ; comme par celle que causent les vers qui percent les intestins. Ainsi il rapporte (*L. c.*, p. 82) qu'un homme, par l'effet d'une douleur dans l'extrémité du pied, fut attaqué d'une apoplexie, que le vulgaire des Médecins appelle *sans matière* : et qu'après que cette attaque eut duré trois heures, il commença à parler, et à remuer les membres.

Schneider (*Ibid.*, p. 246) dit aussi, qu'un homme qui voyageait en voiture, ayant la tête et la poitrine bien couvertes ; ressentit aux pieds un froid qu'il ne pouvoit chasser. Cet homme était pris par intervalles d'une affection léthargique, qu'on appelait sommeil ; et qu'on dissipait avec peine, quoiqu'on employât divers moyens.

CCXXXI.

Le sommeil survient aussi, lorsque des affections répétées avec force et continuité dans les organes extérieurs, viennent à s'affaiblir et à s'éteindre. C'est ainsi que le bercer endort les enfants ; parce qu'il irrite d'abord les organes extérieurs, les fatigue ensuite, et les rend enfin comme calleux (1).

Cette manière dont j'explique l'utilité du bercer, peut être développée par un fait qu'a rapporté Gemelli Careri. Ce Voyageur dit qu'étant dans la Chine, il fit route avec un Tartare ; qui toutes les nuits était obligé pour pouvoir s'endormir, de se faire frapper quelque temps avec des baguettes sur le ventre, comme sur un tambour (2).

(1) Il faut rapporter à l'exaltation de la sensibilité dans l'organe extérieur, qui doit être affaiblie pour procurer le sommeil, ce qu'a très-bien observé M. Cabanis (*Rapports du Physique et du Moral de l'Homme*, T. II, p. 528), que les personnes qui viennent d'éprouver de grandes fatigues, ont besoin, avant de pouvoir s'endormir, de prendre des bains tièdes, des boissons et des aliments sédatifs ; ou du moins de se reposer quelque temps dans le silence et l'obscurité.

(2) Il est plusieurs hommes qu'endort le mouvement uniforme de leur transport en voiture, et même de l'équitation (Pechlin).

Le chatouillement des plantes des pieds peut être employé de

Les impressions d'une sensation vive qui vient à perdre de sa force par sa durée, peuvent se lier avec l'habitude des retours du sommeil naturel; à tel point qu'elles deviennent nécessaires à ces retours. Ainsi les personnes qui sont accoutumées à dormir dans le voisinage d'un grand bruit (comme est celui d'un moulin), ont ensuite de la peine à s'endormir; lorsqu'elles ne sont plus à portée de ce bruit (1) (2).

Tout le monde sait que le sommeil est causé par une longue répétition de sons doux et uniformes; comme sont ceux du murmure d'un

manière à procurer le sommeil; comme l'a vu Alexandre d'Aphrodisée.

(1) Baglivi, *Lib. I, de Fibra Motrice*, c. 10, p. 354.

(2) Je crois qu'on doit expliquer par une raison analogue, ce qu'a observé M. Gretry sur lui-même, et qu'il raconte ainsi *(Essais sur la Musique*, T. II, p. 121, dans la Note) : J'ai remarqué constamment que ma pendule ne m'éveille la nuit, que lorsqu'elle sonne un seul coup. J'entends souvent la demi-heure, et rarement plusieurs coups de suite : c'est-à-dire que le premier coup m'éveille assez pour que je l'entende distinctement; mais le second coup m'assoupit, et au troisième coup j'ai perdu la présence d'esprit. Les sens endormis n'ont pas la force d'ajouter un à un, un à deux, un à trois, etc.

Je remarque qu'on se rendort dans ce cas; non parce qu'on ne peut faire l'addition des coups qui marquent l'heure (car on ne s'occuperait à compter ces coups, et à connaître l'heure, qu'autant qu'on serait déja réveillé); mais parce qu'on ne peut séparer comme distincts des sons qui semblent ne faire qu'un.

ruisseau ou des abeilles, ou bien d'un long discours assez fortement prononcé avec monotomie.

Darwin a dit là-dessus ingénieusement (1), que ces sons présentent des idées indistinctes de sons qui sont sans conséquence ; qu'ils détournent notre attention de tous les autres objets ; tandis que par leurs réitérations continuelles, ils nous *deviennent eux-mêmes familiers* ; de sorte que nous cessons par degrés de donner notre attention à rien, et que le sommeil s'ensuit.

Il paraît cependant que de tels sons ainsi répétés font manquer notre attention, non parce qu'ils nous deviennent *familiers* ; mais parce que n'étant pas assez distincts entre eux, ils fatiguent extrêmement l'attention ; en lui demandant une continuité d'efforts réitérés pour saisir un son qui semble être toujours le même.

CCXXXII.

Entre les divers moyens d'assurer le sommeil dans les fièvres aiguës, Galien et ses sectateurs employaient une pratique ingénieuse ; qui fournit un nouvel exemple de l'effet somnifère qu'a l'excitation des sensations vives, lorsqu'elle est suivie de leur prompte extinction.

(1) Dans sa *Zoonomia*, Part. II, p. 180.

A l'heure où le malade avait coutume de s'endormir dans l'état de santé; on lui faisait de fortes ligatures aux extrémités, on faisait beaucoup de bruit auprès de lui, et on l'exposait à une lumière vive en l'engageant à ouvrir et fermer alternativement les paupières avec un effort répété jusqu'à les lasser; et lorsqu'on avait ainsi résisté pendant un certain temps au penchant que pouvait avoir le malade à s'endormir; on relâchait tout-à-coup les ligatures, on l'invitait à se livrer au sommeil, et on faisait régner autour de lui l'obscurité et le silence.

Je termine ces considérations sur les causes sympathiques du sommeil, en remarquant avec M. Piquer : qu'on observe en général plus de disposition à un long et profond sommeil, dans les hommes qui ont une grosse tête; chez les hommes fort gras qui ont un gros ventre; et chez ceux qui ont le poumon fort plein d'humeurs, quoiqu'avec une chaleur modérée. Le travail des fonctions de ces parties du corps s'exécutant avec plus d'effort, est d'autant plus difficile à soutenir; et sa chute entraîne dans tout le système des forces qui avaient été excitées, un affaiblissement sympathique qui produit un sommeil profond et durable.

Cette théorie des causes du sommeil me paraît être déduite très-simplement de l'ensemble des faits. Elle peut mener plus directement que les théories vulgaires du sommeil, à des vues nouvelles et utiles, sur le diagnostic des espèces de l'apoplexie qui ont leur siége dans le cerveau, dans le genre nerveux, dans le poumon, et dans les organes digestifs : ainsi que sur les Méthodes de traitement les plus convenables à ces différentes espèces. C'est ce que je prouverai dans mes *Institutions de Médecine-Pratique, au Traité des Maladies Soporeuses.*

CHAPITRE XIII.

DU SYSTÈME ENTIER DES FORCES DU PRINCIPE VITAL : ET DES ALTÉRATIONS ESSENTIELLES DONT CE SYSTÈME PEUT ÊTRE AFFECTÉ.

SOMMAIRE. — Le système des forces du Principe Vital se compose de forces continuellement agissantes dans tous les organes, d'après des lois primordiales, et de forces radicales ou en puissance, au moyen desquelles ce Principe maintient l'emploi naturel des forces agissantes. (Division analogue de Hunter établie postérieurement à celle-ci.) — Les forces agissantes ont leur source dans les forces radicales; et leur énergie différente naturellement dans chaque homme est susceptible de grandes variétés. — L'action des fortifiants accroît les forces radicales. — Elles sont aussi accrues indirectement par un exercice des fonctions conforme à la santé.

L'usage habituel et particulier des *choses non naturelles*, donne à chaque individu un caractère différent de santé. — L'habitude de grandes inégalités d'action des diverses fonctions, rend les forces radicales moins affectées dans les maladies malignes, qui résultent de très-grandes inégalités dans l'action de ces forces. — Les forces radicales de tout le système peuvent être augmentées ou affaiblies par le changement sympathique que l'action d'un organe particulier détermine dans les forces agissantes, et dans l'ordre naturel des fonctions.

CCXXIII.

On ne doit point concevoir le système des forces du Principe Vital, comme on conçoit les systèmes de forces mécaniques. C'est une erreur qui en produit une infinité d'autres dans la Science de l'Homme, et dans la Médecine-Pratique.

Un système de forces mécaniques ne présente que des forces déterminées, qui agissent dans un temps donné; soit pour se faire équilibre, soit pour produire un mouvement sensible.

Mais dans le système entier des Forces du Principe Vital, il faut distinguer; et les forces que ce Principe fait *agir* à chaque instant dans tous les organes, suivant qu'il est déterminé par ses lois primordiales, ou par des causes qui lui sont étrangères; et les forces *radicales*, ou qu'il a en *puissance* pour continuer l'emploi naturel de ses forces agissantes.

L'ensemble ou l'agrégat des sommes de ces deux sortes de forces, constitue ce que j'appelle le système entier des forces du Principe Vital.

Il n'est pas facile sans doute d'après les notions mécaniques auxquelles nous sommes accoutumés, de nous faire des images d'une sorte de forces qui sont seulement radicales, ou en puissance.

Cependant pour faire adopter cette distinction

abstraite, que j'ai proposée le premier (1) des forces de la vie, en forces *agissantes* et en forces *radicales*; j'observe qu'on a dû la supposer de tout temps, quoique d'une manière implicite et extrêmement vague; puisqu'on a toujours dit qu'il est fort utile dans la Médecine Pratique, de distinguer l'*oppression* de la *résolution* des forces (2).

CCXXXIV.

On ne peut avoir une idée de cette dernière distinction, qu'autant qu'on suppose d'une manière quelconque, dans divers cas où les forces agissantes sont extraordinairement affaiblies; l'existence de forces radicales, qui sont, ou seulement *opprimées*, ou *résoutes* et *détruites*.

(1) J'ai donné le premier (dans la *première édition* de ces *Nouveaux Éléments*) cette distinction des forces Vitales, *radicales* et *agissantes*; et elle a été depuis répétée, ou imitée par Hunter, lorsqu'il a distingué *la force et l'action*, dans les parties qui sont attaquées par la gangrène.

Hunter a donné cette distinction (qu'un Journaliste de Berlin a dit être aussi vraie qu'ingénieuse) dans sa théorie de la gangrène (théorie que je trouve d'ailleurs fort vague et fort incomplète), que renferme l'Introduction de son *Traité des Maladies Vénériennes*; qu'il a publié en 1786, et par conséquent huit ans après l'édition de mes *Nouveaux Éléments*.

Quelqu'un a bien voulu appeler *lumineuse* cette distinction des forces *en puissance*, et des forces *agissantes*; qu'il a prise de moi ici, et sans me citer.

(2) J'en traite particulièrement ci-dessous, dans la *Première Section* de ce Chapitre, Article Second.

Les forces agissantes dans les organes ont leur origine dans les forces radicales ; dont la distribution à chaque organe est déterminée, ou par des causes primordiales de nature inconnue; ou par des causes qui sont étrangères au corps vivant, et qui l'affectent suivant des rapports qui ne sont connus que par l'observation.

L'énergie primitive des forces radicales est sans doute différente dans chaque homme depuis la naissance ; et elle est susceptible de variations continuelles d'accroissement et de décroissement.

Les accroissements de ces forces se font d'une manière directe par l'action de divers fortifiants, qui peut se porter immédiatement sur ces forces. Il est aussi naturel que des remèdes fortifiants, tels par exemple que le quinquina, puissent augmenter directement les forces radicales du Principe Vital ; qu'il l'est que les poisons puissent attaquer directement et même détruire ces forces radicales.

Mais les accroissements des forces radicales, qui sont produits indirectement par un exercice des fonctions qui est conforme à la santé, demandent une attention principale. Ceux-ci sont toujours en raison composée, de l'intensité d'action que les forces agissantes déployent dans chacune des fonctions principales de l'économie animale ; et de la conservation des rapports d'activité entre toutes ces fonctions, que l'habitude a établis dans la forme de santé qui est propre à chaque individu.

CCXXXV.

L'habitude du genre de vie , par rapport à l'usage des choses dites *non naturelles* (ou étrangères à la Nature, qu'elles doivent pourtant soutenir), donne à chaque individu un état ou caractère particulier de santé ; qui relativement aux autres hommes, lui est plus ou moins avantageux pour la conservation de sa vie.

Ainsi l'assiduité d'un exercice violent des extrémités et des parties extérieures du corps, et l'omission presque perpétuelle de leur exercice, peuvent donner à tels ou tels individus, des formes de santé, qui leur sont propres ; et dans lesquelles les forces radicales sont d'ailleurs toujours reproduites par les autres fonctions du corps; de manière à conserver plus ou moins puissamment cette santé, en résistant aux causes de maladie.

Mais les forces radicales ainsi reproduites, résistent moins aux causes de maladies, chez les sujets qui mènent habituellement une vie inactive ; et chez ceux qui se livrent presque tous les jours à des travaux forcés.

Tout le monde sait combien les hommes qui ne font que peu ou point d'exercice, mènent une vie précaire : et sont disposés aux maladies, surtout chroniques. Mais on ne sait pas assez combien est grande la faiblesse relative des forces radicales, chez les hommes du peuple , qui peuvent paraître robustes , et dont la vie est la plus laborieuse ; quoique ces forces soient continuellement reproduites en eux , par l'habitude des fonctions alternatives d'un grand travail , et d'un sommeil profond dont ils jouissent.

D'après le principe exposé ci-dessus ; l'énergie des forces radicales s'accroît dans un rapport composé de l'intensité d'action des forces agissantes dans chaque fonction , et de la constance des rapports d'activité entre toutes les fonctions , qui ont été formés par l'habitude.

Mais d'autant que les maladies les plus graves résultent de grandes inégalités (en excès ou en défaut) qui surviennent à l'action des forces , dans les divers organes ; l'habitude d'un régime de vie qui établit de fréquentes inégalités d'action dans la forme de santé propre à un individu , lui donne des forces radicales que ces maladies affectent beaucoup moins ; qu'elles n'affecteraient des forces radicales d'un homme auquel un régime toujours uniforme ne donnerait point une santé , qui se pliât fréquemment à de semblables inégalités (1).

____

(1) C'est par ce motif que les Médecins , et particulièrement Celse d'après Hippocrate , ont donné comme un conseil très-utile pour la santé ; de mettre assez fréquemment de grandes variations dans son régime de vie ordinaire.

On doit rapporter ici ce que Plutarque a très-bien dit (dans la Vie de Philopœmen) , sur les effets des régimes opposés que

Une faiblesse radicale de constitution, qui est causée par l'excès du travail journalier, et par la mauvaise nourriture ; fait que les gens de la campagne parviennent rarement à un âge avancé, et sont fort sujets aux maladies graves (1) ; comme aussi qu'ils ne peuvent supporter beaucoup de saignées, ou d'autres grandes évacuations, sans que leurs forces soient entièrement ruinées.

Il est remarquable que les gens pauvres transmettent à leurs enfants un vice analogue de faiblesse radicale de la constitution, que cache assez ordinairement un état de vigueur apparente. Sans doute c'est la principale raison pour laquelle la saignée et la purgation causent plus souvent chez les domestiques, dont même le corps paraît être d'un tissu ferme, des défaillances, et une résolution

doivent suivre les gens de guerre et les Athlètes Lutteurs. Ceux-là, dit-il, doivent être faits et accoutumés à toute diversité de vie, à supporter facilement la disette de toutes choses nécessaires à la vie, et à endurer aisément de passer les nuits sans dormir. Mais les Athlètes donnaient les plus grands soins à entretenir et à renforcer *l'habitude de leur corps* (ἕξις, mot qu'ont mal rendu Amyot et Dacier) « par beaucoup dormir, « boire et manger continuellement, se travailler, et reposer à « certaines heures, sans y faillir une minute ; et étaient tou- « jours en danger de perdre la force et roideur du corps qu'ils « en acquéraient, s'ils faisaient le moindre excès, ou s'ils pas- « saient leur ordinaire d'un seul point. »

(1) Suivant la remarque qu'en a fait Galien, *Lib. I, de Alim. Facult*, T. IV, p. 305, Edit. Gr. Basil.

particulière des forces : ce que Baillou a observé le
premier (1).

CCXXXVI.

L'action d'un organe particulier peut augmenter
ou affaiblir les forces radicales de tout le système ;
suivant que le changement qu'il détermine par
sympathie, dans les forces agissantes de tout le
corps, assure ou trouble l'ordre naturel ou habituel de la succession, et des rapports d'activité des
fonctions.

Ainsi le travail de la digestion des aliments est
d'abord généralement aidé par un concours sympathique des forces des principaux organes ; et
lorsque cette fonction de la digestion est opérée,
elle assure la succession et l'activité convenables
des autres fonctions de l'économie animale (2).

(1) *Epid. et Ephemer.*, Lib. i, p. m. 96-7.

(2) Si le travail de la digestion sollicite des efforts prompts et
considérables, qui exigent une grande dépense de forces agissantes dans l'estomac ; et si un concours assez puissant des
forces des autres organes ne peut soutenir cette dépense sans
danger, dans des sujets chez qui le système des forces est très-
affaibli ; comme dans les enfants, les vieillards, les hommes
épuisés par les fatigues du corps ou de l'esprit, ou par des
chaleurs excessives, etc., il est évidemment utile d'enrayer
alors les communications sympathiques de l'estomac avec les
autres organes.

Or l'affaiblissement général des sympathies des forces est un
des effets du sommeil, comme je l'ai dit ci-dessus. C'est pour-

Après l'usage d'une volupté modérée, le jeu de tous les organes est sensiblement excité ; et la transpiration insensible se fait plus librement, avec une utilité manifeste ; comme l'a observé Sanctorius.

L'agitation répétée de tout le corps dans un exercice convenable, et les impressions renouvelées d'un air libre, excitent les forces radicales du Principe de la Vie.

Lorsque l'action d'un organe souffre pendant longtemps des altérations extrêmes, en excès ou en défaut (comme de spasme ou d'atonie) ; la lésion

quoi dans les sujets affaiblis dont je viens de parler, le sommeil pris d'abord après le dîner, est communément avantageux : il isole ou concentre les forces de l'estomac, de manière que la digestion des aliments y est parfaite, et cependant n'occasionne point une attraction trop pénible des forces du reste du corps.

Chez les adultes et en général chez les sujets vigoureux ; les forces de l'estomac exercent la fonction de la digestion avec d'autant plus d'énergie et de célérité, et contribuent d'autant plus par les effets de la digestion à augmenter les forces radicales du système ; que cette fonction est plus aidée par le concours sympathique des forces des autres organes. C'est pourquoi le sommeil de l'après-dîner, qui affaiblit ce concours, est inutile, et peut même être nuisible à ces sujets.

Je crois pouvoir rappeler à cette considération générale les assertions vagues, et en partie contradictoires, qu'on a données jusqu'ici sur l'utilité du sommeil pris après le dîner, et dans le milieu du jour (voyez la Dissertation de Boecler, *De Somni meridiani salubritate. Argentorati*, 1741).

de cet organe trouble de plusieurs manières l'ordre naturel ou accoutumé des fonctions, auquel tient la reproduction la plus avantageuse des forces radicales.

Non-seulement cette lésion, en affaiblissant ou interceptant la fonction propre de cet organe, nuit à la succession naturelle des autres fonctions de l'économie animale; mais encore elle excite ou diminue sympathiquement les forces agissantes dans tous les organes. On voit que ces changements forcés doivent altérer particulièrement les fonctions des organes qui se trouvent dans chaque homme être relativement plus faibles que les autres.

CCXXXVII.

Je donnerai dans les deux Sections suivantes, des exemples de diverses altérations générales, dont le système des forces du Principe Vital peut être essentiellement affecté.

J'exposerai dans la Première Section mes principes sur la Théorie des Maladies dites *nerveuses* ou *vaporeuses*, et sur celle des Maladies *malignes*.

Les maladies nerveuses me paraissent avoir pour cause, une altération générale du système des forces; qui consiste dans une variation *du degré naturel* d'activité des forces sensitives, et dans *le vice de leur influence* sur les forces motrices.

La résolution des forces radicales me semble être ce qui constitue les maladies malignes.

Dans la Seconde Section, je présenterai plusieurs considérations sur les altérations singulières de tout le système des forces; qui sont produites par l'action de divers poisons et médicaments fort actifs.

Ces considérations Pathologiques ne peuvent être regardées comme étrangères à cette Physiologie. On doit sentir à chaque pas dans cet Ouvrage; combien nos connaissances sur la nature et les forces du Principe Vital dans l'état de santé, doivent être appuyées et étendues par les faits relatifs aux affections de ce Principe dans les Maladies.

PREMIÈRE SECTION.

SOMMAIRE. — Les maladies, dites *nerveuses*, naissent de l'affaiblissement des forces vitales par l'altération des forces sensitives, et du vice de leur influence sur les forces motrices. — Causes de la fréquence relative plus grande, qui est survenue de nos jours, des maladies dites vaporeuses; elles doivent être appelées de ce nom général quand l'altération du Système des forces n'a pour cause principale aucune lésion permanente d'un organe quelconque; mais elles peuvent coexister avec l'hystérie, l'hypochondrie, etc. (D'autres causes concourent à produire l'état constitutif des maladies vaporeuses; tels sont un vice des humeurs de nature goutteuse, etc.; les vices sensibles des solides qui rendent les fibres *roides*, ou *lâches*.) — Vues pratiques qui résultent de ces considérations. — Avantages des méthodes de traitement analytiques; et, dans certains cas, de celles qui sont perturbatrices.

Distinction de l'oppression des forces et de leur résolution.
— Quand les causes productives d'une maladie maligne affectent profondément les fonctions de plusieurs organes, il
y a résolution des forces; il y a oppression, si l'affection
principale d'un seul organe produit les lésions particulières
des autres organes. — Les maladies malignes sont principalement déterminées par plusieurs excès simultanés dans
l'usage des choses non naturelles, et par les impressions en
sens contraire que les erreurs du régime font sur des organes différents, etc.

Une altération sympathique des forces dans chaque organe
principal, doit rompre l'unité d'affection nécessaire pour
l'exercice des fonctions de cet organe. — Distraction pernicieuse et mortelle des forces que cause une indigestion dans
le temps de la suppuration des grandes plaies, etc. — L'action d'un miasme épidémique qui frappe spécialement un
organe particulier, dans l'état de résolution du Système des
forces, développe une maladie maligne. — L'affaiblissement
des forces radicales fait cesser les Synergies et les Sympathies
les plus ordinaires des organes; ce qui produit les symptômes
irréguliers des maladies malignes. — Cette Théorie conduit à
la pratique la plus sûre dans ces maladies. — Nécessité de distinguer les cas de maladies malignes où la fièvre est nulle
ou subordonnée à la maladie principale, de ceux où la fièvre
est l'affection essentielle, comme dans les fièvres intermittentes pernicieuses. — Méthodes de traitement analytiques
et spécifiques.

ARTICLE PREMIER.

THÉORIE-PRATIQUE DES MALADIES DITES NERVEUSES OU VAPOREUSES.

CCXXXVIII.

Dans les maladies dites *nerveuses*, le système entier des forces du Principe Vital est affaibli par

une altération habituelle qui s'est introduite dans les forces sensitives, et dans leur influence sur les forces motrices.

Les erreurs de régime qui ont précédé ces maladies, ont exalté ou affaibli les forces sensitives; en même temps qu'elles ont modifié vicieusement leur influence sur les forces motrices.

Les maladies vaporeuses sont devenues incomparablement plus communes parmi nous, dans les derniers temps, qu'elles n'étaient autrefois. La cause principale me paraît en être, que les mœurs présentes des Sociétés en Europe empêchent les passions fortes de se montrer habituellement; comme elles faisaient dans des âges antérieurs et grossiers; et que ces passions sont aujourd'hui remplacées par un grand nombre de passions faibles, que des obstacles multipliés proportionnément font avorter.

C'est par le jeu de toutes ces petites passions que l'Être moral de l'Homme est continuellement froissé, rétréci, et tourmenté en tout sens : et l'habitude de ces affections morales pervertit semblablement l'état physique des forces et des fonctions du Principe Vital par une suite de l'influence très-étendue que l'Ame a sur ce Principe.

CCXXXIX.

Lorsque ce changement général du système des forces vitales existe à un très-haut degré, sans avoir pour cause principale aucune *lésion perma-nente* de tel ou tel organe ; elle constitue la maladie à laquelle on a donné le nom de *vapeurs*, et qu'on a nommée aussi *névropathie*.

Cette maladie, très-variée dans ses effets ; doit être distinguée de la passion hystérique, et de l'affection mélancolique hypocondriaque ; et de l'état nerveux qui est borné aux organes digestifs ; quoique chacune de ces affections différentes puisse coexister avec elle, et même contribuer souvent à la produire (1).

Les principaux symptômes des vapeurs dépendent manifestement d'une exaltation, ou diminution de l'activité naturelle des forces sensitives ; et d'une dépravation de leur influence sur les forces motrices.

Ainsi dans ces maladies, les forces sensitives peuvent être au-dessus ou au-dessous de leur état naturel d'activité ; et elles peuvent avoir une influence plus ou moins vicieuse sur les forces motrices.

L'altération du degré de la sensibilité se dé-

---

(1) Il est encore essentiel de reconnaître et de bien distinguer d'autres causes qui concourent souvent à produire l'état constitutif des maladies nerveuses ou vaporeuses. Entre ces causes, les plus ordinaires sont : un vice des humeurs de nature goutteuse, ou autre âcre et irritante, qui se portent sur les nerfs ; et une affection générale des solides qui rend la fibre raide ou lâche (et fait le *strictum* ou *laxum*).

montre, parce que des irritations légères sont vivement ressenties, ou que des irritations fortes le sont faiblement. Elle est encore indiquée par l'état de l'Ame ; à qui cette lésion habituelle du Principe de la Vie donne le plus souvent des passions tristes; quoique cependant elle puisse (comme Whytt l'a remarqué) inspirer quelquefois du courage.

L'influence vicieuse que cette altération du degré de la sensibilité a sur les forces motrices, détermine dans les viscères divers symptômes d'un mouvement irrégulier ou rétrograde ; qui sont les plus caractéristiques des accès de cette maladie.

Cette influence cause alors le mouvement antipéristaltique des intestins, et de l'œsophage ; qui donne aux vaporeux la sensation d'une boule qui leur monte du bas-ventre jusqu'à la gorge : le jeu spasmodique et forcé des vaisseaux urinaires, qui détermine des excrétions abondantes d'urines claires : la succession irrégulière des mouvements du cœur et des artères, qui fait palpiter ces organes ; qui accélère ou retarde le pouls, enfin intercepté dans les défaillances ; etc.

CCXL.

D'après cette Théorie, qui paraît être le plus simple résultat des faits qu'on observe dans les vapeurs ; je crois pouvoir exposer avec tous les détails nécessaires, quels sont les vrais remèdes des altérations du système des forces, dont dépend cette maladie ; et quelles doivent être les méthodes de l'administration de ces remèdes (1).

En faisant convenablement un usage combiné, ou alternatif, des remèdes sédatifs et des excitants, avec les toniques et les nervins ; on imprime assidûment au Principe de la Vie, des affections qui effacent la tendance habituelle que la maladie nerveuse lui donne à reproduire les grandes aberrations de ses forces agissantes dans divers organes.

(1) Les maladies nerveuses ou vaporeuses ont (comme il a été dit) deux causes élémentaires ; l'altération des forces sensitives en excès ou en défaut, et leur influence vicieuse sur les forces motrices.

Le régime tempérant, les bains tièdes, les boissons adoucissantes, les sédatifs, et les calmants (entre lesquels l'opium ne doit être donné qu'avec beaucoup de réserve), sont indiqués dans les cas où les forces sensitives sont altérées en excès ; le régime analeptique et les corroborants le sont dans les cas où ces forces souffrent un défaut d'activité.

L'influence vicieuse des forces sensitives sur les motrices, que l'on reconnaît aux mouvements irréguliers qu'elle produit, particulièrement dans les cas où les forces sensitives ne sont point gravement altérées en excès ou en défaut, indique deux sortes de remèdes ; les vrais toniques, et les nervins que l'expérience a fait connaître comme spécialement appropriés dans ces cas.

Je donne le nom de *vrais toniques*, aux remèdes (tels que le quinquina et les martiaux) dont l'action spécifique établit dans tout le système des forces, ce que j'appelle la *stabilité d'énergie* ; c'est-à-dire l'état constant de l'influence des forces sensitives sur les motrices, qui est naturelle à chaque individu.

Entre les remèdes nervins, il en est que l'expérience a fait connaître comme spécialement efficaces contre le mode inconnu

On voit qu'il faut insister davantage à proportion sur les sédatifs et les nervins, lorsque c'est le spasme ; ou sur les excitants et les toniques , lorsque c'est l'atonie qui domine dans toute la constitution, et dans les organes particulièrement lésés. Mais il n'est pas toujours facile d'observer la dominance de l'un de ces deux états ; d'autant que dans les maladies vaporeuses , ils sont souvent fort mêlés , et se suivent avec rapidité.

d'influence vicieuse que les forces sensitives exercent sur les forces motrices. Tels sont la racine de valériane sauvage , l'assa-fœtida , les fleurs de zinc , etc. On est souvent réduit (comme M. Herz l'a reconnu) à chercher empiriquement , et par voie d'essais successifs , celui de ces derniers remèdes qui peut produire le plus avantageusement dans chaque malade l'effet qu'on s'en propose.

Ainsi la cure radicale des maladies dites nerveuses ou vaporeuses , demande essentiellement qu'on y combine ou alterne ces remèdes toniques, et nervins comme spécifiques , avec les excitants ou les sédatifs de la sensibilité altérée ; selon les degrés différents de dominance respective , suivant lesquels sont combinées dans chaque malade , les indications que peuvent remplir ces divers remèdes.

Mais il est communément nécessaire, pour assurer cette cure radicale ; de la modifier par des moyens relatifs , et au traitement des symptômes de la maladie nerveuse ; et à celui des maladies d'un autre genre , ou des affections de la constitution , qui peuvent s'y compliquer dans les divers malades , et contribuer plus ou moins à perpétuer la maladie nerveuse.

Les causes les plus ordinaires de ces complications de la maladie nerveuse , sont une affection goutteuse qui agit sur les nerfs ; une matière morbifique qui s'y est portée, qu'il faut corriger, rendre mobile , et expulser ; la congestion habituelle du

Lorsqu'on ne peut reconnaître assez sûrement dans les variations de ces maladies, la dominance de l'état de spasme, ou de celui d'atonie; on peut encore pratiquer avec succès des combinaisons, et des alternatives des remèdes que j'ai précédemment indiqués; suivant une autre méthode qui est moins rationnelle, et que j'appelle *perturbatrice*.

L'esprit de ces deux méthodes est de donner au Principe Vital des impressions qui se succèdent en

sang dans les rameaux de la veine-porte; des lésions antérieures et essentielles de la matrice, ou des organes digestifs; etc.

On doit aussi modifier constamment le régime qui est indiqué par la nature de cette maladie nerveuse; de manière qu'il soit approprié contre les vices sensibles de la constitution, lorsque ces vices y dominent. Ainsi dans l'état de la constitution, où la fibre est sensiblement *raide* et sèche, on doit faire à proportion plus d'usage des boissons délayantes, et des longues humectations par les bains tièdes: et dans l'état contraire, où la *fibre* est *lâche*, on doit insister davantage sur l'exercice à cheval ou en voiture; sur les frictions sèches, ou avec des linges imprégnés de fumées aromatiques, etc.

Il ne faut point négliger de combattre par des remèdes appropriés les symptômes principaux de la maladie nerveuse; comme sont les douleurs en différentes parties, les palpitations de cœur, les irritations ou les langueurs d'estomac, etc. Il est important pour la cure, de combiner assidûment avec le traitement radical qui convient à cette maladie, le traitement de ses symptômes, qui paraissent accidentels. On doit toujours s'attacher à détruire, à mesure qu'elles se forment, les grandes aberrations en excès ou en défaut, que souffrent les forces agissantes dans divers organes, et qui se communiquent à tout le système des forces.

sens contraire, qui rompent la chaîne de ses affections morbifiques, et qui l'amènent comme par des
sortes d'oscillations, à rentrer dans l'ordre naturel
de la distribution et des communications de ses
forces.

Je puis assurer que ces vues m'ont été fort utiles,
lorsque les malades ont eu la constance qu'exige
la durée nécessaire du traitement de ces maladies
nerveuses.

En suivant les Méthodes Analytiques que j'ai
tracées (dans la Note qui répond ici), et sans
négliger les traitements accessoires, que j'ai dit
pouvoir être indiqués dans plusieurs cas d'application de ces Méthodes; j'ai souvent éprouvé que des
moyens très-efficaces pour dissiper ces maux nerveux rebelles, sont de faire prendre journellement
aux malades des bains tièdes, et de l'exercice à
cheval; de leur faire combiner l'usage du lait ou
d'autres adoucissants, et celui du quinquina; de
leur donner alternativement des délayants et des
stomachiques, etc.

CCXLI.

Ainsi la vraie Théorie de ces maladies nerveuses,
que j'ai tâché d'embrasser dans toute son étendue,
me paraît mener à des dogmes, que je crois être
fondamentaux, pour les Méthodes Analytiques qu'il
est évident qu'on doit suivre en général dans le
traitement de ces maladies.

Je finis sur ce point, en observant qu'il est sans vraisemblance, qu'on doive traiter toutes ces maladies nerveuses par une seule Méthode Empirique, rapportée à une indication unique ; comme celle de fortifier les organes nerveux affaiblis ; ou celle de relâcher les fibres trop irritées (et si l'on veut *racornies*).

Ces deux vues ont produit les traitements opposés, qui ont été recommandés comme universellement utiles dans les vapeurs ; l'un par M. Whytt, et l'autre par M. Pomme.

Chacune de ces deux Méthodes contraires a réussi sans doute dans quelques cas de maladies vaporeuses. Mais il est évident que dans ce genre de maladies, il en est une infinité où chacune de ces Méthodes serait inutile ; et plusieurs autres où l'une et l'autre serait contraire.

Ainsi la Méthode que M. Pomme a suivie, et a voulu généraliser excessivement, a eu de bons effets dans certains cas ; où (comme l'a observé M. Marcard) M. Pomme a fourni un exemple d'une mauvaise théorie, appliquée à la Pratique avec un heureux succès.

On a remarqué que dans tels de ces cas, l'abus qui avait été fait des remèdes échauffants avait exaspéré la maladie ; au point d'y faire réussir ensuite l'excès qu'a fait M. Pomme des tempérants, des relâchants, des aqueux et des délayants.

M. Pressavin a dit avec raison, que les remèdes

relâchants, rafraîchissants, et humectants que M. Pomme ordonne généralement dans les vapeurs; sont nuisibles dans cette maladie, et l'augmentent, quand elle n'est pas produite par une trop grande irritabilité ou irritation des nerfs.

MM. Fabre, Marteau, Langhans et plusieurs autres hommes célèbres (Français, et Etrangers) ont rejeté pareillement l'universalité prétendue de cette Méthode de M. Pomme, etc.

ARTICLE SECOND.

THÉORIE-PRATIQUE DES MALADIES MALIGNES.

CCXLII.

Dans les maladies malignes, le système des forces du Principe Vital se trouve affaibli par une véritable *résolution* des forces de tous les organes; qu'ont produite les causes primitives de ces maladies, en portant le plus grand désordre dans la succession des fonctions.

Il est très-important de bien distinguer cet état de *résolution* des forces, qui caractérise une maladie maligne; d'avec l'état de simple *oppression* des forces; d'autant que dans cette oppression, des évacuations convenables développent souvent très-promptement l'action des forces radicales que l'on croyait éteintes.

On a recommandé fortement dans tous les temps, pour le traitement méthodique des maladies aiguës, de s'assurer si les forces générales sont dans un état de *résolution*, ou d'*oppression*. Mais aucun Médecin, Ancien ni Moderne, ne me paraît avoir marqué cette distinction, d'une manière satisfaisante.

Galien et ses sectateurs, Valesius, Ponce de Sancta-Crux, et d'autres ont indiqué des signes tirés de l'état du pouls; par lesquels on doit faire cette distinction des forces opprimées, et des forces résoutes. Mais il serait facile de faire voir combien ces signes sont arbitraires et vicieux.

Sebas. Nasius a distingué les forces *résoutes* des forces *opprimées*, suivant les trois ordres de fonctions, naturelles, vitales, animales. Il dit que dans chaque ordre les forces sont résoutes, lorsque toutes les fonctions de cet ordre sont également lésées; et que ces forces n'y sont qu'opprimées, si quelques fonctions de cet ordre étant perverties, les autres restent entières. Les développements de cette doctrine sont faciles.

Mais il existe des cas de vraie malignité, par conséquent, avec résolution des forces; dans lesquels entre les fonctions d'un même ordre, les unes sont entières, et les autres ruinées : où, par exemple, dans l'ordre des fonctions naturelles, les malades étant dégoûtés de toute sorte d'aliments, rendent des urines qui ont les mêmes apparences que dans la plus parfaite santé.

CCXLIII.

Il me paraît que les forces radicales de tout le système sont *résoutes* dans une maladie aiguë; lorsque les causes manifestes qui l'ont préparée et produite, ont affecté profondément ces forces, et lésé directement les fonctions de plusieurs organes: et qu'elles sont seulement *opprimées*; lorsque les lésions particulières des organes qui constituent les divers symptômes de cette maladie, sont entièrement dépendantes de la lésion principale d'un seul organe.

On voit que cette distinction si essentielle entre la résolution et l'oppression des forces, doit être faite dans les maladies aiguës; en examinant avec sagacité l'histoire des effets qu'ont eus les causes sensibles de la maladie; et la dépendance qui peut être ou n'être pas entre les symptômes que cette maladie produit dans divers organes, suivant qu'elle a affecté, ou non, principalement un seul de ces organes.

Il faut donc pour reconnaître une maladie maligne, examiner si sa production a été manifestement précédée de causes graves, ou longtemps continuées; dont les unes aient essentiellement affaibli le système des forces, en portant un grand

trouble dans l'harmonie et la succession des fonctions ; et dont les autres, dans la formation primitive de cette maladie, aient lésé particulièrement
plusieurs organes divers.

Ainsi les unes de ces causes sont celles d'un
épuisement général, comme le défaut de nourriture, des pertes excessives par la transpiration, etc.

Les autres causes de résolution des forces radicales, sont les longues omissions de l'exercice des
forces de plusieurs organes (comme des muscles et
des organes des sens, dans l'excès du sommeil et
de la paresse) ; et leurs violentes distractions, par
des efforts simultanés en divers sens.

CCXLIV.

Sanctoriusa très-bien remarqué que les fièvres malignes sont principalement déterminées : 1° Quand
on a fait plusieurs excès à la fois des choses non
naturelles ; comme dans les plaisirs de la table
et de l'amour, et dans les passions de l'âme :
2° Lorsque les erreurs de régime qui ont précédé,
ont pour ainsi dire tourmenté la nature en sens
contraires ; les unes ayant porté leurs impressions
sur les viscères, et les autres sur les organes extérieurs ; comme lorsque dans une saison chaude on
se livre trop au sommeil, ou l'on fait assidûment
des excès de nourriture.

L'influence de cette dernière sorte de causes des
fièvres malignes, est très-remarquable ; et doit

être rapportée à un principe général, que c'est ici le lieu de développer.

Lorsque le système des forces vitales est affecté fortement et eu même temps, par les sympathies des actions des deux organes; dont les efforts ne sont point liés l'un à l'autre, mais se font en des sens divers ou contraires; ces sympathies tendent à déterminer des altérations simultanées dans les forces des principaux organes, qui sont le cerveau, le cœur, et les viscères réunis dans la région épigastrique.

Ces altérations sont, ou contraires, ou extrêmement diverses entre elles pour le mode et pour le degré. L'unité d'affection nécessaire pour l'exercice des forces de chaque *principal* organe, doit manquer alors : ce qui peut amener promptement l'interception des fonctions essentielles à la vie.

On doit rapporter sans doute à une semblable cause, la terminaison funeste qu'ont les amputations et les plaies fort étendues; lorsque pendant leur suppuration, on vient à charger l'estomac d'aliments solides. On voit peu après cette erreur de régime, survenir un abattement extrême des forces; auquel succèdent rapidement la difficulté de respirer, le délire, les mouvements convulsifs, et la mort.

Il semble qu'on n'a point encore vu ce phénomène dans son vrai jour.

On a reconnu qu'il ne peut être l'effet de la seule résorption du pus; ni de la gangrène, qui n'est point formée dans la plaie, lorsque les symptômes mortels se déclarent.

On a donné (même récemment) pour raison de ce fait très-remarquable; que la digestion stomachique et la suppuration sont alors pareillement empêchées, tandis que tous les organes du corps devraient concourir à l'une et à l'autre fonction, par des concentrations de leurs mouvements. Mais comment la seule suspension de ces deux fonctions, dont chacune peut être longtemps arrêtée sans aucun danger pressant, aurait-elle aussi soudainement des effets meurtriers?

Cette mort prompte est sans doute causée (1) par les efforts non harmoniques que le Principe Vital fait en même temps dans tous les organes; lesquels sympathisent jusqu'à un certain degré, et au travail

---

(1) Dans mon *Traité des maladies Goutteuses* (Livre III, Art. VII), j'ai rapporté à une cause semblable à celle que j'indique ici; la mort très-prompte que peut produire la goutte qui se porte des articulations sur les viscères.

M. Bischoff (qui a traduit ce Traité en allemand; ce dont je serais plus reconnaissant s'il n'avait joint à sa traduction des Notes critiques, qui sont toutes trop faciles à réfuter) donne comme plus naturelle une autre explication de ce phénomène (page 397 de sa Traduction). Mais son explication, qui a des rapports manifestes avec la mienne, n'est plus simple que parce qu'elle est limitée vicieusement; et qu'elle n'embrasse point les cas les plus promptement et les plus sûrement funestes; où la goutte interne est portée non sur l'estomac seul, mais à la fois sur plusieurs organes principaux qui sont nécessaires à la vie.

de la digestion, et à celui de la suppuration : efforts qui font une distraction pernicieuse des forces dans les principaux organes (1) (2).

CCXLV.

Les passions tristes qui exercent leur empire pendant longtemps, deviennent des causes de résolution des forces radicales ; lorsque les hommes que ces passions ont tourmentés, viennent à être affectés d'une forte lésion d'un organe particulier,

(1) M. Gaubius a soupçonné peut-être, quoique d'une manière infiniment vague, une partie de ces idées que je propose et développe le premier ; quand il a dit *(Inst. Pathol.*, N° 609) : qu'au nombre des causes prédisposantes aux maladies, et communes à tous les hommes, sont celles qui attaquent le *fondement général* de toutes les fonctions, lequel consiste dans les mouvements harmoniques : *Functionum omnium ac singularum generale fondamentum in motibus harmonicis positum.*

(2) Il faut encore concevoir d'une manière analogue, la production de plusieurs maladies graves, qu'on désigne souvent par le nom *d'indigestions.* Ces maladies surviennent en effet dans un travail de digestion forcé, qu'ont précédé, ou que suivent immédiatement d'autres grandes erreurs de régime, qui causent des distractions pernicieuses des forces vitales. Souvent ces indigestions dégénèrent, ou directement, ou surtout lorsqu'elles sont mal traitées, en affections paralytiques ou apoplectiques, et autres qui peuvent être mortelles.

De semblables indigestions étaient plus communes chez les Romains, dont l'extrême intempérance faisait, qu'ayant encore les organes de la digestion chargés d'aliments indigestes, ils entraient dans le bain ; au sortir duquel ils se remettaient de suite à faire bonne chère : ce qui causait des morts soudaines,

différent de celui de la pensée. La maladie aiguë que cette lésion produit, se compliquant avec l'affection invétérée de l'organe matériel de la pensée dans le cerveau, ou les origines des nerfs (dont les mouvements intimes correspondent à ceux de l'Ame pensante); il en résulte une distraction violente des forces qui agissent dans l'un et l'autre organe, laquelle donne à la maladie une nature maligne.

Je remarque au contraire (et cette observation me paraît très-propre à confirmer ma manière de

ou très-promptes, comme l'attestent Juvénal (Satyr. I, v. 143-4) et Perse (Satyr. III, v. 98 et suiv.).

Ce dernier parle de l'effet mortel qu'eut cette imprudence, dans un homme qui venait d'avoir une fièvre gastrique, et peut-être rémittente, dont il n'était pas entièrement convalescent (a).

L'empereur Titus a été du nombre de ceux qu'a fait mourir un semblable abus du bain pris immédiatement avant le repas. Du moins il paraît qu'il faut entendre ainsi ce qu'en dit Plutarque (Dans son Livre de *Règles et Préceptes de Santé*).

Je trouve encore l'exemple le plus mémorable des effets pernicieux d'une semblable intempérance, dans la maladie dernière d'Alexandre-le-Grand. Il me paraît d'après les extraits que Plutarque et Arrien ont donnés sur l'historique de cette maladie; qu'elle fut produite et continuée jusqu'à sa fin, parce qu'il se livra à des alternatives constamment répétées, de bains et de festins; et qu'il périt d'une fièvre gastrique (à *crapula*, par indigestion), qui fut d'abord périodique rémittente, et ensuite continue sans périodes marquées.

(a) Casaubon et les autres Commentateurs de Perse, n'ont point entendu ce passage, où ils ont cru qu'il s'agit d'une hydropisie.

voir la résolution et l'oppression des forces radicales) ; que les passions tristes les plus fortes et les plus pernicieuses, lorsqu'elles n'affectent que le seul organe de la pensée ; ne produisent point dans les sujets qui sont d'ailleurs très-sains, de résolutions des forces radicales pendant le cours de la maladie qu'elles causent, jusqu'à ce qu'elle devienne mortelle.

C'est ainsi, comme on le voit souvent; que dans des hommes robustes, la maladie du pays (la *nostalgie*) étant portée au plus haut degré, a toutes les apparences de la fièvre dite nerveuse-maligne ; mais en diffère extraordinairement par la promptitude étonnante du rétablissement de ces hommes, que cette maladie a jetés dans un état voisin de la mort; aussitôt qu'on les assure qu'ils pourront satisfaire leur désir. Ces hommes qui restaient dans leurs lits sans pouvoir parler, ni remuer aucune partie de leur corps, et qui périraient prochainement, s'ils étaient abandonnés à leur délire; recouvrent en peu d'heures, la force, l'alacrité, et la santé, dès qu'ils sont certains qu'ils vont être libres de retourner dans leur patrie.

Lorsque dans l'état de résolution essentielle du système des forces, qui a préparé une maladie maligne; un miasme épidémique ou une autre cause nuisible vient à frapper spécialement tel organe, qui est plus exposé à recevoir son action, ou qui est relativement plus faible; la malignité se déclare par des symptômes, qui sont dès leur naissance, d'une gravité très-disproportionnée à l'état d'activité générale des forces, qui a immédiatement précédé.

Les lésions des organes, qui ont lieu dans une maladie maligne, sont dangereuses et difficiles à guérir; parce qu'elles n'excitent que des symptômes irréguliers, et différents de ceux qu'on aurait lieu d'attendre de la forme primitive et apparente de cette maladie : et parce qu'elles ne peuvent déterminer dans un système énervé, le concours puissant d'un grand nombre d'organes, qui est nécessaire, pour opérer les solutions naturelles de ces lésions (1).

(1) C'est dans des maladies éminemment malignes que les Anciens admettaient le *divinum quid* (τὸ θεῖον), qu'Hippocrate dit avoir lieu dans certaines maladies, et sur lequel on a tant disputé.

Il me paraît qu'Hippocrate a désigné sous ce nom une cause inconnue, qui rend ces maladies très-graves, et même promptement mortelles; et dont on ne peut rapporter les effets à des causes sensibles, que l'on reconnaisse pouvoir surmonter les forces du corps vivant.

L'opposition qui est entre ces deux sortes de causes me paraît bien indiquée dans ce qu'Hippocrate a dit (dans la *Première Section* du *Prognosticum*, n° 4); que j'explique ainsi, contre les diverses opinions qu'a rapportées M. Bosquillon dans sa Note sur ce passage.

Ainsi ce *Divinum quid* n'existe pas, suivant Hippocrate, dans une inflammation particulière, dont on reconnaît que le progrès suffit pour donner la mort en détruisant l'organe enflammé ; mais il a lieu dans des fièvres véritablement malignes; dans des angines pernicieuses, où il ne paraît point de

L'affaiblissement des forces radicales, qui fait cesser les synergies et les sympathies les plus ordinaires des organes, se manifeste singulièrement dans ces maladies malignes où le pouls est naturel. Ce pouls est très-dangereux; en ce qu'il marque une séparation si parfaite des forces du Principe de la vie dans les organes qui sont principalement affectés, que l'irritation ne s'étend point au système artériel. Il en est de même de la sécrétion qui se fait dans ces maladies, d'urines de bonne qualité (*urina bona, pulsus bonus, æger moritur*).

CCXLVI.

De ces principes sur la nature des maladies malignes, il est facile de déduire des conclusions relatives à leur traitement. Je me bornerai ici à en indiquer quelques-unes.

Les remèdes principaux et directs de l'affaiblissement des forces radicales, dont dépend la malignité dans les maladies; sont les analeptiques et les cordiaux.

Les analeptiques, qui lorsqu'ils sont administrés

signes d'inflammation ni de gangrène; et dans plusieurs autres affections spasmodiques d'une nature funeste.

La rareté relative (hors des épidémies pestilentielles) des maladies éminemment malignes, et l'ignorance totale de la manière d'agir de leur cause; font que leurs effets promptement mortels ont toujours produit de l'étonnement; et qu'ils ont pu être rapportés par les Anciens à quelque Puissance Divine.

avec prudence, influent singulièrement sur l'instauration des fonctions ; sont une nourriture restaurante, l'eau à la glace, l'air frais, etc.

Les cordiaux, dont le vin est peut-être le premier ; sont les remèdes les plus puissants dans l'état extrême d'abattement des forces : où souvent ils rallument sensiblement la flamme vitale, lorsqu'elle est prête à s'éteindre. Cependant comme ils affectent particulièrement les forces des organes de la circulation du sang : ils ne doivent être donnés que dans des circonstances, et qu'à des doses, où ils n'excitent point trop la circulation ; mais assurent seulement l'influence de succession qu'elle doit avoir dans l'ordre naturel, sur les fonctions de tous les autres organes.

Il faut distinguer (quoiqu'on les ait confondues souvent) ces maladies malignes, dans lesquelles le pouls est naturel ou presque naturel. la fièvre étant nulle ou subordonnée à la maladie principale; d'avec les fièvres malignes proprement dites, où la fièvre est une affection grave, ainsi que les autres éléments qui constituent cette maladie maligne ; et peut même présenter l'objet principal du traitement (comme on l'observe dans les fièvres intermittentes malignes).

Ainsi quand la fièvre est compliquée avec la malignité, on doit combattre cette fièvre suivant l'importance respective des indications qu'elle présente ; et par des méthodes convenables à sa nature, périodique, putride, etc. (1).

SECONDE SECTION.

REMARQUES SUR LES ALTÉRATIONS ESSENTIELLES DU SYSTÈME DES FORCES DU PRINCIPE VITAL, QUI SONT PRODUITES PAR DIVERS POISONS ET MÉDICAMENTS FORT ACTIFS.

SOMMAIRE. — Considérations sur les altérations essentielles produites dans le Système des forces par divers poisons, qui causent des affections graves ou mortelles sans opérer direc-

(1) Le quinquina est généralement bien placé dans les fièvres malignes ; comme un fortifiant qui a une vertu spéciale pour augmenter directement (lorsqu'il est bien administré), les forces radicales du Principe Vital, et particulièrement à raison de ce que ces fièvres ont d'ordinaire des redoublements dont le caractère rémittent est très-marqué, lors même qu'ils ne sont pas périodiques.

La vertu tonique du quinquina est singulièrement appropriée pour prévenir ces redoublements ; parce qu'ils sont déterminés, lorsque le sentiment des causes d'irritations présentes dans les organes particuliers, devient tout à coup beaucoup plus puissant qu'il n'est dans l'état naturel, par rapport aux forces motrices de ces organes ; et parce que ce sentiment est beaucoup plus faible que dans l'état naturel, pendant les intervalles des redoublements.

Pour assurer les effets salutaires du quinquina, et des cordiaux qui sont éminemment indiqués dans les fièvres intermittentes ou rémittentes ; et autres maladies malignes ; il est

tement une destruction ou corruption physique des organes.
— C'est par une imperfection relative du Système des forces
que le Principe Vital ressent l'action de ces poisons. — Vertu
spécifique de chaque poison, relative à la nature de chaque
animal, et aux divers modes de sa sensibilité. — L'affaiblissement de la sensibilité peut rendre le corps moins susceptible
de l'action des causes délétères. — L'habitude peut détruire le
Vice radical de la sensibilité, qui fait qu'elle est affectée pernicieusement par l'action des poisons. (Exemples nombreux
de cette sorte.) — La différence des forces sensitives de divers
organes fait que les animaux venimeux séparent et gardent
sans danger leur venin ; que certains poisons n'agissent pas
sur certains organes, comme sur l'estomac, etc.

Quand le sentiment des impressions d'un poison attaque directement le Principe de la Vie, et s'étend à tout le Système des
forces avec une grande rapidité, il ne peut se produire ces
suites de mouvements synergiques dont le concours est nécessaire pour déterminer un état d'inflammation, ou d'autre

essentiel de leur combiner l'usage d'autres remèdes, directement opposés aux éléments de la maladie, qui sont manifestement portés à un haut degré dans tels ou tels cas de ces maladies
malignes.

Ainsi il faut, suivant les diverses indications que ces cas présentent, remédier à l'état grave des forces radicales qui a lieu
dans *des organes particuliers.*

Il faut résoudre les engorgements de ces organes (par des
évacuations locales et dérivatives) ; vaincre le spasme fixe qui
y concentre les forces vicieusement (par différents antispasmodiques, et particulièrement par l'opium) ; arrêter la dissipation
des forces, lorsqu'elle entraîne les humeurs et les mouvements
vers des organes extérieurs (par des réfrigérants appropriés) ;
faire cesser la distraction des forces, produites par des efforts
sympathiques simultanés dans les fonctions d'autres organes qui
ne sont pas primitivement affectés (par des moyens combinés,
pour combattre partiellement ces efforts ; suivant qu'ils dominent
dans chacun de ces organes), etc.

affection organique. — Diversité des affections générales ou locales, selon les doses, ou les préparations du poison, et la disposition des forces de tout le Système, ou de l'organe auquel le poison est appliqué.

L'opium produit tantôt une inflammation, et tantôt il donne la mort, sans causer aucune altération organique. (Observation de Wirtensohn sur les effets de l'opium.) — Effets particuliers de l'opium dans les diverses parties du corps qui sympathisent avec l'organe, où il a été appliqué. — Quoique par une suite de la sympathie de la peau et de l'estomac, l'opium soit diaphorétique, il peut arrêter la sueur quand la peau est dans un état de sensibilité vive. — La disposition du Système des forces à un excès de mobilité, peut rendre nul l'effet narcotique de l'opium, ou rendre supérieur son effet irritant.

Utilité de l'opium dans les accès de fièvre intermittente pernicieuse où prédomine un état spasmodique des organes précordiaux ou autres. (Développement de ces vues, qui a conduit l'Auteur à généraliser quelques observations éparses auparavant sur ce sujet, et à donner le complément nécessaire des méthodes de Morton et de Torti, dans ces fièvres malignes.)

La manière d'être particulière que l'action de chaque poison introduit dans le système entier des forces du Principe Vital, est bien évidente dans les formes nouvelles que les poisons impriment à ce Principe. Ainsi après la morsure d'un chien enragé; fureur de mordre, affectation de répéter des sons analogues à l'aboiement des chiens, quelquefois progression à quatre pattes. — Outre une sorte d'*idée canine* qu'introduit le virus de la rage, il peut encore transmettre certaines affections propres à l'état particulier du chien enragé; telles qu'une passion vénérienne, etc. — Effets particuliers analogues produits par la morsure d'autres animaux enragés.

Des antidotes qui produisent sur le système des forces une action perturbatrice indéterminée, peuvent détruire les altérations physiques qu'y ont causées les poisons. — Utilité qu'offrent contre certains poisons quelques substances même inactives, des agitations du corps, etc. — Effets de certains remèdes vénéneux et des médicaments fort actifs, pour arrêter ou modifier les dégénérations des solides et des fluides du corps vivant par la modification nouvelle qu'ils donnent au Système des forces.

Action des médicaments énergiques sur l'organe qu'ils affectent et sur le système entier des forces. — Considérations sur le camphre qui peut produire un effet rafraîchissant et anti-phlogistique, ou un effet excitant, selon la disposition du corps à l'une ou l'autre de ces impressions, selon les doses, etc. — De pareilles vues sur l'action des remèdes font voir comment leur action a pu être observée si différente.

CCXLVII.

Les poisons que je vais considérer, sont des substances qui étant appliquées même en petite quantité au corps vivant, y produisent des effets mortels ou extrêmement graves (1); sans opérer directement une destruction ou corruption physique des organes.

Ce sont des imperfections relatives et inhérentes

---

(1) Il conviendrait de distinguer par des noms différents, les substances délétères, dont l'action mécanique ou chimique détruit nécessairement le tissu des organes du corps; et les poisons proprement dits.

Ces derniers poisons sont ceux qui agissent par la propriété de leur substance (comme disaient les Anciens) sur le Principe de la vie, directement, essentiellement, indépendamment de leur action physique sur les organes du corps vivant; et qui étant pris même en petite quantité, impriment à ce Principe une altération ou une diminution de ses forces, dont les suites sont funestes.

au système des forces du Principe Vital ; qui font que ce Principe est susceptible de ressentir l'action de ces poisons.

Chacune de ces substances vénéneuses agit par une vertu spécifique relative , ou qui a un rapport délétère particulier avec la nature de chaque animal auquel elle est funeste. La diversité de ce rapport se démontre dans le très-grand nombre de poisons qui sont mortels pour une espèce d'animaux , et qui ne le sont point pour d'autres espèces.

Ainsi les cailles s'engraissent avec de l'ellébore : les cochons se nourrissent impunément de jusquiame ; les chèvres de ciguë et de tithymale. L'euphorbe cuite sert à nourrir les chameaux , comme l'a vu M. Forskal. Les amandes amères qui ne sont pas un poison pour l'homme , causent la mort aux chiens et aux oiseaux de diverses espèces, etc. (1).

Le persil est le poison des perroquets , et n'a rien de pernicieux pour l'homme : si ce n'est peut-être dans les cas de certaines altérations nerveuses du système ; comme dans les dispositions épilep-

(1) M. Girard a recueilli sur ce sujet un très-grand nombre de faits curieux (dont il assure avoir vérifié la plupart) , contenus dans un Écrit , qu'on peut voir au n° 1750 de la *Clé des Cabinets*. On trouve plusieurs autres faits semblables indiqués par Murray, *Opusc.* T. 1, p. 246 , *etc.*

tiques, où l'on assure qu'il est extrêmement
contraire.

Ces différences tiennent sans doute aux divers
modes qu'a la sensibilité dans les diverses espèces
d'animaux. Le degré d'énergie des forces sensitives
paraît influer aussi sur la rapidité des effets mortels que le même poison produit dans les animaux
de différentes espèces.

CCXLVIII.

La morsure de la vipère fait mourir très-vite les
animaux fort irritables, comme les chats ; et beaucoup plus lentement les animaux d'une nature tardive, comme les marmottes. M. Hérissant a vu
que les animaux qui ont le plus d'alacrité, sont
ceux qui succombent le plus tôt après avoir pris
des extraits de diverses plantes vénéneuses.

L'homme ayant une sensibilité plus active, et
plus exercée en divers sens, est en général plus
sujet à l'action des substances vénéneuses que ne
le sont les autres animaux : et il semble être celui
pour lequel la Nature a le plus multiplié les poisons.

Mais lorsque la sensibilité est émoussée à un
certain point, l'homme est moins susceptible de
l'action des causes délétères. On a remarqué que
les maladies pestilentielles attaquent plus rarement
les vieillards. Sénèque, après s'être fait ouvrir les

veines, dont le sang vint à couler avec trop de lenteur, prit inutilement du poison pour hâter sa mort (*clauso corpore adversus vim veneni*, dit Tacite).

Le vice radical de la sensiblité, qui fait qu'elle se modifie pernicieusement par l'application de telles substances vénéneuses; peut être corrigé et enfin détruit par l'habitude, qui empêche tout effet nuisible de tel poison appliqué sous telle forme. On connaît les exemples célèbres de Mithridate; d'une Vieille d'Athènes, qui s'était accoutumée à la ciguë, etc. (1).

(1) On a vu manger impunément du napel aux habitants de divers pays. MM. Linnæus et de Sauvages ont expliqué ce phénomène; en disant qu'on mange sans péril les jeunes pousses des plantes vénéneuses, qui n'ont point les qualités nuisibles de ces plantes.

Rhodius rapporte qu'il a vu des paysans manger en salade des jeunes pousses de *Clematis flammula* (ou d'herbe aux gueux), dont ils n'éprouvaient qu'un effet laxatif.

Pallas (*Voyag.*, T. i, p. 781) dit que le peuple en Russie, mange plusieurs espèces de champignons, que l'on regarde ailleurs comme très-pernicieuses; et dans lesquelles ce peuple reconnaît d'ailleurs une qualité enivrante : telles que l'aménite (*Agaricus*) jaune, délicieux, fragile, etc.

Donati a raconté à Cigna (qui le rapporte dans sa Dissert. sur l'*Irritabilité*, Sect. iii, Art. x), qu'il a connu un homme qui pouvait manger sans aucunes suites fâcheuses, du fruit de la *datura*, et la plante de Belladonna, qu'on sait être des plus violents narcotiques.

Il est naturel de penser que l'usage de ces plantes vénéneuses, même adultes, est rendu comme indifférent par l'habitude.

On voit à Montpellier, des femmes qui travaillent à la prépa-

Quoique les Anciens n'aient pas employé vrai-semblablement des poisons pris du Règne Minéral, il est certain qu'ils étaient fort versés dans la connaissance des poisons tirés du Règne Végétal ; tant de ceux qui tuent soudainement, ou très-promptement, que de ceux dont l'opération est lente et produit des effets singuliers (1).

ration du vert-de-gris ; faire impunément leur nourriture habituelle d'aliments qui en sont infectés. — Caelsi dit que les Ouvriers qui travaillent beaucoup sur le cuivre (et qui sont sujets d'ailleurs au vertige, au vomissement, à la toux sèche, et aux ulcères du poumon), ont souvent les cheveux verts, et rendent quelquefois des excréments verts.

Lemery dit (*Histoire de l'Acad. des Sciences*, 1699) qu'il a connu un Alchimiste tellement accoutumé à l'usage du mercure, qu'il avalait impunément de grandes quantités de mercure doux.

(1) On sait que les Athéniens faisaient boire la ciguë aux hommes condamnés à mort : mais on ne sait point quelle était la composition de ce breuvage empoisonné. Il paraît qu'on y faisait entrer d'autres sucs que ceux d'une espèce de ciguë, et probablement du suc de pavot (voyez Théophraste, dans son *Histoire des Plantes*).

Britannicus fut frappé soudainement, et mourut très-vite, après avoir avalé un poison composé par Locuste. — Tacite raconte aussi que Vibulenus Agrippa mourut immédiatement après avoir pris du poison.

Plutarque rapporte (à la fin de la vie d'Aratus) que Philippe Roi de Macédoine, fit mourir Aratus, en lui faisant donner un poison lent qui le rendit phthisique ; et que ce même Philippe fit donner au fils d'Aratus, un autre poison ; qui n'était pas de ceux qui causent la mort, mais de ceux qui troublent l'entendement et offusquent la raison (μανία) ; de sorte que ce malheureux fit beaucoup de choses extravagantes et odieuses.

CCXLIX.

Il faut rapporter à la différence des forces sensitives des divers organes, ce fait singulier que
Boerhaave dit se refuser à toute explication : que
les animaux venimeux ne reçoivent aucune offense
des sucs empoisonnés qui se séparent, et séjour-
nent dans certaines parties de leurs corps.

La preuve que l'inaction de ces sucs vénéneux
(dont la résorption peut être fort limitée) est due
à une *insensibilité relative* des vaisseaux sécrétoires
qui les renferment ; se tire non-seulement de l'analogie avec ce fait connu, que le poison de la vipère
est reçu impunément dans l'estomac : mais surtout
de ce que l'humeur vénéneuse de ces animaux leur
donne la mort, lorsqu'ils la répandent dans une
partie où ils se sont mordus.

Il est rapporté par le Capitaine Hall, dans *les
Transactions Philosophiques* ; qu'un serpent à son-
nettes, qu'on força en l'agitant à se mordre lui-
même, mourut en moins de douze minutes après
cette blessure (1). Les Indiens disent que la chair
de ce serpent, qui est d'ailleurs bonne à manger ;

-----

(1) Cependant on assure que la vipère elle-même, et les
autres serpents d'Europe, et les animaux à sang froid, comme
les tortues ; ne sont point, ou presque point affectés de la morsure de la vipère. M. Hermann a expliqué ce phénomène d'une
manière très-ingénieuse, et conforme à la Nature.

est empoisonnée, lorsqu'il s'est mordu dans sa fureur (1).

CCL.

Après avoir considéré les relations particulières
que l'action des poisons peut avoir avec les différences de la sensibilité dans les diverses espèces
d'animaux, dans les hommes, et dans les organes
de chaque animal; je vais traiter des différentes
lésions que l'action des poisons peut produire dans
les forces de l'organe auquel ils s'appliquent, et
dans tout le système des forces du Principe Vital.

Gaubius a très-bien dit (2) : Que les poisons les
plus redoutables sont ceux qui attaquent le Principe même de la vie (3); soit que leur irritation

---

(1) On a cru que ce n'est que dans l'instant de la morsure,
que la *colère* de ces animaux rend vénéneuse l'humeur qu'ils
versent dans les blessures qu'ils font. Mais le contraire est assez
prouvé par les observations de Redi, de Mead, et d'autres,
sur les effets mortels qu'a le suc jaune venimeux de ces serpents, lorsqu'on le verse dans des blessures de divers animaux;
par la pratique des Hottentots, qui empoisonnent leurs flèches
avec un mélange de sang, et de ce suc desséché; par l'observation de Fontana qui assure que le poison de la vipère, mis en
poudre, cause la mort des animaux, sur les plaies desquels on
le répand, etc.

(2) *Instit. Path.*, N° 492.

(3) Fontana dit que le poison Américain *Ticunas* qui se dissout dans l'eau, étant injecté dans la veine jugulaire fait périr
l'animal comme d'un coup de foudre; et beaucoup plus vite

violente trouble ou précipite à l'excès les mouvements de ce Principe , soit qu'ils le frappent d'une
stupeur qui les suspend : et que les désordres de
ces mouvements ajoutent beaucoup aux effets des
autres poisons , qui d'ailleurs agissent mécaniquement par leurs pointes; ou chimiquement par leur
nature âcre , septique , astringente.

Si le sentiment des impressions vénéneuses se
porte dans tout le système , avec une succession
lente et graduée : il peut se développer différentes
suites de mouvements, que les divers poisons déterminent ; par les degrés , et sans doute plus encore par les modes de sensibilité qu'ils excitent.

que le poison de la vipère : de sorte que quand il est donné à
fortes doses , il cause une mort si prompte qu'elle n'est accompagnée d'aucune convulsion sensible ; et qu'on ne trouve aucune altération dans le sang après la mort.

Fontana (*Traité sur le Venin de la Vipère* , etc. T. 1 , p. 86) a
remarqué que de tous les animaux venimeux, connus jusqu'à
présent , il semble qu'il n'y en a aucun dont le venin soit aussi
puissant , aussi actif que celui du polype. Dans un instant il
vient à bout d'éteindre le Principe du mouvement et de la vie
dans les vers d'eau , quelque irritables et durs à mourir qu'ils
soient d'ailleurs.

Ce qu'il y a de plus admirable encore , c'est qu'à peine sa
bouche ou ses lèvres touchent-elles ce ver , qu'il est mort : tant
est grande la force et l'énergie de ce poison , qui s'introduit par
les pores du ver , et va sur le champ éteindre en lui le Principe
de la vie et du mouvement. On ne trouve cependant aucune
blessure dans l'animal mort. Le polype n'a ni dents , ni autre
instrument propre à percer la peau , comme Fontana s'en est
bien assuré , en l'observant avec d'excellents microscopes.

C'est ainsi que sont attaquées d'inflammation, ou d'autres corruptions, les parties auxquelles ces poisons s'appliquent immédiatement; et celles que peut frapper leur action spécifique; et celles qui ressentent par sympathie leur action dans les organes auxquels ils sont appliqués.

CCLI.

Lorsque le sentiment des impressions d'un poison s'étend à tout le système avec une grande célérité; elles peuvent causer la mort, avant qu'il ne se forme des inflammations, ou d'autres corruptions de l'organe auquel le poison s'applique, ou de celui qu'il affecte spécifiquement. Dans une semblable commotion universelle; la Nature ne peut produire et isoler ces suites de mouvements synergiques, dont le concours est nécessaire pour qu'il se forme un état d'inflammation ou d'autre lésion organique.

Ainsi il arrive quelquefois que des poisons caustiques reçus dans l'estomac et les intestins, donnent la mort, sans avoir enflammé ces organes. Morgagni et Sproegel rapportent, qu'on n'a trouvé aucun vestige d'inflammation dans des rats qu'on avait fait périr avec de l'arsenic; et dans un lapin qui était mort peu après avoir pris du sublimé corrosif.

Les Anatomistes de l'Académie de Florence ne purent découvrir aucun changement dans les solides, ni dans les fluides d'un taureau, qui avait péri de la morsure d'une vipère (1).

Vacher rapporte (2) qu'en Corse plusieurs Soldats ayant été empoisonnés avec la racine d'*œnanthe fistulosa*, il en mourut trois; et que dans leurs cadavres on ne trouva aucun vice dans les premières voies, dans aucun viscère, ni dans le sang.

Les miasmes des maladies contagieuses sont aussi des poisons, dont l'impression dans quelques cas, attaque le Principe de la vie directement; et sans avoir causé de lésion particulière aux organes.

On sait que la maladie vénérienne peut être prise d'*emblée*; ou que l'infection de cette maladie porte quelquefois sur tout le système, avant de causer aucune affection locale.

Dans des temps de peste, on a vu des gens mourir en un instant, pour avoir été frappés de l'air pestilentiel; sans qu'on pût ensuite (comme l'a remarqué Boerhaave) reconnaître dans leurs cadavres aucune cause de cette mort soudaine.

---

(1) L'estomac, les intestins, et le mésentère sont cependant communément livides et couverts de taches noires; dans les animaux qui ont péri par la morsure de la vipère : et Bonet assure qu'il a toujours trouvé dans ces animaux, que le conduit cholédoque était gangrené à l'endroit de son insertion dans le duodenum.

(2) *Acta Helvetica*, Vol. iv.

CCLII.

Un même poison peut causer des altérations très-différentes, dans les forces de l'organe auquel il est appliqué, et de ceux qui lui sont sympathiques ; dans celles des organes qu'il affecte spécifiquement, et dans le système général des forces.

Ces différences dépendent non-seulement de celles des doses, et des préparations de ce poison ; mais encore des variétés de dispositions inconnues (de susceptibilité d'excitation, d'affaiblissement, etc.) où se trouvent les forces de tout le système, et celles des organes particuliers sur lesquels ce poison agit spécialement.

L'exemple de l'opium est singulièrement propre à faire voir ces grandes différences, que j'indique dans les effets que peut produire un même poison (1).

(1) Je commence par une remarque générale sur les organes que l'opium affecte principalement.

L'opium agit d'abord sur l'estomac, lorsqu'il y est porté ; mais son action s'étend principalement à tout le système des vaisseaux sanguins ; où elle affaiblit généralement l'irritabilité, ou bien l'influence des forces sensitives sur les forces motrices.

Fontana prétend même, que l'opium n'exerce son activité vénéneuse que par le moyen de la circulation du sang ; et non par son impression immédiate sur les nerfs. Il assure qu'il n'a produit aucun dérangement dans l'économie animale, par l'ap-

L'estomac et les organes qui en sont spécialement sympathiques, suivant qu'ils se trouvent disposés, doivent être affectés très-inégalement des impressions simultanées que l'opium porté dans l'estomac, produit par ses parties amères et âcres;

plication de l'opium, soit aux enveloppes des nerfs, soit à leur pulpe médullaire (mais ses expériences là-dessus ne s'accordent point avec celles de Monro et d'autres).

Wirtensohn a conclu de ses expériences sur des grenouilles, dans l'estomac desquelles il avait introduit de l'opium; et d'observations analogues faites sur divers hommes; que si l'on fait prendre une dose médiocre d'opium, les forces du cœur sont augmentées, lorsqu'il n'est point séparé de ses vaisseaux et de ses nerfs. Le pouls devient alors plus grand et plus fréquent; ainsi que les mouvements du cœur dans les grenouilles *(a)*.

Wirtensohn a vu qu'alors, les forces du cœur étaient au contraire diminuées, si au bout de dix minutes ou plus, après cette application, le cœur était séparé du corps; de sorte que les pulsations de cet organe étaient moins fréquentes, et finissaient plus tôt, que dans les cœurs semblablement arrachés du corps des grenouilles qui n'avaient point pris d'opium.

Wirtensohn a pensé que l'irritabilité étant affaiblie par l'opium, dans tout le système des vaisseaux sanguins; l'est moins à proportion dans le cœur que dans les petits vaisseaux, soit artériels, soit veineux. Il explique par-là pourquoi dans une grenouille dont l'estomac a reçu de l'opium, les pulsations sont plus fortes, plus grandes, et plus fréquentes dans le cœur, lorsqu'il n'est point séparé de ses vaisseaux; parce que, dit-

(a) Murray (*Appar, Medicam.*, T. ii, p. 237) dit que dans les grenouilles qui ont ainsi reçu de l'opium, les pulsations du cœur sont plus grandes et plus fortes; qu'en même temps elles sont *ordinairement* plus fréquentes, mais que d'autres fois elles sont plus rares.

et par son principe narcotique , qui est joint à des parties extracto-résineuses , très-susceptibles d'expansion et de volatilisation (1).

il, le cœur trouve alors moins de résistance au sang qu'il chasse.

Mais puisque toute résistance des petits vaisseaux est anéantie par la séparation du cœur ; rien ne devrait empêcher, suivant Wirtensohn , que les pulsations du cœur ne continuassent d'être plus fortes et plus fréquentes que dans le cœur d'une grenouille qui n'a point reçu d'opium ; ainsi qu'elles l'étaient avant cette séparation du cœur dans la grenouille à qui on n'a point donné cette substance.

Il paraît qu'en effet l'impression générale d'affaiblissement que l'opium fait sur le système des vaisseaux sanguins, est plus étendue et plus puissante, à proportion dans les petits vaisseaux que dans le cœur et les grandes artères (dont l'irritabilité est en général plus forte et plus constante) : que la circulation du sang doit être rendue d'autant plus lente relativement à l'état naturel, dans ces petits vaisseaux , que n'est celle du sang qui remplit le cœur et les grandes artères : que le cœur et les troncs du système des vaisseaux sont ainsi d'autant plus surchargés , et irrités par cette accumulation relative du sang : et que telle est la véritable cause pour laquelle le pouls est alors plus plein , plus fort et plus fréquent.

Ce n'est point à la raréfaction du sang par les vapeurs expansives de l'opium (comme Tralles et d'autres l'ont prétendu) qu'il faut rapporter la chaleur (et la soif, etc.) que son usage produit communément dans l'habitude du corps ; mais à ce que la circulation du sang est rendue plus difficile dans les petits vaisseaux , où elle se fait plus lentement (s'isolant en quelque degré de la circulation du sang dans les gros vaisseaux).

(1) Il est connu que la partie résineuse de l'opium est celle qui possède au plus haut degré la vertu narcotique ; et celle qui séjourne le plus fixement dans quelque partie de l'estomac ou

On sait que l'opium étant appliqué fixement sur
la peau, la rougit et l'enflamme (1).

des intestins; sans doute à cause de son insolubilité dans les
menstrues aqueux.

Lorry rapporte qu'un maniaque, que l'opium avait porté au
plus haut point de fureur, fut tranquillisé par la boisson du
vin. — Il me paraît que dans ce cas le vin agit comme dissol-
vant de la partie résineuse de l'opium, qui avait resté fixée
dans l'estomac ou les intestins de ce maniaque; et qui étant
ainsi résoute, fut rendue mobile, et put être mêlée avec des
matières excrémentitielles et chassée hors du corps de cet
homme.

Le vinaigre, dont les impressions sont correctives des effets
narcotiques de l'opium (ainsi que de plusieurs autres poisons)
(voyez la *Chimie* de Boerhaave), contient peu de parties spiri-
tueuses, et beaucoup d'acides. C'est pour cette raison que loin
de dissoudre et d'entraîner la partie résineuse de l'opium, le
vinaigre peut le fixer dans l'endroit des premières voies où il
s'est arrêté, et rendre ses effets plus puissants que ceux des
autres antidotes connus de l'opium.

Telle est sans doute la cause de ce fait que Chardin atteste
(dans ses *Voyages*, T. III, p. 94). Des gens, dit-il, qui veulent
se faire mourir, prennent un morceau d'opium gros comme le
pouce, et avalent un verre de vinaigre par-dessus. Il n'y a point
moyen de sauver un homme après cela; nul contre-poison n'y
sert. On en meurt sans peine et en riant.

(1) La considération de cette légère causticité de l'opium (ou
du suc de pavot blanc) peut servir à résoudre une objection,
qu'on a tirée de l'opposition qui est entre les vertus des renoncules et celles des pavots; pour faire rejeter cette sorte d'observations, où l'on compare les vertus médicinales des plantes
qui appartiennent à la même Classe naturelle.

Mais de plus je réponds à cette objection particulière, que le
genre de la Chélidoine me paraît former entre les renoncules et

Lindestolpe et Loesecke ont trouvé l'estomac enflammé dans des animaux qu'avait fait périr l'opium pris à la dose d'une ou deux drachmes.

Cependant on a vu aussi que l'opium avait causé la mort sans être sorti de l'estomac (Kaau Boerhaave), et sans y avoir produit aucune inflammation (Wepfer).

L'irritation que l'opium fait sur l'estomac, peut devenir un besoin par l'effet de l'habitude. De là

les pavots , une nuance intermédiaire ; et dans l'ordre des affinités essentielles de structure , et dans l'échelle des vertus médicinales correspondantes. Ainsi la grande Chélidoine se rapproche davantage des renoncules (dont l'espèce dite par Linnæus *Ranunculus ficaria* a été regardée comme une chélidoine par les anciens Botanistes) ; et les autres espèces de chélidoine sont plus près des pavots (ayant même été nommées par Magnol des *Pavots cornus*).

M. Schulze (dans sa *Toxicologia Veterum* , publiée à Halle en 1788), a observé après moi , que le *papaver corniculatum* de Dioscoride , qui est semblable au *chelidonium corniculatum* de Théophraste ; unit par une connexion très-naturelle , les argemones et les pavots avec les chélidoines. Il ajoute (ce qui paraît douteux) que le *papaver corniculatum* a des vertus semblables à celles du *papaver somniferum*.

M. Millin (a) rapporte que dans une des figures qui sont jointes au manuscrit de Dioscoride , Nº 2179 , est dessiné (au Fol. 93) le *papaver κερατιτις* (τας sans doute) ; et que c'est le *chelidonium glaucium* de Linnæus ; quoiqu'on n'y remarque pas cependant les siliques filiformes.

(a) Dans ses *Observations sur les Manuscrits* de Dioscoride , qui sont conservés dans la Bibliothèque Nationale (extraites du *Journal d'Histoire Naturelle*, dans l'*Esprit des Journaux*, juin 1799).

vient que ceux qui sont habitués depuis longtemps à l'opium, lorsqu'ils n'en prennent point à l'heure ordinaire, sentent des langueurs et des anxiétés; dont Prosper Alpin a dit (1) que le vrai remède est de leur faire boire du vin, auquel on ajoute un peu de poivre.

La sensation que l'opium excite dans l'organe auquel il reste appliqué un certain temps, est tellement mixte des impressions de ses parties âcres et de ses parties narcotiques; qu'il n'est pas étonnant qu'elle produise des effets contraires de langueur ou de spasme dans cet organe, suivant qu'il se trouve disposé à l'atonie ou à l'irritation (2).

(1) *De Medicina Ægyptiorum*, p. 256.

(2) Murray (a) rapporte les effets de l'opium à deux puissances (qu'il compare aux vertus réunies d'un fort aromatique ou du vin, et du plomb); l'une stimulante, l'autre qui émousse la sensibilité, et calme les mouvements des fibres. La première, dit-il, précède le plus souvent la seconde : et cependant l'une ou l'autre vertu se montre davantage selon la nature de la maladie, et les diverses doses de l'opium.

Les deux vertus contraires que l'opium peut avoir particulièrement (suivant les dispositions des organes auxquels il est appliqué, et de leurs organes sympathiques), peuvent être attribuées séparément aux différentes parties résineuses, et extractives dont il est composé. Son effet calmant l'emporte d'autant plus sur son effet irritant, lorsqu'il a été dépouillé de ses parties résineuses, sans que ses parties extractives ayent été

(a) Dans le Second Tome de sa *Matière Médicale*, publié en 1779, un an après la Première Édition de mes *Nouveaux Éléments*.

CCLIII.

C'est d'après ces considérations qu'on peut lever la contradiction apparente qui est entre les effets de l'opium, qu'on observe dans diverses personnes.

Etant appliqué sur le périnée ; il a quelquefois un effet aphrodisiaque, et d'autres fois il a un effet contraire. Il calme le plus souvent, mais il excite quelquefois le vomissement et le hoquet.

Les mouvements convulsifs que l'opium peut causer souvent, lorsqu'il est pris à haute dose ; sont analogues à ceux que causent des hémorragies extrêmes, et en général des grandes et soudaines révolutions dans la manière d'être accou-

altérées ; lorsqu'on n'emploie point sa teinture spiritueuse, et qu'on n'y ajoute pas d'autres drogues échauffantes. Car à proportion de ce qu'il y a plus de parties stimulantes mêlées avec les parties narcotiques de l'opium, son effet est plus excitant que calmant.

Ces vertus contraires que peut avoir l'opium, tiennent spécialement à la différence des doses qu'on en fait prendre, comme à celles de ses préparations.

La vertu irritante de l'opium est effacée par sa vertu calmante ; lorsqu'il est donné à des doses extrêmement fortes. Etant pris à des doses modérées, il accélère les battements du pouls, et produit d'autres effets d'excitation. Quand il est donné à une très-grande dose, il affaiblit la sensibilité, au point de diminuer extrêmement l'irritabilité du cœur et des artères, dont il rend les pulsations moins fréquentes ; de même qu'il rend alors moins fréquents les mouvements de la respiration (suivant que l'a observé Muzell).

tumée du corps vivant ; qui déterminent le Principe Vital à produire ces convulsions inutiles et même vicieuses.

Ces convulsions peuvent aussi être excitées plus directement par la sympathie de l'irritation que cause l'opium dans l'estomac. Un effet convulsif produit par l'application immédiate de l'opium, paraît avoir eu lieu ; lorsqu'en appliquant de l'opium sur des yeux souffrants, on y a produit un *mydriasis*. Dans ce cas une contraction convulsive des fibres de l'iris a fait cesser la distension, qui est leur état naturel, et dont dépend l'ouverture ordinaire de la prunelle.

CCLIV.

On doit rapporter à des affections insolites et profondes du Principe Vital, que cause l'action de l'opium ; certains mouvements que l'on peut regarder comme une sorte de convulsions. Telles sont les érections que l'opium produit souvent dans les organes dont le tissu est particulièrement dilatable par l'action directe de ce Principe ; comme le gonflement des seins, le priapisme, etc.

Des effets opposés entre eux s'observent encore dans les diverses parties du corps, qui sympathisent chez divers sujets avec l'estomac, ou avec tel autre organe auquel l'opium est appliqué.

La partie du corps qui sympathise le plus généralement avec l'estomac (auquel l'opium peut être

appliqué) est la peau : et de là vient l'action diaphorétique reconnue dans l'opium (qui néanmoins
dépend sans doute en partie, de la pléthore relative que le sommeil causé par l'opium produit dans
les vaisseaux capillaires de la peau).

Quoique l'opium soit le plus souvent un sudori-
fique actif chez les hommes sains, il produit un
effet contraire chez les personnes hectiques, dont
il diminue les sueurs colliquatives (Wirtensohn);
comme il modère la sueur chez les Orientaux, qui
se meuvent dans un climat brûlant. Il diminue
dans ces cas la sensibilité, et l'irritabilité de l'organe extérieur; dont la mobilité est beaucoup plus
grande que dans l'état sain : ce qui lui fait ressentir d'une manière opposée l'action de l'opium sur
l'estomac.

CCLV.

Si le *système des forces de tout le corps* se trouve
être disposé à un excès de mobilité, l'effet narcotique et délétère de l'opium peut être arrêté par
cette disposition : et son effet irritant peut l'em-
porter, si les doses n'en sont excessives.

Ainsi il est des malades qui dorment moins après
avoir pris de l'opium.

Il arrive souvent (comme Young l'a observé)
que des doses trop faibles d'opium données dans des
maux hystériques, aggravent la disposition générale aux spasmes.

L'opium étant pris à des doses extrêmement fortes dans la cure du tétanos, n'a souvent point d'effet narcotique sensible.

Un fait analogue, et peut-être le plus singulier de ce genre, est celui que rapporte Fallope : qu'un criminel qui avait la fièvre quarte, prit impunément deux drachmes d'opium immédiatement avant le retour de l'accès; mais que la même dose d'opium le fit périr, lorsqu'on la lui fit prendre dans un autre temps.

Cette dominance de l'effet irritant par rapport à l'effet narcotique, dans l'action de l'opium sur le système des forces qui est affecté d'un excès de mobilité; est encore bien prouvée par les faits suivants.

M. Merli observe avec raison que l'usage de l'opium renouvelle les hémorragies, lorsque la fièvre leur est survenue : et que dans les malades qu'une chaleur hectique consume; l'opium au lieu de procurer le sommeil, cause une insomnie qui est quelquefois suivie du délire.

C'est surtout dans l'enfance, dans cet âge où la mobilité de tout le système des forces est très-grande; qu'on peut observer de semblables effets de l'opium.

Ainsi Hoffmann a vu l'usage trop fréquent du sirop de diacode causer à un enfant une épilepsie mortelle. J'ai traité un enfant, chez qui l'abus du même remède dans les premiers temps de sa vie, avait causé une palpitation qui durait depuis neuf ans (1).

CCLVI.

D'après les résultats généraux des observations sur les effets de l'opium dans divers genres de maladies ; j'ai pensé qu'il devait être comme spécifiquement salutaire dans le plus grand nombre des cas où les accès présents des fièvres intermittentes malignes menacent d'une mort prochaine ; et ne permettent pas d'attendre une intermission, dans laquelle en donnant le quinquina en grande quantité, on pourrait prévenir leurs retours funestes.

Ces cas sont ceux où un état spasmodique des organes précordiaux ou autres, prédomine dans l'accès même d'une fièvre intermittente pernicieuse. La sensibilité de ces organes est singulièrement exaltée, par rapport à ce qu'elle est dans le temps qui a précédé immédiatement l'accès. Cela est prouvé par les observations suivantes de Pechlin et d'Hoffmann.

(1) Vicat rapporte qu'une mère voulant faire dormir ses enfants, dès qu'ils criaient la nuit, leur donnait de la thériaque, ou du sirop diacode : et que cela fit que ces enfants furent imbécilles, eurent une croissance lente, et restèrent de petite taille ; ayant la tête fort grosse, le visage fleuri, et comme enflé (ce qui était relatif à l'effet de l'opium qui rendait la circulation du sang plus active dans le cœur et les gros vaisseaux, et le portait surtout vers la tête).

Pechlin dit (1) : qu'ayant fait prendre du jalap à un mélancolique attaqué d'une fièvre tierce consomptive , et qui avait le ventre resserré ; ce purgatif n'étant donné qu'aux jours d'intermission , n'avait aucun effet sensible ces jours-là ; mais que dans les jours suivants , durant le chaud de l'accès, il produisait de fortes évacuations.

Hoffmann rapporte qu'une femme attaquée de fièvre tierce , ayant pris huit grains de verre d'antimoine , eut des évacuations violentes par haut et par bas dans trois accès de cette fièvre qui suivirent, et dont le dernier fut mortel ; mais qu'elle n'eut point d'évacuation dans les intervalles de ces accès. On trouva dans le cadavre l'estomac et les intestins voisins enflammés , et couverts de taches gangréneuses ; et la poudre qui avait causé la mort était encore retenue dans les plis de la tunique villeuse (2).

L'état des forces sensitives dans un accès de fièvre intermittente pernicieuse, a une influence vicieuse sur les forces motrices des organes particuliers : et cette influence ne peut que produire et aggraver les affections spasmodiques qui accompagnent cet accès ; par des concentrations fixes,

(1) *De Purgantium Medicam. facultatibus* , p. 59.

(2) *Medicinæ Rationalis systematicæ* , T. IV, Part. 1, Sect. II, Cap. III. *De Febre stomachica inflammatoria* , Observ. II.

ou par des successions précipitées et violentes des
mouvements toniques dans divers organes.

Lorsqu'on doit combattre un accès présent de
fièvre intermittente pernicieuse , qui est manifestement accompagné d'un état spasmodique des organes précordiaux ou autres particuliers ; l'indication principale du traitement le plus sûr et le plus
direct est d'affaiblir l'activité des forces sensitives , par le moyen de l'opium donné convenablement , et à assez grandes doses ; et de faire cesser
par la réduction de ces forces tout ce que leur influence vicieuse ajoute aux mouvements spasmodiques, dont la violence et la durée seraient funestes.

Il faut d'ailleurs employer dans ce traitement ,
avec l'opium , les remèdes qui sont particulièrement indiqués par la nature de l'affection symptomatique funeste , qui caractérise chaque espèce de
la fièvre pernicieuse , où domine un état spasmodique particulier (1).

(1) Un état spasmodique porté au plus haut degré de fixité ou
de violence dans tel ou tel organe principal , est la cause la plus
générale des affections qui rendent mortels les accès des fièvres
intermittentes pernicieuses.

Ce n'est point ici mon objet de parler des méthodes de traitement qui conviennent aux accès de fièvres intermittentes pernicieuses, qui sont avec une atonie dominante, ou avec une
lésion organique des viscères (comme est une inflammation
gangréneuse) ; mais seulement des motifs et des règles de l'ad-

CCLVII.

Quelque différents que soient (comme on vient
de voir) les symptômes qu'un même poison peut

ministration de l'opium dans le traitement des accès de ces
fièvres, où domine l'état spasmodique.

Une Règle générale, et maintenant très-connue, du traitement des fièvres intermittentes malignes; est que si dans les
intervalles des accès de ces fièvres, l'estomac est dans un état
constant de grande irritation, qui fasse revomir le quinquina,
peu après qu'il a été pris; il faut ajouter à chaque prise de ce
fébrifuge qu'on donne, une dose suffisante de laudanum
liquide.

De même en certains cas de ces accès, dans lesquels l'estomac
est irrité au point de revomir le quinquina, quoique joint au
laudanum; je fais ajouter au quinquina, qu'on donne alors en
lavement, du laudanum liquide; surtout si l'on a lieu de craindre que ce fébrifuge ne soit chassé par les selles.

Il est connu depuis longtemps, que l'opium étant donné peu
avant l'accès de la fièvre intermittente, prévient souvent le
spasme du frisson, par lequel l'accès doit commencer; et peut
même arrêter ainsi les mouvements dont la chaîne formerait
cet accès.

Les mouvements spasmodiques qui ont lieu dans le frisson,
se continuent encore plus ou moins en divers organes, pendant
une grande partie du développement de l'accès. C'est la raison
pour laquelle l'opium étant donné au commencement du temps
de l'accès où la chaleur se déclare, est singulièrement utile.

Lind paraît être le premier qui ait connu les avantages du
laudanum liquide donné (de 15 à 20 gouttes) une demi-heure
après le commencement de la chaleur de l'accès de fièvre. Il a
observé (et j'ai souvent vérifié cette observation) que l'opium
ainsi administré diminue l'accès et l'abrège; qu'il affaiblit sen-

produire chez divers sujets ; chaque poison paraît agir en introduisant une manière d'être particulière dans le système entier des forces du Principe de la vie. On a l'exemple le plus frappant de ces

siblement le mal de tête, éteint l'ardeur fébrile, et donne lieu à une sueur très-abondante, accompagnée d'une douce détente ; que souvent il dissipe les agitations, et procure un sommeil rafraîchissant, etc. (a).

J'établis en principe, que l'opium peut être spécifiquement utile pour surmonter un état spasmodique dominant ; qui produit des symptômes prochainement mortels, dès l'invasion, et pendant le cours de l'accès d'une fièvre intermittente maligne.

Je rapporte à ce principe général l'observation de M. Hoffmann de Munster ; qui fit prendre avec le plus heureux succès, de grandes doses de laudanum liquide, dans les premiers temps d'un accès de fièvre intermittente, où la malade était tombée en léthargie et près de mourir.

M. Wirtensohn, qui a publié les détails de cette observation, rapporte que chez cette malade, dans cet accès de fièvre soporeuse, *au lieu de frisson il survint* une stupeur et une léthargie telles qu'on attendait la mort a chaque instant : et que M. Hoffmann rendit soudainement cette malade à la vie, en lui faisant couler dans la bouche quarante-cinq gouttes de laudanum liquide.

On doit regarder comme le premier exemple de cette manœuvre hardie, celui qu'avait donné le fameux Rivière ; qui, pour prévenir le retour de l'accès d'une fièvre double-tierce maligne, dont les accès étaient accompagnés de mouvements hystériques, et d'un *profond* sommeil, osa donner un narcotique, et réussit.

M. Hoffmann a fait un pas de plus dans la même direction,

(a) M. Frank (dans ses *Notes sur Jones*, T. II, p. 240) a recueilli des observations semblables sur l'utilité surprenante de l'opium, pour le mal de tête qui survient avec la chaleur, dans les accès de fièvres intermittentes.

formes nouvelles que les poisons impriment au
Principe Vital, dans les effets du virus que communique la morsure du chien enragé.

Brogiani (1) s'étonne avec raison, et trouve
très-difficile à expliquer; que la salive du chien
enragé, fasse naître dans l'homme une passion

lorsqu'il a fait prendre une grande dose de laudanum au plus
fort de l'accès de la fièvre léthargique.

On n'a indiqué nulle part (que je sache) ce qui a pu diriger
Rivière et M. Hoffmann à tenter ces procédés, qui pouvaient
paraître téméraires; et qui cependant furent justifiés par l'événement. Ils y furent peut-être conduits par la simple considération de l'utilité connue d'ailleurs de l'opium, dans plusieurs
cas de fièvres intermittentes.

M. Hoffmann fut encore déterminé par une vue extrêmement
vague, s'il le fut (comme dit M. Wirtensohn) parce que dans
l'état extrême où était la malade; il jugea que les stimulants,
les sels volatiles, les lavements âcres, les vésicatoires, agiraient
trop lentement, et augmenteraient l'interception de la circulation du sang par la constriction des petits vaisseaux.

J'ai établi le premier ce principe; que l'opium est le remède
le plus assuré de tous ceux qu'on peut donner dans les accès
des fièvres intermittentes pernicieuses (soit qu'on le donne
seul, ou combiné avec le quinquina), lorsque les affections qui
rendent ces accès promptement funestes, sont reconnues ap-
partenir à un état spasmodique dominant.

Je crois pouvoir dire que cette pratique donne le complément des Méthodes de Morton et de Torti, sur le traitement des
fièvres intermittentes malignes par le quinquina donné à hautes
doses dans les intervalles des accès de ces fièvres.

J'ai fait un grand nombre d'observations qui m'ont démontré
la vérité de mon principe; et je les ai communiquées à quel-

______

(1) *De Veneno Animantium*, p. 106-7.

étrangère à l'homme, qui est la fureur de mordre ;
passion qui est propre au chien, et à laquelle il
est disposé plus que toute autre espèce d'animaux.
Il observe que cette communication n'est pas seu-

ques-uns de mes amis, Médecins à Narbonne et à Carcassonne,
qui ont fait en conformité, avec un plein succès, plusieurs observations correspondantes.

J'avais été confirmé dans cette manière de traiter les accès de
ces espèces de fièvres intermittentes pernicieuses, par des observations que j'avais faites sur l'utilité singulière de l'opium,
pour dissiper le spasme des organes précordiaux dans les fièvres
bilieuses (ce dont j'ai parlé dans une Note de mon *Mémoire sur
les Coliques nerveuses* (réimprimé à la fin de ce Volume) ; et
par un grand nombre d'autres observations analogues.

Ainsi je voyais, il y a environ douze ans, avec un Chirur-
gien de Narbonne (M. Caffort l'aîné), un homme attaqué d'une
fièvre continue, avec une perte totale de connaissance qui subsistait depuis plusieurs jours. Un état spasmodique dominant
avait été marqué chez ce malade, dès les premiers temps de sa
fièvre, et y était allé toujours en croissant ; au point que ce
malade était saisi d'une raideur absolue de toutes les articulations du corps (sans qu'il y eût de véritable tétanos). Je lui fis
prendre de grandes doses de laudanum liquide, qui lui rendirent dans peu d'heures l'usage des sens : et il fut ensuite parfaitement guéri de la fièvre.

Les principales affections spasmodiques qui peuvent rendre
promptement mortels les accès des fièvres intermittentes pernicieuses ; sont outre celles qui frappent sur les origines des nerfs,
celles des organes de la respiration, qui menacent de suffoquer
le malade ; des vomissements persévérants ; le flux de ventre
colliquatif ; le choléra-morbus, les syncopes causées par un
spasme précordial, les crampes et les coliques de l'estomac et
des intestins.

Dans tous ces cas, outre les anti-spasmodiques appropriés,

lement celle de la maladie ; mais celle du naturel du chien : tandis que l'homme , lorsqu'il communique une autre maladie contagieuse à un autre homme , ne lui transmet pas ses mœurs (1).

Brogiani remarque que les cris des enragés ne ressemblent point à des aboiements de chien. Mais ce qu'il faut considérer dans cette espèce d'aboie-

et les autres remèdes indiqués par la nature de chacune de ces affections ; le plus puissant des médicaments est l'opium.

D'ailleurs il me paraît essentiel de remarquer, que l'opium serait un remède dangereux , et dont il serait prudent de s'abstenir ; s'il existait dans les viscères , et particulièrement dans le cerveau ou le poumon , une lésion organique ou une disposition antérieure à la fièvre intermittente maligne ; qui rendit la circulation difficile , et qui avec le concours de l'état spasmodique fébrile , pût déterminer la formation d'une affection apoplectique ou inflammatoire.

(1) Brogiani dit très-bien qu'on ne peut expliquer ce désir de mordre par un délire ; puisque le malade possède sa raison , et avertit même ceux qui l'approchent , de ce désir involontaire qu'il a de mordre ; ni parce qu'il est excité à chasser la salive qui l'irrite , puisqu'il pourrait l'expulser sans blesser personne.

Quelqu'un a voulu expliquer le désir violent que le malade hydrophobe a dans son accès, de mordre d'autres hommes, ou de se mordre lui-même ; par une fantaisie de mordre , comme pour se soulager, que peut causer une douleur de dents , ou autre qui est violente. Mais il arrive presque universellement, que l'on supporte les douleurs les plus fortes , sans avoir aucune envie de mordre personne ; au lieu que l'état de l'homme enragé (dont les angoisses diffèrent totalement des douleurs violentes) est très-généralement accompagné du désir non momentané, mais assidûment répété, de mordre d'autres hommes.

ment des hommes enragés ; c'est l'affectation qu'ils mettent à exprimer et répéter souvent ces sons qu'on a pu comparer à l'aboiement d'un chien ; d'autant que ces sons, qui n'ont rien d'articulé et de distinct, n'ont aucun rapport aux besoins apparents du malade, et sont sans aucune utilité.

Borel rapporte (1) l'histoire d'un homme devenu hydrophobe par l'effet de la morsure d'un chien enragé ; qui conserva sa raison jusqu'à la fin ; et qui avait un très-grand désir d'aboyer, qu'il satisfaisait après avoir éloigné ses amis.

Cette espèce d'aboiement, et plusieurs autres phénomènes extraordinaires ne peuvent guère être conçus qu'en admettant une manière de voir plus ou moins analogue à l'opinion de Van Helmont : que la salive du chien enragé produit une sorte d'*idée canine*.

Cette sorte d'*idée canine* a été singulièrement manifestée dans les hommes enragés qui marchaient à quatre pattes, etc. : dont on peut voir des histoires curieuses dans la Dissertation de Lister sur l'hydrophobie (2).

(1) Observ. 74, Cent. 1.

(2) Je ne citerai point un grand nombre d'autres observations de faits de ce genre, qu'on pourrait croire n'avoir pas été vérifiés exactement ; comme sont, par exemple, les faits suivants :

Borel dit qu'un homme devenu hydrophobe par la morsure d'un chien enragé, avait acquis une sagacité canine de l'odorat,

Le virus de la rage, qui étant communiqué par le chien, imprime à l'homme qu'il mord, une *idée canine*; peut aussi lui transmettre en même temps d'autres affections de ce chien enragé, comme est une passion vénérienne (1).

Le chien n'est pas le seul animal qui, lorsqu'il

par laquelle il distinguait ses amis qui venaient chez lui, avant de les voir (*Observ.* 68, *Cent. III*).

Riedelius a dit (dans le Premier Tome des *Acta Acad.*, *Mogunt. Erford.*) que le cadavre d'un homme mort hydrophobe, exhalait la même odeur qu'il avait souvent observée dans des cadavres très-corrompus de chiens dont il préparait les squelettes, etc.

(1) Rosa atteste le fait suivant (Dans la Préface de son Traité intitulé : *De Epidemicis et Contagiosis Morbis Aerousis*, p. 23). Un homme ayant coupé méchamment d'un coup de poignard, la verge d'un chien qui était dans le coït, ce chien entra dans une fureur qui lui fit déchirer cet homme, jusqu'à ce que celui-ci l'eût tué par des blessures répétées : mais cet homme fut hydrophobe dès le lendemain, et mourut de la rage la plus violente, qui fut accompagnée de satyriasis.

Ce fait est entièrement analogue au suivant, que j'ai trouvé dans un Traité de la Goutte par Aignan, et sur la vérité duquel il prend à témoins M. de Vernage, et M. de Saint-Yon (qui a été le censeur de son Livre).

Un homme devint enragé, ayant été mordu par une chienne enragée, qui était en chaleur, et dans l'action du coït. Cet homme devenu enragé, avait une complication de deux fureurs différentes, de la passion de la rage, et de la passion d'amour. Ces deux idées étant, dit Aignan, transplantées sur le tronc de la nature de ce malheureux ; il faisait avec rage les actions d'un homme emporté d'amour, touchant sans cesse l'organe de la génération, et disant avec fureur tout ce que la passion la plus luxurieuse peut inspirer de sale, etc.

est enragé, imprime des formes de son Etre aux hommes qu'il mord. On a observé des effets analogues, que produisent dans l'homme des morsures d'autres animaux enragés, comme du coq (1).

M. Cabanis (2) rapporte l'observation suivante, qu'il dit être consignée dans un excellent Mémoire de M. Rebière l'aîné, habile Praticien de la commune de Brives.

Dans le Département de la Corrèze, soixante personnes avaient été mordues par un loup enragé, ou par des chiens, des vaches, des cochons, qui l'avaient eux-mêmes été par ce loup. *Un grand nombre de ces personnes* imitaient dans la violence de leurs accès, les cris et les attitudes de l'animal qui les avait mordues; et elles en manifestaient à plusieurs égards les inclinations.

M. Cabanis (3) dit très-bien à ce sujet : Quoique le penchant à l'imitation entre vraisemblablement

---

1) André Baccius (Dans son Traité *De Venenis et Antidotis*) rapporte que la morsure faite par un coq, causa à un homme la rage, et lui fit prendre des allures de coq (*mores gallinaceos*).

Campanella (*De Sensu Rerum, Libri sui defension., p.* 43) dit qu'il voit que les hommes qui ont été mordus par un coq enragé, imitent le coq, en agitant les bras comme des ailes, et en chantant; et que s'ils le sont par un chat enragé, ils imitent les manières (*ritus*) et la voix des chats.

(2) Dans son Livre des *Rapports du Physique et du Moral de l'Homme*, T. ii, p. 69.

(3) L. c., p. 61, dans la Note.

pour quelque chose dans ces phénomènes, il ne suffirait pas seul pour les déterminer.

M. Saint John de Crève-Cœur rapporte (1) des effets très-remarquables à plusieurs égards, qu'eut la morsure d'un serpent de l'espèce qu'on appelle la *tête de cuivre*, parce qu'il a sur la tête plusieurs taches de couleur de cuivre.

Un malheureux ayant été piqué de ce serpent, s'enfla dans l'instant d'une manière effrayante. Un grand nombre de taches jaunes et noires paraissaient et disparaissaient alternativement sur son visage. Il lançait des regards pleins de fureur et de rage sur ceux qui étaient présents : il dardait sa langue, et sifflait à travers ses dents à la manière des serpents. A la lividité d'un cadavre, il joignait la force excessive d'un maniaque ; et l'on avait beaucoup de peine à le contenir en se gardant de ses attaques. Enfin, au bout d'une heure passée dans l'agitation la plus convulsive, et le délire le plus effrayant, la mort mit fin à ses tourments.

CCLVIII.

Les altérations spécifiques que les poisons introduisent dans le système des forces, peuvent être détruites par des antidotes qui n'attaquent ou ne

____

(1) Dans ses *Lettres du Cultivateur Américain*, T. III, p. 48.

décomposent point ces poisons ; et qui opèrent seulement sur ce système par un effet perturbateur indéterminé. C'est ainsi que le sucre étant pris immédiatement après la blessure faite par une flèche imprégnée du venin de la béjuque, est un prompt remède de ce poison terrible ; etc.

On a été conduit par un espoir vague de chasser le venin, à la tentative heureuse qui a découvert que l'alkali volatil peut être un antidote du poison des vipères.

On a aussi employé d'abord sans aucune vue bien déterminée, diverses agitations des organes des sens, et des organes extérieurs ; pour arrêter les effets de certaines causes vénéneuses : et le trouble qu'ont produit ces moyens a eu quelquefois un succès très-remarquable.

Ainsi Borel a vu une espèce de charbon où il était utile de tenir le malade éveillé par le son des instruments.

Prosper Alpin (1) dit avoir observé que la course a été salutaire à des hommes qui avaient mangé des champignons de mauvaise qualité ; et à ceux qui avaient été piqués par des scorpions. On dit aussi qu'il est utile de faire aller dans une charrette où ils soient bien secoués sur un pavé rude, ceux qui ont pris de l'arsenic.

____

(1) *De Medicina Methodica*, p. 149.

C'est par une modification délétère qui leur est propre, et qu'ils reproduisent assidûment dans les systèmes des forces ; que des remèdes vénéneux arrêtent les progrès de la dégénération cancéreuse, et d'autres affections chroniques extrêmement graves (1).

Il me semble qu'on doit souvent diriger d'après cette vue, l'administration des remèdes vénéneux. Il est tel de ces remèdes, qu'on peut ordonner pour substituer dans le système affecté d'une lésion profonde du Principe Vital, une nouvelle modification de ce Principe ; qui tendant à un autre genre de mort, suspende continuellement les pro-

(1) On sait combien souvent les poisons ont été comme des antidotes d'autres poisons. Il suffit de rappeler à ce sujet, quelques faits qui sont des moins connus.

On a employé comme des puissants préservatifs contre les suites de la morsure des chiens enragés, l'aconit (chez les Russes, Pallas), la bella-donna, les cantharides prises intérieurement, et certaines préparations de cuivre.

L'arsenic a été donné comme le plus efficace des remèdes, dans le véritable éléphantiasis, et dans le cancer ; où Ronnow croit qu'étant appliqué, il agit non-seulement en détruisant par son effet caustique les parties affectées, mais encore comme un véritable antidote de l'acrimonie cancéreuse.

Un ou deux grains de noix vomique pris chaque jour, pendant des années (deux ans), font qu'on peut ensuite souffrir impunément la morsure terrible du *coluber naias* (Voyez Murray) : etc., etc.

grès de la première affection qui serait d'ailleurs
incurable.

Et cum fata volunt, bina venena juvant (1).

CCLIX.

On peut faire sur l'action de divers médicaments
fort actifs, des considérations analogues à celles
que je viens de présenter sur l'action des poisons :
et ces considérations servent à rectifier beaucoup
d'assertions qu'ont données sur les vertus de ces
médicaments, les meilleurs Auteurs de Matière
Médicale. Dans un sujet aussi fécond, je me bornerai à quelques observations générales.

1° Dans chaque Classe Naturelle des Plantes, il
existe des analogies entre les vertus médicinales
bien déterminées des plantes de cette Classe ; analogies qu'on doit s'attacher de plus en plus à développer. C'est ce que M. Murray a bien vu dans le
plan de sa Matière Médicale.

J'observe que dans chacune des Classes Naturelles ; des plantes dont l'action puissante devient
équivoque ou vénéneuse, ont souvent très-sensi-
blement les mêmes principes que les autres plantes
médicinales de la même Classe ; ne semblent dif-
férer de ces dernières que par leur degré d'acti-

(1) Auson. Epigram. X.

vité ; et ont avec elles une analogie remarquable
de vertus radicales, quoiqu'elles puissent produire
de tout autres effets.

Le haut degré d'énergie de ces plantes les plus
actives, leur fait frapper plus directement tout le
système des forces ; et peut y produire, de même
que dans les organes particuliers où se fait leur
première application ; des affections plus fortes et
plus singulièrement modifiées, que celles qu'opèrent les autres plantes médicinales de la même
Classe.

De là il suit qu'il est beaucoup de cas, où l'on
peut approprier l'usage de certaines plantes vénéneuses ; d'après des indications moins vagues que
celles que l'on a suivies communément jusqu'ici.

On peut les administrer relativement à leur plus
grande efficacité pour les vertus qui leur sont communes avec les plantes salutaires de la même
classe ; en modérant les doses de ces plantes vénéneuses, et réglant leur usage suivant les circonstances où est le malade, de manière à prévenir
tout effet pernicieux.

C'est ainsi que dans des cas d'obstructions dont
la nature est rebelle, quoiqu'elle ne soit pas assez
maligne pour qu'on veuille les combattre en introduisant dans le système des forces une nuance
d'affection délétère ; on peut employer méthodi-
quement la ciguë à très-petites doses, comme ayant
des vertus résolutives (marquées même par son

effet emménagogue, que j'ai observé plusieurs fois) plus puissantes que celles de l'angélique, du persil, et des autres plantes ombellifères.

CCLX.

2° On n'a pas entièrement négligé la distinction des effets qu'un même remède peut produire dans l'organe où on l'applique, et dans tout le reste du corps. Ainsi M. Lewis a dit, que la menthe poivrée, dès qu'on l'a prise, semble agir et étendre ses effets sur tout le système (1), où elle communique dans l'instant une chaleur ardente.

M. Cullen dit aussi qu'il est des remèdes stimulants qui agissent principalement sur les parties auxquelles ils s'appliquent d'abord, et qui sont propres à y exciter l'inflammation : mais que la menthe poivrée n'affecte pas aussi particulièrement l'organe auquel elle est immédiatement appliquée; et qu'elle étend d'une manière plus égale son action sur le système, où elle est antispasmodique à quelque degré, comme elle est dans l'estomac.

Cette distinction que MM. Lewis et Cullen ont facilement reconnue dans les remèdes stimulants,

____

(1) *An Experimental History of the Materia Medica*, p. m. 381.

Les Auteurs de Médecine Anglais qui ont écrit récemment, parlent souvent du *système* du corps vivant : mais ils ne désignent par cette expression que l'ensemble des organes.

suivant que ces remèdes irritent plus fixement
l'organe auquel ils s'appliquent, ou qu'ils pénètrent rapidement dans tout le corps ; est sans doute
utile pour diriger l'application de ces remèdes.
Mais cette application exige plusieurs autres considérations qui peuvent mener à des vues nouvelles
et utiles.

CCLXI.

C'est ce que je vais rendre sensible par quelques
remarques sur la manière d'agir du camphre.

Le camphre avec une odeur très-forte et très-
pénétrante, a une saveur âcre qui est mêlée d'une
sensation de fraîcheur. Les impressions simultanées qui produisent ce sentiment mixte, affectent
inégalement l'estomac et tout le corps ; suivant que
les forces vitales étant diversement disposées, sont
plus susceptibles de l'une ou de l'autre impression.

Il semble que c'est ainsi qu'on doit résoudre la
contrariété qui paraît être dans les observations,
d'après lesquelles les Auteurs sont partagés sur la
question ; si le camphre pris à des doses modérées
échauffe ou rafraîchit.

Lorsque le camphre a été donné à de très-fortes
doses, il a produit constamment un effet rafraîchissant ; dont l'excès a été dangereux, suivant les
observations de MM. Pouteau, Alexander et
autres.

Ainsi l'action des parties âcres et amères du camphre ne peut empêcher son effet sédatif général dans toute la constitution, qu'autant qu'il est pris en de trop petites quantités.

Le camphre est généralement utile dans les inflammations, surtout érysipélateuses. Mais lorsqu'on veut l'employer avec succès dans des inflammations vives ; il est fort avantageux (suivant la pratique qu'a enseignée Hoffmann) de lui joindre du nitre, qui ajoute à l'action rafraîchissante du camphre et la fait prédominer.

Il me paraît qu'un résultat général d'observations faites sur les effets relatifs du camphre dans divers organes, lorsqu'il est donné en des quantités médiocres, est celui-ci : que relativement à son action sur le cœur et les gros vaisseaux, il excite à proportion davantage l'irritabilité des petits vaisseaux sanguins (laquelle est proportionnellement plus affaiblie que dans le cœur, par des doses modérées d'opium ; comme je l'ai dit ci-dessus d'après Wirtensohn).

Ce résultat général me paraît conduire à des conséquences importantes sur l'utilité du camphre, pour résoudre les stases inflammatoires des viscères ; qui sont produites dans les fièvres de mauvais caractère, et qui ont si souvent une terminaison gangréneuse.

CCLXII.

Il est beaucoup d'autres remarques générales, qu'on pourrait ajouter sur les vertus des divers médicaments; dont on n'a pas bien connu l'efficacité, parce qu'on n'a point assez observé que le Principe Vital n'était susceptible de leur opération que relativement à des altérations déterminées du système de ses forces.

C'est ainsi qu'on a été conduit à soutenir, contre les assertions de tous les Praticiens, l'inefficacité de certains remèdes; parce que de très-fortes doses de ces remèdes prises dans l'état de santé, n'avaient pas sensiblement altéré le pouls, ni produit d'autres effets considérables.

C'est par une semblable raison, que M. Alexander a cru que le castoreum n'est d'aucune utilité contre les maux spasmodiques.

Mais l'expérience seule doit déterminer; si le castoreum n'est point spécifiquement adapté à de telles sortes d'aberrations du système des forces, qui ayent lieu dans tel genre de maladies. Or ce remède a été trouvé généralement utile pour les maladies nerveuses; par un très-grand nombre de bons observateurs, depuis Hippocrate et Arétée jusqu'à nos jours.

Une erreur semblable peut faire méconnaître la vérité de quelques assertions singulières, que l'ex-

périence a suggérées sur les vertus de certains remèdes. Elle pourrait, par exemple, empêcher de
croire ce que Boerhaave assure ; que les artichauts,
qui ont une vertu aphrodisiaque (diurétique),
donnent de nouvelles forces après l'épuisement
causé par l'excès des plaisirs de l'amour.

Cette restauration n'est point due à une augmentation absolue des forces dans tout le système (telle
que peuvent la donner les analeptiques) : mais à
ce que cet aphrodisiaque excite de nouveau les organes de la génération ; lorsqu'après leur abus, ils
sont tombés dans une atonie, dont les influences
directes et sympathiques sont ruineuses pour le
système des forces.

C'est par une raison semblable que la répétition
des plaisirs affaiblit moins (comme Sanctorius l'a
remarqué) lorsqu'ils sont pris avec une femme
qu'on aime : le désir, ou l'action vive du Principe
Vital sur les organes de la génération survivant
fréquemment à ces plaisirs, etc.

CHAPITRE XIV.

DU TEMPÉRAMENT, OU DE L'ENSEMBLE DES AFFECTIONS
CONSTANTES QUI SPÉCIFIENT DANS CHAQUE HOMME
LE SYSTÈME DES FORCES DU PRINCIPE VITAL.

SOMMAIRE. — La division des tempéraments en sanguin, bilieux, etc., n'indique que des intempéries causées par la
surabondance de quelque humeur. — C'est le Tempérament
propre de chaque individu qu'il faut chercher à connaître.
Méthode directe, et indirecte, pour arriver à cette connaissance. — (Bizarreries d'idiosyncrasie.)

CCLXIII.

Je ne considère point ici les différences de l'âge,
ni du sexe, quoiqu'elles soient au nombre des affections qui constituent le tempérament. Je parlerai dans le Chapitre suivant, de la différence des
âges; et ailleurs de celle des sexes.

Quoique tous les Médecins ayent senti l'extrême
importance de la doctrine des tempéraments; cette
doctrine paraît n'avoir pas été présentée encore
sous son véritable point de vue.

On ne saurait admettre la division des tempé-

raments en sanguin, pituiteux, bilieux et atrabilaire; quelque commune que soit cette division,
qu'on répète toujours dans les Livres de Physiologie, même les plus nouveaux.

M. Piquer a très-bien objecté contre cette division; que les tempéraments qu'on désigne sous ces
noms, sont en effet des intempéries causées par la
surabondance du sang, de la pituite, de la bile, et
de l'atrabile (1).

On pourrait répondre que ces intempéries,
existant à des degrés faibles, quoique extrêmement variés; sont des affections constantes, auxquelles on peut rapporter tous les divers tempéraments. Mais il est facile de voir que quoique la
surabondance relative du sang ou de telle autre
humeur, doive avoir des effets qui sont sensibles
entre les caractères du tempérament; cette surabondance (qui très-souvent est peu marquée)
n'est qu'une des affections constantes dont le concours détermine le tempérament.

(1) Entre autres observations nombreuses qu'on peut faire
contre cette doctrine vulgaire des tempéraments, on doit remarquer celle-ci qu'a donnée M. Blumenbach (*Physiolog.*,
deuxième Edit., p. 60).

Deux sœurs jumelles Hongroises étant jointes l'une à l'autre
par le bas du dos, vécurent jusqu'à l'âge de vingt-deux ans.
Elles étaient d'un tempérament extrêmement différent, et cependant leur sang était le même : car on trouva dans leurs cadavres, que les systèmes de leurs vaisseaux sanguins étaient
unis par une communication extrêmement grande.

CCLXIV.

Le tempérament individuel ou propre de chaque homme, qu'on a appelé *idiosyncrasie*, est certainement le principal objet de nos recherches sur les tempéraments; et cependant il ne peut nous être connu que par des approximations dirigées d'après des vues générales.

D'ailleurs, cette étude des tempéraments de chaque homme embrasse des objets trop divers et trop compliqués; pour que sa perfection absolue qui serait infiniment importante à la pratique de l'art de guérir, ne soit pas au-dessus des forces de l'esprit humain.

C'est ce que Galien a senti, lorsqu'il a dit que la connaissance parfaite des idiosyncrasies l'égalerait à Esculape; et que Valesius a exprimé d'une manière analogue, en disant que cette connaissance suppose les lumières d'une Nature Angélique (1).

(1) Il est des singularités d'idiosyncrasie, ou de tempérament individuel, qui sont si éloignées de l'ordre commun; qu'elles ne peuvent être connues que par l'expérience, qui les découvre dans chaque individu.

Ces singularités se manifestent par des sympathies, par des antipathies, ou autres effets extraordinaires; qui restent toujours isolés, et qu'on ne peut rapporter à des vues générales.

M. Zimmerman a recueilli beaucoup de ces bizarreries de l'idiosyncrasie; et on pourrait en ajouter plusieurs autres. Ainsi

Il est deux Méthodes qu'on doit employer pour connaître, autant qu'il est possible, le tempérament de chaque homme ; ou la forme spéciale qui résulte des affections constantes du système des forces de son Principe Vital. L'une de ces Méthodes est directe, et l'autre est indirecte.

La Méthode directe consiste à reconnaître par des observations suffisantes, dans chaque homme dont on étudie le tempérament : 1° quelle est relativement à l'état de la santé la plus parfaite, l'énergie totale des forces radicales du Principe Vital dans tout le corps ; et leur énergie respective dans les divers organes : 2° quelles sont relativement au mode le plus naturel des forces agissantes du Principe Vital, les modifications générales ou particulières de ces forces, que produit le pouvoir de l'habitude dans l'usage des choses dites *non naturelles* (1).

La Méthode indirecte de connaître le tempérament de chaque homme, procède par des induc-

M. Gaubius a vu un homme à qui les yeux d'écrevisses causèrent des symptômes presqu'aussi graves que s'il avait pris de l'arsenic. M. De Haën a traité un malade attaqué d'une gangrène, dont les progrès étaient arrêtés quand il prenait le quinquina en décoction, et ne pouvaient l'être lorsqu'il prenait ce remède en poudre, etc.

(1) On appelle ainsi les choses qu'on peut regarder comme étrangères à la Nature ou au Principe Vital ; quoiqu'elles lui soient nécessaires ou utiles.

tions; qui servent à estimer quels sont les degrés des forces radicales, et les modes des forces agissantes du Principe Vital, qui caractérisent le tempérament de cet homme. Dans ces inductions, on considère, 1° les mœurs ou les caractères de l'Ame, dont la manière d'être a généralement une grande analogie avec celle du Principe Vital : 2° l'état physique des solides et des fluides, qui a de même généralement des rapports très-marqués avec la manière d'agir du Principe Vital.

CCLXV.

En considérant les rapports généraux qu'ont les affections constantes du Principe Vital de chaque homme avec les dispositions morales de l'Ame, et avec l'état physique du corps; on voit que le Principe Vital doit avoir dans les hommes qui habitent un même pays, des formes qui leur sont communes; puisqu'on observe des ressemblances singulières entre eux dans leurs complexions physiques, et dans leurs mœurs.

Ces modifications *endémiques* du Principe Vital, ont dans chaque lieu de la Terre, des correspondances, qui n'ont point été encore exactement déterminées; avec la température de l'air ou du climat, et avec les qualités du sol. Ces correspondances ayant été vues imparfaitement; on peut regarder comme neuve à plusieurs égards la Question si agitée de l'influence de l'Air, de la Terre, et des Eaux sur l'espèce humaine.

Je partagerai ce Chapitre en trois Sections. Je traiterai dans les deux Premières, de la méthode directe, et de la méthode indirecte de connaître le tempérament. J'exposerai dans la Troisième Section mes observations sur les rapports du Tempérament aux causes générales, dont les variations dans les divers lieux de la Terre modifient les Mœurs et le Physique de l'Homme.

PREMIÈRE SECTION.

DE LA MÉTHODE DIRECTE DE CONNAITRE LE TEMPÉRAMENT.

SOMMAIRE. — La méthode directe a pour premier objet de faire connaître l'énergie constitutionnelle des forces radicales, et les proportions des forces agissantes dans les divers organes. — Signes qui peuvent faire distinguer l'augmentation réelle radicale des forces, de l'excès vicieux de sensibilité et d'irritabilité qui a lieu chez les personnes faibles. — Dans ces cas de faiblesse des forces radicales, les sympathies particulières de divers organes sont plus développées que les sympathies générales de chaque organe avec tout le corps. — Signes des proportions des forces agissantes dans les divers organes. — Faiblesse relative de tel ou tel organe qui, dans chaque individu, est plus souvent affecté par les maladies.

Le second objet de la méthode directe de connaître le Tempérament, est d'étudier les modifications que donne aux forces

vitales l'habitude de l'usage des choses non naturelles. —
L'habitude rend nécessaire l'usage même des aliments de digestion difficile. — L'habitude d'un certain degré de contraction musculaire, rend plus facile un exercice correspondant, même dans des circonstances qui sont mécaniquement
moins avantageuses. — Impossibilité d'expliquer, d'après des
considérations mécaniques, comment l'usage habituel de plus
grandes forces affaiblit la faculté d'en employer de moindres.

La loi primitive de l'influence de l'habitude est bien manifes'e
dans le renouvellement qui se fait de certaines suites de mouvements, à des périodes constantes et éloignées.

CCLXVI.

Cette Méthode a pour premier objet de déterminer quelle est dans chaque homme l'intensité constitutionnelle, ou l'énergie permanente de ses forces
radicales ; et quelles sont les proportions des forces
agissantes dans ses divers organes.

Il est facile d'observer le défaut d'énergie des
forces radicales, lorsque l'action des forces motrices et sensitives est constamment affaiblie dans
tout le corps.

Cependant il arrive d'ordinaire, que les personnes dont les forces radicales s'affaiblissent généralement ; montrent plus de sensibilité et d'irritabilité qu'auparavant. Si dans ces personnes l'on a
égard au système entier des forces, et au manque
de constance de leur reproduction dans tout le
corps, on n'est point trompé par ces fausses apparences : et alors elles conduisent au contraire à

reconnaître l'affaiblissement réel de la constitution.

Il faut donc observer les signes des excès de sensibilité ou de mobilité, qui peuvent exister dans chaque homme ; pour s'en servir à connaître la faiblesse des forces radicales de sa constitution.

CCLXVII.

Un excès de sensibilité se manifeste, 1° par une vivacité des sensations et des appétits spontanés du Principe Vital, beaucoup plus grande que dans l'état naturel ;

2° Par le sentiment vif d'anxiété ou d'incommodité, que cause l'imperfection de telle ou telle fonction.

Une semblable inquiétude habituelle, plus ou moins exprimée chez tous les hommes, est ce qui leur rend impossible l'apathie parfaite ; et ce qui livre le plus souvent leur imagination aux illusions sur l'avenir.

Un excès de mobilité se manifeste rarement dans toutes les fonctions. Mais le plus souvent il se démontre par la rapidité avec laquelle s'exécutent tels ou tels mouvements ; tandis que d'autres mouvements du corps vivant sont dans un état de langueur relative.

La Chaleur Vitale peut être alors soutenue plus longtemps à un degré plus fort, tandis que la faculté de faire de l'exercice est moindre que dans

l'état naturel : le pouls peut être alors habituellement plus fréquent, pendant que les excrétions
sont plus paresseuses, etc.

CCLXVIII.

C'est dans les excès de sensibilité et de mobilité,
qui accompagnent l'affaiblissement des forces radicales de la constitution ; que les sympathies particulières des organes entr'eux sont surtout développées, et qu'elles sont plus marquées que les
sympathies générales de chaque organe avec tout
le corps.

Ainsi quand un homme a sa constitution radicalement affaiblie, son estomac souffrant dans une
digestion laborieuse, peut affecter, par une sympathie spéciale, des organes éloignés ; causer des
palpitations du cœur, arrêter certaines excrétions, etc. : tandis que chez des hommes robustes,
les digestions les plus pénibles ne font répondre au
travail de l'estomac et des intestins, qu'une sympathie générale qui augmente les forces de toute
l'habitude du corps.

C'est par une raison analogue, que des circonstances d'irritations locales, ou de spasmes comme
fortuits de tel ou tel organe, dont les forces sensitives s'isolent dans un état de faiblesse extrême ;
causent aux mourants des évacuations involon-
taires, et divers mouvements convulsifs, etc.

CCLXIX.

Après avoir déterminé dans chaque homme,
quelle est l'énergie totale des forces radicales de la
constitution; il faut s'attacher à reconnaître
quelles proportions ont entr'elles les forces qui
agissent dans les divers organes. Il importe d'autant plus d'observer quels sont les organes plus
faibles relativement au reste du corps, que leur
infirmité respective entraîne diverses affections
constantes, qui sont caractéristiques de chaque
tempérament.

M. Thierri a fort bien remarqué qu'il existe dans
chaque homme, au moins un organe qui manque,
relativement aux autres organes, de ce degré
d'énergie dont il devrait jouir dans l'état de santé
la plus parfaite (1). Cet organe exécute plus péni-

(1) Celse a fait la même observation, lorsqu'il a dit : *Rare
quisquam non aliquam partem corporis imbecillam habet* (*De
Médicina*, Lib. I, Cap. 3).

Van Helmont a bien dit aussi (*Oper.*, pag. 696, in fine *Tract.
Vita brevis*) : Il n'est pas surprenant que dans une si grande
diversité (*distraction*) de membres et de fonctions, les membres
aient une vigueur inégale (*robur inæquale inolescere*). C'est
pourquoi des familles entières périssent de phthisie, d'autres
d'hydropisie, etc.

Il n'importe que Van Helmont ait ajouté, en poursuivant ses
fictions métaphysiques; que dans l'esprit simple et universel
de la semence, se forment les esprits recteurs qui sont propres

blement sa fonction, et est plus fréquemment af-
fligé de maladie.

M. Zimmermann confirme cette assertion, et
ajoute ; qu'il est parvenu à découvrir dans chaque
homme quel est cet organe plus faible, après avoir
remarqué que c'est toujours la partie qu'affectent
principalement les fortes émotions de l'Ame (1).

Cet organe le plus faible est aussi indiqué, en ce
qu'il est le siége le plus ordinaire des maladies
produites par une cause qui semble devoir agir
également sur tout le corps ; comme des dépôts
qui se forment dans la terminaison des maladies
aiguës.

Ainsi Hippocrate a observé dans une toux épidémique ; que si quelqu'un de ceux qui en étaient
affectés avait souffert auparavant quelque infirmité
aux pieds, aux mains, ou dans les organes de la
voix ; la maladie portait ses principales impressions
sur ces endroits affaiblis.

L'infirmité relative d'un organe a souvent des
causes sensibles ; comme lorsqu'il est particulièrement incommodé dans les positions habituelles qui
sont propres au genre de vie de chaque homme :

aux divers organes : esprits qui sont souvent écartés du but de
leur opération (à scopo *alienati*), soit par le vice des matières
qui les reçoivent, soit par erreur de leur dispensation.

(1) *Von der Erfahrung in der Arzneykunst, Zweyter Theil,
Seite* 598-9.

et lorsque la masse de cet organe comparé aux autres est considérablement disproportionnée, par rapport à l'état naturel.

Baillou a remarqué, que lorsqu'un homme qui a coutume de travailler le corps courbé, ou d'écrire en s'appuyant sur l'estomac, vient à tomber malade ; les effets les plus graves de la maladie se font sentir dans les organes fatigués par cette posture habituelle. On trouve plusieurs observations analogues dans le Traité de Ramazzini *De Morbis Artificum* ; et il n'est point de Médecin qui n'ait vu beaucoup de faits semblables.

On sait qu'une disproportion en défaut produit une infirmité relative du poumon. Mais j'ai vu aussi quelques maladies chroniques de la poitrine, qui m'ont paru être en partie déterminées par la disproportion en excès ou en longueur de la charpente du thorax ; à laquelle doit répondre un excès d'étendue du poumon : ce qui dérivait sur ce viscère, à proportion des autres parties du corps, plus de sang qu'il ne s'y en distribue dans l'état ordinaire ; et déterminait les congestions hémorragiques à s'y former, etc.

CCLXX.

Je passe au second objet de la Méthode directe de connaître le Tempérament ; qui est d'observer quelles sont dans chaque homme, les modifications différentes que diverses habitudes dans l'usage des choses non naturelles, donnent à l'action des forces motrices et sensitives.

Je me bornerai à considérer les modifications habituelles des forces, qui sont relatives à l'usage de l'air, des aliments, et de l'exercice des différentes parties du corps.

D'après les observations d'Arbuthnot et de Short, il paraît que l'air des grandes villes (semblables à ces mères dont le lait n'est pas bon pour leurs enfants) ne devient supportable aux enfants qui y naissent, qu'après qu'ils s'y sont habitués.

On sait que des maladies longues et rebelles cèdent souvent au seul changement d'air. Cependant il peut être dangereux de conseiller le déplacement aux personnes dont les forces sont ruinées par une longue maladie ou par la vieillesse. Piquer assure avoir vu plusieurs fois des personnes ainsi affaiblies succomber à l'altération qu'un nouvel air produisait dans leur constitution.

Un air très-mal sain, et qui se renouvelle difficilement, peut être rendu par une longue habitude, plus convenable qu'un air pur. Sanctorius rapporte (1) qu'un homme qui avait passé vingt ans dans un cachot, ne fut pas plutôt sorti de ce lieu infect et ténébreux, qu'il tomba dans une maladie maligne : que cet homme en étant guéri, vécut

____

(1) *Meth. Vitand. Error. in Medicina*, p. 226.

ensuite une année avec une mauvaise santé ; jusqu'à ce qu'ayant mérité d'être remis en prison , il fut parfaitement rétabli. J'ai eu connaissance d'un fait analogue.

Des aliments dont la digestion paraît devoir être très-difficile , ou même pernicieuse, peuvent être d'un usage nécessaire à ceux qui s'y sont habitués. Solenander et Bohn ont vu des hommes attaqués ou convalescents de maladies graves ; qui avaient besoin pour se rétablir, d'être nourris d'aliments de dure digestion auxquels ils étaient accoutumés.

M. Clerc rapporte que les Kamtschadales vivent d'aliments putréfiés , sans en être incommodés ; tandis qu'une nourriture plus saine devient pour eux un poison lent , auquel la plupart d'entre eux succombent , et les autres ne peuvent s'accoutumer qu'après avoir souffert longtemps.

CCLXXI.

Toute disposition habituelle des forces motrices à tel mode d'activité , comme est tel degré de contraction musculaire, rend plus facile l'exercice correspondant ; même dans des circonstances qui peuvent être mécaniquement moins avantageuses.

Ainsi on a remarqué qu'un homme accoutumé à un fleuret , n'a pas autant d'activité pour faire des armes avec un fleuret plus pesant ou plus léger. On a mal expliqué ce fait ; en disant que la cou-

tume détermine un certain degré de tension des
fibres, qui est nécessaire pour leurs mouvements :
car une tension des fibres produite par une cause
mécanique extérieure, n'a rien de commun avec
leur contraction musculaire plus ou moins faible.

Un homme accoutumé à exercer des mouvements plus forts avec les muscles des mains et des
doigts, écrit moins ferme qu'un autre. On ne voit
pas comment le pouvoir habituel de mettre en
action de plus grandes forces, affaiblit la faculté
d'en employer de moindres. Mais ce fait est au
nombre des preuves qui démontrent que la contraction musculaire n'est point opérée par des agents
mécaniques, qui lorsqu'ils peuvent le plus, peuvent aussi le moins.

Un exercice habituel donne souvent l'attitude qui
rend chaque mouvement plus ferme et plus facile ;
en faisant préférer tel concours des muscles auxi-
liaires, qui assure des points plus fixes aux muscles qui doivent agir principalement.

Mais souvent aussi il arrive que les situations
accoutumées, quoiqu'elles soient indifférentes, ou
inutiles (comme certaines positions qu'on peut affecter pendant qu'on parle), ou même désavanta-
geuses, deviennent enfin nécessaires pour chaque
mouvement.

Il n'est pas possible d'admettre que les dispositions à tels ou tels mouvements combinés qui sont
introduites par l'habitude, se contractent d'une

manière mécanique. Cependant la Nature semble être assujettie à une sorte de nécessité, qui lui fait affecter spécialement la répétition des agitations vives, que les organes extérieurs ont souffertes pendant longtemps (1), même par des causes étrangères au corps.

CCLXXII.

Il n'est personne qui après un exercice vif et continu, n'ait éprouvé l'idée persévérante de semblables agitations. Cette idée peut être liée avec une répétition sourde et comme insensible des mêmes mouvements : et cette répétition peut quelquefois être sensible, ainsi que le prouve une observation curieuse que M. De Lisle fit sur lui-même.

Ce Savant rapporte; que dans sa route depuis Moscou jusqu'à Tobolsk, il ne dormit que dans sa voiture, et toujours en chemin. Pendant les trois nuits qu'il coucha à Tobolsk entre deux draps, et déshabillé; outre que son sommeil n'était pas profond, il éprouva continuellement un petit tremblement par tout le corps, sans nulle douleur. Il n'y fit pas d'abord beaucoup d'attention; mais ce tremblement continua les deux nuits suivantes.

(1) Rapportez ici les *tics* ou ces agitations d'abord volontaires, et qui cessent de l'être; quand on en a contracté la mauvaise habitude.

Cherchant à en découvrir la cause, il reconnut que c'était un mouvement de toutes les parties de son corps; et pensa que ce mouvement leur avait été imprimé par les secousses continuelles qu'il avait reçues dans la route (1).

De semblables effets ne peuvent être rapportés à aucune cause mécanique ; mais doivent être conçus comme relatifs aux lois Primordiales qui soumettent le Principe Vital à se redonner spontanément des mouvements que déterminent d'abord des causes qui lui sont étrangères , dont l'action est plus ou moins longtemps répétée.

La loi primitive de l'influence de l'habitude est encore moins sensible , lorsque la Nature continue avec persévérance certaines agitations , dont la cause apparente ne subsiste plus ; que lorsqu'elle s'accoutume à renouveler à de grands intervalles certaines suites de mouvements , dans des périodes et avec un ordre de succession ; qui ont quelquefois une précision singulière.

Tout le monde sait que l'habitude fait revenir assez généralement divers besoins de la vie à des heures fixes de la journée ; et que souvent ces besoins sont oubliés , si on laisse passer l'heure de les satisfaire.

On doit rapporter à ce pouvoir de l'habitude, le penchant qu'a la Nature humaine à faire dégénérer

(1) *Hist. des Voyages*, T. LXXII, p. 101-2.

en fièvres intermittentes (suivant plusieurs observations de Rivinus et d'autres Auteurs) les mouvements fébriles, que des circonstances fortuites lui impriment deux ou trois fois de suite, dans des périodes de tierce et de quarte. Il est vraisemblable qu'un grand nombre de maladies périodiques s'établissent d'une manière analogue.

SECONDE SECTION.

DE LA MÉTHODE INDIRECTE DE CONNAÎTRE LE TEMPÉRAMENT.

SOMMAIRE. — La détermination des degrés de forces radicales, et des modes des forces agissantes, d'après des observations sur les mœurs de l'individu, et sur l'état physique de ses organes, est l'objet de la méthode indirecte de connaître le Tempérament. — Correspondance des affections constantes de l'Ame et du Principe Vital. — Cependant l'action diverse des causes morales et physiques sur l'esprit et sur le corps peut dénaturer cette correspondance. — Le rapport de tel ou tel état des solides avec la disposition à la surabondance de telle ou telle humeur, a fait établir les quatre tempéraments des Anciens. — L'état habituel d'une sensibilité excessive paraît exclure une longue vie; mais elle peut rendre moins vives des impressions de grands et soudains changements, par l'habitude qu'elle donne de fréquentes altérations de la santé.

CCLXXIII.

La Méthode indirecte de connaître le tempérament a pour objet de déterminer dans chaque
homme, quels sont les degrés des forces radicales,
et les modes des forces agissantes du Principe Vital; d'après des observations tant sur les mœurs,
que sur le physique des solides et des fluides; qui
en général ont des rapports harmoniques avec les
affections permanentes du système des forces.

Je vais indiquer rapidement des analogies manifestes que les mœurs, et le physique du corps
ont dans chaque homme, avec la manière d'être la
plus constante de son Principe de Vie.

Stahl prétend que l'activité manifeste de l'Ame
dans ses pensées et dans ses volontés, est en proportion avec celle des mouvements vitaux : qu'ainsi,
par exemple, l'inquiétude morale d'un sujet se
retrouve dans l'exécution de ses mouvements in-
térieurs.

Galien est le premier Auteur de ce dogme,
comme on peut voir dans son Traité : *Quod animi
mores sequantur temperamentum corporis.* Mais personne ne l'a plus développé que Stahl et ses sectateurs.

Cependant il ne faut pas donner trop d'étendue
à cette doctrine de la correspondance des affections constantes de l'Ame et du Principe Vital. Car

il est d'expérience, comme Piquer et d'autres l'ont observé; que des hommes dont le corps présente les signes d'un tempérament mélancolique (1) n'ont point une Ame mélancolique; et sont au contraire gais et paresseux.

Il est évident que les causes morales et physiques, agissant très-diversement sur l'esprit et sur le corps; doivent modifier à l'infini, et peuvent même dénaturer la correspondance primitive du Principe Vital et de l'Ame pensante. Mais en général on observe un accord singulier des actions morales avec les mouvements vitaux, quant au temps, à l'ordre, et à la proportion; dans les différents tempéraments, soit individuels, soit considérés et classés sous divers genres; ainsi que dans les deux sexes, et dans les divers âges de la vie.

CCLXXIV.

Le second des deux moyens généraux, qui servent à la détermination indirecte du tempérament; est d'étudier dans chaque homme la constitution physique des solides et des fluides.

Des états fixes du physique des solides vivants correspondent assez généralement avec les dispositions particulières de la masse des fluides à la

____

(1) *Hirti*, *subnigri*, *sicci*, *graciles*. Voyez Piquer, *Institut. Med.*, p. 253.

surabondance du sang , de la bile , de l'atrabile , et
de la pituite ; dispositions qu'on a cru être constitutives de quatre tempéraments universels. Ainsi
les fibres sont communément spongieuses et flexi-
bles dans les hommes sanguins ; sèches et élastiques
dans les bilieux ; plus tenaces dans les mélancoliques ; lâches et molles dans les pituiteux.

Huxham a très-bien observé que la différence
physique des fibres dans chaque sujet , était essentielle à considérer par rapport à la pratique de la
Médecine. Il a vu que les bains froids qui sont si
salutaires à ceux qui ont les fibres molles et lâches;
sont pernicieux aux gens d'un tempérament sec et
maigre , etc.

Outre les deux constitutions générales qu'on a
désignées par les états de la fibre sèche, et de la
fibre molle ; Huxham rapporte à un troisième état
des fibres cette constitution tendre et délicate , où
l'on a plus d'esprit que de forces, où l'on est très-
sujet aux hémorrhagies et aux maladies de consomption. Il croit que personne n'avait distingué
avant lui cette sorte de constitution.

Il me paraît que Stahl a bien décrit cette constitution sous le nom de *sensibilité* (vicieuse) : mais ses
observations prouvent que cette sensibilité ne peut
se reconnaître par un état manifeste du physique
des solides.

Stahl a remarqué que cette sensibilité vicieuse
n'a pas lieu seulement dans les sujets chez qui le

tissu du corps est très-délicat : mais encore dans
des hommes qui paraissent très-robustes , à ne
considérer que leur constitution physique ; lorsque
leur vigueur a été corrompue par un genre de vie
trop éloigné de la Nature.

Stahl a observé aussi , que les sujets très-sensi-
bles parviennent plus rarement à une longue vie :
à moins que cette sensibilité ne leur soit pas naturelle , et qu'elle ne leur soit venue avec l'âge ; ou
qu'elle ne détermine quelque mouvement habituel
d'une excrétion qui soulage le corps. Cette assertion générale me paraît être le résultat d'un grand
nombre d'observations bien vues.

Il faut pourtant remarquer que cette sensibilité
peut être utile dans divers cas d'exposition à des
causes violentes de maladie , auxquelles succombent des hommes d'une constitution vigoureuse.
Des grands et soudains changements font sur ces
hommes robustes des impressions beaucoup plus
fortes, que sur les personnes délicates ; qui résistent aux effets de ces révolutions par l'habitude
même des fréquentes altérations de leur santé.

TROISIÈME SECTION.

DES RAPPORTS QUE LE TEMPÉRAMENT A DANS LES DIVERS LIEUX
DE LA TERRE, AUX CAUSES GÉNÉRALES QUI AGISSENT SUR
LE PHYSIQUE DE L'HOMME ET SUR SES MŒURS.

SOMMAIRE. — Rapports qu'ont les Tempéraments propres aux
habitants de chaque pays, avec le climat considéré d'une
manière générale, et avec les causes politiques. — L'influence du climat est évidente dans la comparaison des
peuples placés à des latitudes très-différentes. — Sous le
rapport de la grandeur relative de la taille, les latitudes ont
une limite bornée et très-remarquable. — Dans les zones
tempérées, les hommes sont non-seulement plus grands, mais
plus vivaces. — Les animaux doivent aussi des variétés de
forme, de couleur, etc., à l'influence des climats. (Observation de Buffon.) — Selon Blumenbach et Camper, le climat
est la cause principale des différences propres aux diverses
variétés du Genre Humain, dans la figure, la proportion et
la direction des parties de la face. — Mais comment ces causes
ne font-elles pas des impressions analogues sur d'autres
organes? — Nécessité d'admettre des Races primitives qui
répondent aux divers climats par certains caractères particuliers; spécialement par la couleur de la peau. (Insuffisance
des explications qu'on a données de la couleur des Nègres.)

Rapport des Formes intérieures de la constitution avec le
climat. — L'observation seule peut indiquer que l'exercice
plus faible des forces motrices, se combine avec l'activité des
forces sensitives dans les climats chauds. (Cette langueur des
forces motrices se montre même dans les sons de la voix
articulée.)

Analogie de l'influence du climat sur les forces radicales et agissantes, avec son influence sur les mœurs. — Chez les peuples des climats chauds, de même que la langueur des fonctions va avec la disposition aux affections convulsives; de même la timidité habituelle de l'Ame va avec la tendance à des actions atroces, *comme convulsives* de l'Ame. — Le défaut de la faculté de comparer et d'estimer les biens et les maux, fait qu'on retrouve chez les Sauvages de tous les climats des résolutions extrêmes et énergiques qui ne paraissent pas tenir à un vrai courage. (Considérations sur les diverses sortes de courage, actif, et passif.)

L'influence des causes politiques doit être étudiée dans les effets qu'elle produit sur les mœurs des habitants de climats analogues. (Observations relatives d'Hippocrate.) — La plus puissante des causes politiques est la manière de vivre d'un peuple, nécessitée par la nature du terrain. — Le caractère particulier que l'influence constante des causes naturelles et politiques, pendant plusieurs générations, donne à un Peuple, constitue des Races d'Hommes qui restent les mêmes sous tous les climats, quand ils ne s'allient pas à d'autres Races.

La dégradation qui est déterminée dans les forces de la constitution par l'influence constante des causes politiques et naturelles, peut borner l'intelligence des Peuples. — L'éducation peut reculer ces bornes. — Exemples de Nègres qui se sont distingués dans les Arts et dans les Sciences. — Il est des Peuplades sauvages en Amérique dont l'intelligence est encore plus étroite que celle des Nègres.

De l'influence des causes morales et politiques dépendent les degrés de perfectionnements de l'Esprit Humain, dont la perfectibilité ne peut être illimitée.

CCLXXV.

Les forces du tempérament qui sont *endémiques*, ou propres aux habitants de chaque pays; ont des rapports marqués avec les causes générales qui modifient diversement le physique de l'homme, et ses mœurs, dans les divers lieux de la Terre.

Ces causes générales sont de deux ordres différents; d'un ordre naturel, ou d'un ordre politique.

Les causes naturelles sont : premièrement, le climat, qui, à proprement parler, n'est que la latitude de chaque lieu ou sa distance à l'Equateur ; mais dont le nom comprend aussi la température habituelle de l'air (1) ; secondement, la nature du terrain : ce qui renferme son exposition et ses inégalités, la hauteur des terres, leur distance de la mer, leur situation par rapport aux vents ; les qualités sensibles du sol, et même les exhalaisons qui s'élèvent de son intérieur.

Les causes politiques sont les différentes manières de vivre des peuples ; suivant qu'ils sont chasseurs, pasteurs, cultivateurs, ou commerçants : et les formes diverses des Gouvernements, dont l'origine et les variations dépendent beaucoup plus qu'on ne croit de ce que l'on appelle Hasard ; c'est-à-dire d'un concours de circonstances qui échappent à l'observation.

Je vais traiter d'abord des différences majeures du Tempérament, qui correspondent aux effets

____

(1) Comme l'a très-bien dit M. Volney, dans son *Tableau des Etats-Unis d'Amérique.*

physiques et moraux qu'ont les différentes causes naturelles qui agissent dans les divers lieux de la Terre.

J'exposerai ensuite combien les causes politiques, soit seules, soit jointes aux causes naturelles, influent sur les mœurs et l'esprit des Peuples. D'où il sera facile de déduire, en considérant les effets réciproques que les mœurs de l'homme ont sur sa constitution ; quel doit être le pouvoir des causes politiques sur les tempéraments des Peuples.

CCLXXVI.

En comprenant (comme je l'ai fait ici, conformément à la doctrine d'Hippocrate) l'ensemble des circonstances physiques de chaque local, qu'on désigne assez généralement par le nom de *Climat* ; l'influence des climats sur les hommes est attestée par une infinité de faits, et ne saurait être révoquée en doute ; quoi qu'aient pu dire Helvétius et d'autres Auteurs.

Le Climat a une influence directe sur la taille des hommes. Cela est rendu très-sensible, si l'on compare les Peuples qui sont placés à des latitudes extrêmement différentes. On voit assez généralement que les hommes qui vivent dans les climats chauds, sont plus petits que ceux qui habitent vers les extrémités froides des zones tempérées.

La taille avantageuse de ces derniers devient gi-

gantesque chez les Patagons, chez qui elle est régulière et bien proportionnée; si ce n'est aux pieds
et aux mains, qu'ils ont d'une petitesse remarquable, suivant que M. Wallis l'a observé. Il semble
que dans les extrémités du corps, où l'égalité de la
chaleur vitale est plus difficile à conserver, le développement des organes est plus gêné par les impressions d'un froid rigoureux, qui y combattent
avec plus d'avantage l'activité du Principe de la
Vie.

Le degré de froid qui est le plus favorable au
développement du corps humain, existe dans les
latitudes voisines de la zone glaciale du Nord. Mais
j'observe que sous le rapport d'influence à cet
égard, ces latitudes ont une limite très-remarquable. Une *médiocre augmentation du froid* dans des
lieux plus septentrionaux, quoique très-voisins
de cette limite; produit une très-grande diminution de l'accroissement naturel du corps humain.

Je rapporte ici ce qu'on a observé : que de même
que les Lapons, qui sont de la plus petite taille,
sont voisins des Finnois, qui sont assez grands et
assez bien faits : on trouve aussi auprès des Lapons
de l'Amérique, qui habitent les terres voisines du
détroit de Davis, une autre espèce d'hommes qui
sont grands et bien faits (1).

(1) M. Vicq-d'Azyr (dans le Discours Préliminaire de son système Anatomique des Animaux, qu'il a publié en 1792 (à la

CCLXXVII.

Un passage aussi brusque ne peut être conçu ;
que par des inégalités extrêmes de l'énergie que le
Principe Vital a dans sa faculté de développement
plastique des organes ; pour résister à des degrés
de froid qui se suivent si prochainement.

La cause de cette différence de la taille ordinaire,
entre des Peuples très-voisins ; peut être rapportée
d'ailleurs à la Théorie que je donnerai (en traitant
de la Génération) sur la succession des deux forces
opposées *d'expansion et de condensation* ; qui agissent

page CXVIII), a copié cette observation que j'avais faite ici le
premier en 1778. Il y a dit : Remarquons qu'il faut un certain
degré de froid pour donner au corps humain tout le développement dont il est susceptible. Le climat habité par les Patagons est aussi froid que la Norwége : un froid trop considérable
arrête aussi ce développement : le domicile des Eskimaux, des
Groënlandais, et des Lappons commence au soixante-sixième
degré de latitude nord.

Un fait analogue à ceux qui prouvent mon observation sur le
plus grand développement de la stature de l'Homme dans les
pays du Nord, qui touchent à ceux où elle a été le plus réduite ;
est le fait suivant que M. de Buffon a remarqué. Le chien de
Berger (qui est la souche de l'arbre généalogique des races des
chiens) étant transporté dans les climats rigoureux du Nord,
s'est enlaidi et rapetissé chez les Lappons : il paraît s'être main-
tenu et même perfectionné en Islande, et en Russie, dont le climat
est moins rigoureux. Les chiens de Tartarie, du Danemarck et
de l'Islande, sont les plus grands, les plus forts, et les plus
puissants de tous les chiens.

pour la détermination des mesures d'étendue et de solidité, suivant lesquelles est formé chaque organe du corps vivant.

On peut faire relativement à la vitalité des hommes dans divers pays du Nord, une remarque analogue à l'observation générale que je viens d'indiquer; sur ce que les pays septentrionaux où la taille de l'Homme est le plus développée, sont très-voisins de ceux où elle est le plus raccourcie.

Ainsi la Suède, la Norwège, le Danemarck et l'Angleterre, sont sans contredit les pays qui dans les derniers temps ont produit les hommes qui sont parvenus à la plus grande vieillesse; à l'âge de cent trente, cent quarante, cent cinquante ans, et au-delà (1). Mais dans un climat plus au Nord, un degré de froid plus considérable est contraire à la vie; puisqu'en Islande et en Sibérie, les hommes vivent tout au plus soixante ou soixante – dix ans (2).

CCLXXVIII.

M. Blumenbach (3) a donné de nombreux exemples, qui prouvent qu'une même espèce d'a-

(1) Callimaque (*Hymn. in Delum.*) dit que les Hyperboréens sont très-vivaces : et Festus dit aussi qu'ils vivent plus de cent ans.

(2) Voyez M. Hufeland, dans l'*Art de prolonger la Vie Humaine*, T. I, p. 131.

(3) *De Generis Hum. Varietate Nativa*, troisième Edition, p. 77-80.

nimaux (comme les chevaux, les chiens, etc.)
reçoit suivant la différence des climats et des pays,
des variétés singulières; dans la couleur, la texture
des poils, la taille, la figure, et la proportion des
extrémités, et surtout dans la forme des crânes.

Il pense (1) que le climat est la cause principale (2) de ces différences qui sont propres aux
diverses variétés du Genre humain ; dans la figure,
la proportion, et la direction des parties de la face
(ensemble caractéristique auquel il donne le nom de
facies gentilitia).

Il le prouve, parce que les Chinois ont tous une
face semblable; parce que la face qui était propre
aux Indiens, et celle qu'avaient les Egyptiens
(connues par les anciens Monuments) ont changé
par degrés, de manière qu'elles ont pris les traits
de la face de leurs conquérants; enfin parce que
chez les Créoles nés de parents Anglais dans la Ja-
maïque, le visage s'est altéré et rapproché de celui
des indigènes de l'Amérique (3).

(1) *Lib. cit.*, p. 184 et suiv.

(2) C'est-à-dire la plus générale : car il n'exclut point l'influence de la race primitive, chez les hommes d'une Nation qui
ne s'allie avec aucune autre; comme sont les Juifs.

(3) M. Blumenbach dit (*Lib. cit.*, p. 199) qu'en examinant
soigneusement les crânes propres aux hommes de différentes
Nations, on ne peut nier qu'indépendamment des variétés indi-
viduelles, ils n'aient des caractères fort constants, qui contri-

L'influence d'un climat semblable fait que les habitants des bords du Détroit de Magellan ressemblent aux Samojèdes, par la physionomie, les traits du visage, la couleur, les cheveux, et la barbe. (Voyez Linschoten.)

buent beaucoup, et qui répondent exactement aux formes de la face qui est propre à chaque Nation.

Là-dessus il raisonne ainsi (*Ibid.*, *p.* 213) : S'il est vrai, comme il paraît l'être, que le climat a une grande puissance pour former la face propre à chaque Nation (*faciem gentilitiam*); il est évident que cette même cause (sans exclure les causes accessoires, comme sont les compressions en divers sens des os de la tête et de la face, qu'affectent certains Peuples) a une grande influence, quoique moins immédiate (*eidem magnas esse, etsi magis mediatas partes*) pour constituer la forme des crânes propre à chaque Nation ; surtout dans ce qui regarde les os même de la face.

On ne voit pas pourquoi M. Blumenbach pense que l'action du climat ne produit pas aussi immédiatement, les formes nationales des os de la face; que celles des parties molles du visage. Cependant il a recours (*Ibid.*, p. 211-12) pour appuyer cette idée de l'opération médiate du climat sur ces os, à cette considération; que les os sont beaucoup plus sujets que les parties molles, à des changements perpétuels par des pressions extérieures; comme le prouvent les impressions manifestes des muscles sur les os de la face, et des sinuosités du cerveau sur la base du crâne.

Quel a pu être le motif de ce circuit incertain que fait ici M. Blumenbach ? Lorsqu'il a cru très-vrai (quoique inexplicable), que la face propre à chaque race d'hommes (*facies gentilitia*) est principalement produite par le climat; comment n'a-t-il pas jugé que cette face devait être semblablement et directement déterminée par l'influence du climat, aussi bien dans les formes et les directions des os de la tête et de la face, que dans les formes et les directions des muscles du visage ?

Camper prétend qu'on ne doit rapporter qu'aux effets des différences du climat, de l'air, et des aliments dans les divers pays; les formes particulières qui sont propres à divers Peuples, dans les orbites, les joues, le nez, et la mâchoire supérieure (1).

Il avoue cependant qu'il est impossible d'expliquer comment ces causes produisent ces effets; déterminent chez les Nègres, la saillie en avant de la mâchoire supérieure, et des os des joues; font que les orbites des yeux des Chinois, et des Insulaires des Moluques, se trouvent plus bas que les nôtres et placés obliquement; etc.

On peut sans doute rapporter à l'action de ces causes générales, du climat, de l'air, des aliments; les faits qui prouvent les altérations de la taille, et autres qu'ont soufferies des races d'hommes et d'animaux, qu'on avait transportés dans des lieux très-éloignés de celui de leur origine.

Mais il est invraisemblable que ces causes générales fassent, sinon uniquement, du moins principalement, sur certaines parties du visage, des impressions manifestement disproportionnées à celles qu'elles font sur d'autres organes; de manière qu'elles changent dans ces parties, relativement au type primitif du Genre Humain, les affec-

(1) *Dissertation sur les variétés naturelles de la Physionomie*, Première Partie, Chap. II.

tions des facultés génératrices et nutritives, et les tendances des directions des forces qu'exercent ces facultés.

L'opinion que je crois pouvoir proposer, comme le résultat le plus simple et le plus vraisemblable des faits, est que la Nature a été déterminée par des lois primordiales dont les causes nous sont inconnues, à créer; soit dès l'origine du Genre Humain, soit dans la suite des temps, dans les lieux de la Terre soumis à quatre ou cinq principaux climats; diverses races d'hommes, dont chacune répond à son climat, par telles ou telles formes caractéristiques des parties de la face.

CCLXXIX.

On a fort agité la question si le climat est la cause de la couleur des Nègres, ou si cette couleur est inhérente primitivement à leur race (1).

De même que la forme particulière de la face qui est propre aux Nègres, a pu être produite, ou puissamment modifiée par l'influence du climat; la même cause a pu sans doute déterminer aussi la couleur des Nègres, que les faits montrent avoir un rapport constant avec le climat de leur pays.

Mais il ne faut pas affirmer comme une chose

(1) Voyez Zimmerman, d'après Buffon, Robertson, Pauw, etc.

démontrée, l'opinion que la couleur des Nègres est produite par la chaleur, et la sécheresse de leur climat. M. de Buffon, qui a suivi cette opinion, lui a donné plusieurs développements ; auxquels M. Forster a opposé des objections difficiles à résoudre (1).

On ne peut prouver que la *possibilité* de cette influence du climat sur la couleur des Nègres : mais des probabilités encore plus fortes semblent indiquer qu'indépendamment de l'action du climat, la race des Nègres a dans sa couleur, comme dans ses formes, les caractères d'une race primitivement formée par la Nature (2).

(1) Dans *ses Remarques* sur cet endroit de la Traduction en Allemand de l'*Histoire Naturelle* de M. de Buffon.

(2) On ne résout point la question principale sur la cause essentielle de la couleur des Nègres ; quand on ne fait qu'expliquer les phénomènes qui accompagnent la production de cette couleur.

Ainsi il est étranger à cette question principale de dire ; 1° avec M. Mitchell, qui a ouvert plusieurs corps de Nègres ; que le degré de noirceur de leur peau est proportionné aux degrés de densité ou d'opacité que la chaleur a produits dans leurs téguments : 2° avec M. Blumenbach, que la cause prochaine de la couleur noire des téguments est dans l'abondance du carbone que renferment les humeurs ; dont l'excrétion se fait avec l'hydrogène par la peau ; et qui étant précipité par l'accès de l'oxygène atmosphérique, se fixe dans le corps muqueux de Malpighi : 3° avec Barrère, que la couleur des Nègres tient à la surabondance de la bile ; d'autant que leur sang en est chargé, et noir ; qu'ils ont, comme les ictériques, la tunique albuginée

CCLXXX.

L'influence sensible que le climat a sur les organes extérieurs, est moins importante à considé-

de l'œil teinte en jaune; les capsules atrabilaires beaucoup plus volumineuses, et renfermant plus d'atrabile que chez les Blancs, etc.

On a dit pour prouver que la chaleur du climat est la cause principale de la couleur des Nègres; que les descendants des Portugais qui se sont établis vers la fin du quinzième siècle, sur la côte Occidentale de l'Afrique, et dans les îles du Cap-Verd; sont entièrement noirs. On a même ajouté qu'ils ressemblent parfaitement aux Nègres par la laine de leur tête, et par d'autres caractères : mais cela même donne d'autant plus lieu de soupçonner qu'ils sont venus du commerce avec les Négresses.

Niebuhr (*Voyage en Arabie*, T. 1, p. 358) dit qu'il a vu dans les Indes plusieurs de ces prétendus Portugais, qui étaient noirs. Mais à ce sujet il demande, pourquoi donc les Bramines, les Banians, et d'autres habitants des Indes, qui évitent surtout de se mêler avec les Étrangers, sont-ils tout-à-fait blancs; quoique de temps immémorial, ils vivent sous un climat aussi brûlant, que les Nègres d'Afrique et des côtes du Malabar?

Une observation analogue est celle qu'a faite M. Forster; que depuis des temps dont on n'a pas mémoire, dans les mêmes endroits de l'Afrique, habitent deux Nations différentes; les Nègres qui sont originaires d'Afrique; et les Maures originaires d'Asie, chez qui les teintes de la couleur de la peau varient du brun jusqu'au blanc.

Ainsi il est très-vraisemblable que la race des Nègres a existé en tout lieu dès son origine, avec la couleur noire de la peau; de même que tous les Américains ont la peau de couleur de cuivre, quoique dans le vaste continent de l'Amérique il y ait toutes sortes de climats (comme l'a observé Lord Kaimes, *Sketches of the History of Man*, Vol. 1, p. 13).

rer, que celle qu'il a sur les formes intérieures de la constitution (1).

Ces formes se démontrent par des affections très-différentes, que le Principe Vital a chez les peuples du Midi ou du Nord; dans la santé et dans les maladies.

On explique communément par des effets physiques, les modifications générales de la sensibilité et de l'irritabilité, que produit l'influence du climat. Mais quoique M. de Montesquieu ait adopté de semblables explications; il est facile de voir combien elles sont versatiles et peu fondées.

En effet, dans le Midi la chaleur peut dessécher et rendre calleuses les houpes nerveuses de la surface du corps, qu'on dit qu'elle rend plus sensibles en les épanouissant : et dans le Nord, le froid qui condense les fibres, peut sans doute (comme on dit) rendre leurs mouvements plus forts et plus libres ; mais il peut aussi leur ôter ce degré de flexibilité qui est le plus favorable au jeu des organes ; etc.

Il faut regarder comme un fait général, et qui ne peut être démontré par des raisons physiques, mais qui l'est par l'observation ; que chez les habi-

(1) Ces différentes formes intérieures que le climat donne au Principe Vital, se remarquent même dans les Animaux. Ainsi l'on a observé le génie Numide dans les Pintades ; et un naturel Américain dans les Lamas (Buffon).

tants des pays chauds comparés à ceux des pays froids, les forces radicales du tempérament sont constamment dans un état de langueur relative; que l'exercice des forces motrices y est généralement plus faible, et que l'action des forces sensitives s'y développe avec plus de vivacité.

CCLXXXI.

Sans doute un plus grand relâchement des fibres causé par l'influence nécessaire d'un climat très-chaud, produit toujours chez les peuples qui vivent sous ce climat, une impuissance relative pour les fonctions de l'Economie Animale (1).

(1) Cette langueur s'étend même jusqu'à l'articulation des lettres, qui sont plus faiblement prononcées chez les Orientaux. C'est à cette cause que je rapporte, la plus grande permutabilité relative des lettres muettes dans les Langues Orientales; et la rareté dont il est qu'on y donne la force de voyelles aux trois seules lettres (*Alif*, *Vau*, *Hé*,) qui en tiennent lieu, et qu'on appelle alors *Lettres de repos*.

On peut voir ce qu'a dit Chardin (*Voyages en Perse*, etc. Tome Troisième, p. 147-8, Edit. *in-4°*) sur les voyelles de la Langue Persane, qui sont proprement des accents, et donnent le mouvement aux autres lettres (d'où Chardin a déduit l'inutilité des disputes qu'on a eues au sujet des voyelles, dans la Langue Hébraïque).

Arbuthnot croit que la manière serrée de parler qu'ont les peuples du Nord, peut tenir à l'éloignement qu'ils ont pour ouvrir beaucoup la bouche dans un air froid; ce qui fait que leur langage abonde en consonnes : au lieu que les habitants des pays chauds ouvrant beaucoup la bouche, forment un langage plus doux, et qui abonde en voyelles.

Mais en même temps ce relâchement *physique*
des organes est constamment accompagné d'une
plus grande disposition du Principe Vital aux mouvements spasmodiques. L'excès de faiblesse physique y est à côté de l'excès d'irritabilité ; et la sensibilité y est aussi vive que facilement épuisée.

Dans les climats ardents, les plus légères blessures causent facilement des convulsions : les fièvres sont en général beaucoup plus aiguës que dans
les climats tempérés ; et elles s'allument aussi plus
facilement. Galien avait fait cette dernière remarque sur les Nègres : dont on observe que la peau
est sensiblement échauffée, et que le pouls est
presque toujours vif et accéléré.

C'est à raison de ce que la sensibilité est beaucoup plus vivement émue dans les pays chauds,
que la Pratique des Médecins expérimentés y a
établi un plus grand usage relatif des remèdes narcotiques, et des boissons tempérantes.

Une raison contraire autorise dans les pays froids
l'usage des drastiques et des autres remèdes, les
plus actifs. C'est ainsi que, suivant M. Linnæus,
les Lapons (qui sont placés aux derniers degrés de
latitude pour la sensibilité) prennent avec succès
dans les coliques spasmodiques, de l'huile de tabac,
qui dans nos climats est un affreux poison.

Les observations de Lentilius dans la Courlande,
et de Gmelin dans la Sibérie, prouvent la nécessité des remèdes violents pour émouvoir les hom-

mes du Nord ; chez qui il semble qu'un voile de matière plus épais rende le Principe Vital moins accessible.

CCLXXXII.

Je remarque qu'il existe une analogie singulière de l'influence qu'un climat très-chaud a sur les forces radicales, et sur les forces agissantes de la constitution ; avec une autre influence qu'il a sur les mœurs, auxquelles il donne des caractères qui semblent opposés.

Je rapporte à cette analogie ce qu'on observe chez les Indiens ; de l'opposition qui est entre leur timidité naturelle, et le courage nécessaire pour certaines actions atroces dont ils sont capables, ou même qui ont passé en coutume dans les Indes ; comme quand les femmes s'y brûlent à la mort de leurs maris, etc.

Cette variation extrême de l'excès de la timidité à celui du courage, se retrouve aussi chez d'autres peuples qui sont brûlés par les ardeurs du soleil ; comme chez les Nègres et les Caraïbes.

M. de Montesquieu a cherché à expliquer cette contradiction apparente. Il dit (1) que chez les Indiens l'imagination est si vive, que tout les frappe à l'excès ; et que la même délicatesse d'organes qui

_____

(1) *Esprit des Lois*, Liv. xiv, Chap. iii.

leur fait craindre la mort, sert aussi à leur faire redouter mille choses plus que la mort, etc.

Mais il reste toujours à expliquer; comment la faiblesse des organes ou le sentiment de l'impuissance qui en est la suite, et la vivacité extrême de l'imagination, peuvent rendre presque toujours timides des hommes qui vivent sous un ciel ardent? et comment ces mêmes causes, lorsque ces hommes sont violemment affectés; font qu'ils prennent des résolutions désespérées, et se dévouent à une mort certaine.

Il me semble qu'il suffit de reconnaître, que dans les pays extrêmement chauds, de même qu'une plus grande langueur des fonctions des organes est jointe à une disposition beaucoup plus prochaine aux maladies convulsives et autres très-aiguës, que le Principe de vie produit sans passer par des gradations intermédiaires; de même l'Ame y est à la fois habituellement plus timide, et néanmoins plus capable de se porter à des actions atroces; qui sont au vrai courage, ce que les convulsions sont à des efforts également libres et puissants (1).

On observe d'ailleurs communément chez les

____

(1) Les Nègres ont une disposition générale aux désordres spasmodiques et convulsifs; une rage presque épileptique à la moindre provocation; un désespoir inconsolable dans le malheur, qui les meut au suicide, etc. (Meiners).

Sauvages, qui vivent sous des climats septentrionaux, de même que dans les Nègres et autres Sauvages qui vivent sous un ciel brûlant ; des résolutions extrêmes et très-énergiques, qui semblent ne point exister chez eux avec un vrai courage (1).

Cette espèce de contradiction que présentent des affections morales des Sauvages, soit du Nord, soit du Midi ; me paraît tenir à ce que l'état d'imperfection auquel ils sont réduits ne leur laisse point de moyens de graduer les comparaisons des biens et des maux qui leur arrivent ; non plus que les déterminations auxquelles ces maux doivent les porter ; de manière qu'ils ignorent quand ils doivent conserver ou *jetter* leur vie (2).

(1) C'est ce qu'on observe généralement chez les Sauvages Américains.

Des dispositions contraires entre elles, quoique moins violentes, se marquaient aussi dans le naturel des Germains ; dont Tacite a dit : *Habent miram Germani naturæ diversitatem, cum ament inertiam, et oderint quietem. Aut enim bella gerunt, aut cum à bellis abstinent, dediti sunt somno ciboque.*

(2) Cette opposition dans les dispositions morales des Sauvages, a donné lieu à plusieurs Ecrivains de distinguer deux sortes de courage ; l'actif, et le passif. Ainsi Lord Kaimes a dit (*Sketches of the History of Man*, Vol. 1, p. 24-5), que si les Américains n'ont pas beaucoup de courage actif, ils ont un courage passif incroyable dans les tourments : que les habitants du Kamschatka ont le même courage passif ; et peu de courage actif, quoiqu'ils se tuent facilement dans l'infortune, etc.

M. Falconer (*On the Influence of Climate, etc.* p. 228) est

CCLXXXIII.

La nature du terrain est une cause générale et puissante, qui concourt manifestement avec le climat; pour modifier les formes extérieures ou la constitution physique, et les formes intérieures ou le tempérament, chez les divers Peuples de la Terre.

Ces variétés qui ont été vues avec génie par Hippocrate, se combinent avec celles qu'a dans chaque

d'une opinion contraire à celle du Lord Kaimes. Il dit que ces peuples Sauvages ont beaucoup de courage actif, et manquent du courage passif; d'autant que le courage de patience est le résultat de l'expérience et de l'habitude de se commander. Il observe que les Sauvages Américains montrent la plus grande bravoure à la guerre, mais qu'ils se désespèrent par les plus légers motifs; qu'ils ne peuvent souffrir les maladies, et qu'ils en ont quelquefois de l'impatience au point de se tuer.

Il me paraît qu'on n'a pas bien déterminé jusqu'ici ce qu'on peut entendre par *courage passif*. Ces Sauvages dont le courage actif surmonte la crainte d'une mort instante; ont aussi le courage passif, qui est nécessaire pour résister aux douleurs les plus affreuses: mais ils n'ont point cette autre espèce de courage passif; qui fait envisager et soutenir une longue suite de peines et de langueurs dont la mort peut être le terme.

On pourrait encore appeler *courage passif*, l'intrépidité de certains hommes; qui même pouvant être d'ailleurs pusillanimes dans la paix, demeurent fixés invinciblement à leur place dans les combats, par une sorte de stupeur qui ne leur laisse d'autre idée que celle de l'obligation nécessaire de mourir s'il le faut pour obéir.

lieu l'intérieur de la terre. Celles-ci produisent en divers pays des exhalaisons diverses ; qui (suivant la remarque de M. l'Abbé Du Bos) y teignent de couleurs qui leur sont propres , le vague de l'air et les nuages de l'horizon.

On observe une ressemblance frappante des formes extérieures du corps, entre les Peuples qui occupent des pays d'une très-grande étendue ; mais où la chaleur du climat étant à peu près la même, la nature du terrain est en même temps d'une singulière uniformité (1).

Hippocrate avait observé que les Scythes étaient, quant à la forme du corps , tous semblables entre eux ; et très-différents des autres Peuples. L'on

(1) Voyez *le Traité d'Hippocrate , des Airs , des eaux , et des lieux*, n° 34 ; où il établit que le naturel de divers Peuples se rapporte à la nature des lieux qu'ils habitent , secs ou marécageux , formant des montagnes ou des plaines , etc.

Hippocrate a observé avec génie l'analogie qui est entre les *formes extérieures du* corps des hommes , et celles du sol sur lequel ils vivent. — Sénèque et Quintilien ont dit aussi que les *esprits* des hommes ont partout des caractères relatifs à la situation , et à la nature du ciel , dans le pays qu'ils habitent.

Plutarque rapporte (dans les *Dits Notables des Anciens Rois et Capitaines*) que Cyrus ne voulut pas permettre que les Perses quittassent le pays âpre et montagneux qu'ils habitaient , pour s'établir dans des plaines tempérées ; en disant que les mœurs des hommes deviennent à la fin semblables aux lieux et aux contrées où ils demeurent.

Je crois que c'est des Tourangeaux que le Tasse a dit : *la terra molle e lieta*, etc.

peut aujourd'hui faire la même observation chez les descendants des Scythes, ou les Tartares.

Hippocrate a dit que la Scythie forme une plaine assez abondante en eaux, et cependant élevée : ce que les Commentateurs n'ont point entendu ; et qui se rapporte à ce qu'a dit M. de Montesquieu, que la Tartarie est une espèce de montagne plate.

Quelle que soit la différence de latitude des Provinces de la Russie ; M. l'Abbé Chappe a observé que tous les habitants de ce vaste Empire ont entre eux la plus grande ressemblance. Il dit que tous les Russes ont la même taille, des passions semblables, la même tournure d'esprit, les mêmes mœurs : qu'on n'observe point la plus petite différence dans leurs plaisirs, dans leurs exercices, dans leur méthode pour cultiver la terre, dans leur habillement, etc.

M. l'Abbé Chappe attribue avec beaucoup de vraisemblance cette uniformité étonnante à la nature du sol de la Russie ; qui présente presque partout des plaines immenses, où les eaux ont peu de pente ; de sorte que le pays est en général très-aquatique, etc. (1).

---

(1) On a expliqué l'uniformité de physionomie chez ces Peuples, parce qu'ils n'ont point reçu de colonies, ou ne se sont point mêlés autrement avec d'autres Peuples étrangers.

Mais il reste toujours à savoir (comme dit le savant M. Coray, dans *ses Notes* sur le Traité susdit d'Hippocrate, p. 301) d'où

CCLXXXIV.

Il me reste à considérer rapidement l'action que les causes politiques ont sur les mœurs et l'esprit des peuples, et par conséquent d'une manière indirecte sur leurs tempéraments ; soit lorsqu'elles agissent seules, soit lorsqu'elles se combinent avec les causes naturelles.

Pour déterminer l'influence que le climat a sur les mœurs, il faut la considérer dans les cas où ses effets peuvent être sensiblement séparés de ceux des causes politiques. Voilà pourquoi M. de Saint-Lambert a pu dire que l'influence du climat doit être observée chez l'Homme sauvage (1).

vient que de deux pays également préservés du mélange des Étrangers, on trouve dans l'un que les hommes se ressemblent (singulièrement) ; tandis que dans l'autre les physionomies sont très-variées. Les traits de ceux qui habitent la partie du nouveau pays de Galles, qui s'étend du Sud au Nord de la Baie d'Hudson par l'Ouest, ne sont point uniformes, comme ceux de plusieurs autres Indiens ; mais ils varient comme en Europe (Richard, *Histoire Naturelle de l'Air et des Météores*, Vol. III, p. 90).

(1) C'est pour n'avoir pas distingué les cas, dans lesquels l'influence du climat sur les mœurs est ou n'est pas combattue par l'action des causes politiques ; que M. de Montesquieu paraît être tombé dans une contradiction. Car il dit trop généralement (Livre XIV, à la fin du Second Chapitre) qu'en approchant des pays du Midi, on croit s'éloigner de la Morale même ; que les

Lorsque dans un pays comparé à un autre, il n'y a point de grande différence d'exposition et de latitude (comme aussi dans un même lieu, où le climat ne change point pendant plusieurs siècles consécutifs); des différences relatives dans les mœurs sont généralement produites par l'influence du Gouvernement, qui peut changer et surmonter l'influence du climat.

Cette remarque générale qu'il est facile d'établir par les faits, aurait rectifié beaucoup d'erreurs où sont tombés le Grand Montesquieu, et d'autres Auteurs célèbres, qui ont trop déféré aux influences du climat.

Hippocrate a très-bien dit que c'est surtout à cause de leurs lois, que les Peuples de l'Asie sont plus timides, et ont des mœurs plus douces que les Européens. Cependant il a vu supérieurement, combien cette grande différence dépend de la diversité du climat dans ces deux parties de la Terre. Car il oppose l'uniformité du climat de l'Asie, qui laisse toujours les hommes dans le même état; aux grands changements en froid et en chaud, que l'inégalité des saisons produit en Europe : qui altèrent fortement le corps, augmentent la chaleur vitale,

passions plus vives multiplient les crimes, etc. : et cependant il dit aussi (au Quinzième Chapitre du même Livre) que le climat des Indes fait naître la candeur des mœurs, et produit la douceur des lois.

frappent et éclairent les esprits, saisissent et remuent puissamment les âmes.

La manière de vivre d'un Peuple, lorsqu'elle est nécessitée par la nature du terrain qu'il occupe; est la plus puissante des causes politiques. Elle peut même donner aux mœurs de ce peuple, une forme indépendante de l'espèce de Gouvernement auquel il se trouve soumis. C'est ainsi qu'une vie errante, pastorale et guerrière, donne des mœurs singulièrement ressemblantes aux Arabes et aux Tartares; malgré la différence extrême du climat, et malgré celle de leurs Gouvernements.

CCLXXXV.

M. de Montesquieu ayant observé la conformité surprenante de ces deux peuples, s'est demandé pourquoi les Arabes sont restés libres, tandis que les Tartares sont dans l'esclavage politique. Il en a donné diverses raisons qui ne semblent point suffisantes (1). Voici quelle me paraît être la vraie solution de ce Problème politique.

La liberté des peuples errants est défendue par leurs déserts, comme par leur courage, contre les Conquérants qui voudraient les assujettir : et elle ne peut être mise en danger que par l'autorité des Chefs que se donnent ces peuples.

(1) *Esprit des Lois*, Liv. XVII, Chap. V et Liv. XVIII, Chap. XIX.

Mais les Arabes, que leur petit nombre, les guerres continuelles entre leurs Tribus, et les forces des puissants Empires dont ils sont entourés, ont presque toujours empêchés de former des corps d'armée considérables et permanents; n'ont pu avoir que des chefs divisés et faibles. Au contraire, les Tartares en formant des armées immenses, se sont soumis à des Généraux ou à des Khans; dont la puissance s'est proportionnée au nombre d'hommes qu'ils commandaient, et n'a pu que dégénérer en despotisme.

Les causes politiques seules peuvent produire des changements prodigieux dans les mœurs, comme on l'observe dans des pays où la nature du terrain n'a point souffert d'altération considérable. La terre n'a point changé dans la Grèce, ou dans l'Egypte; mais le courage et le génie des peuples y ont été flétris par la barbarie du Gouvernement.

CCLXXXVI.

Lorsque des causes politiques et naturelles concourent pendant plusieurs siècles consécutifs, à donner un caractère particulier aux formes et aux mœurs d'un Peuple; ce caractère constitue une Race d'hommes, qui demeure manifestement la même (lorsqu'elle ne s'altère point d'ailleurs en s'alliant avec d'autres races) au milieu des plus grandes variations du Climat et du Gouvernement des pays où ce peuple peut être transplanté.

Il n'est point d'exemple plus manifeste de cette vérité, que celui que fournit le peuple Juif depuis sa dispersion.

On ne peut qu'attribuer à la supériorité de l'influence des Races sur celle du climat, l'observation qu'a faite La Motraye. Ce voyageur témoigne la plus grande surprise d'avoir trouvé *presque sous le même climat et dans le même air* ; les Circassiens, le plus beau peuple du monde, au milieu des Nogais et des Calmoucks qui sont de vrais monstres en laideur (1).

On ne peut déterminer avec précision, jusqu'où les causes politiques auxquelles un peuple est soumis ; lorsqu'étant ou seules, ou combinées avec les causes naturelles, elles agissent constamment pendant une longue suite de générations ; peuvent

(1) Il est des lieux où l'on reconnaît entre les habitants, des restes de Races différentes ; qui n'ont pu être formées que dans des pays éloignés, et même fort distants les uns des autres. Ainsi dans des îles de la Mer du Sud, qui sont assez voisines entr'elles ; on voit des hommes Blancs, des Nègres à cheveux longs, et à cheveux de laine ; sans qu'on puisse même conjecturer par quelles migrations ces diverses Races ont été portées et réunies dans ces îles.

Le mélange des Races diverses qui occupent successivement un même Pays, peut d'ailleurs être indiqué par des observations sur les caractères des mœurs de ceux qui l'habitent maintenant. C'est ainsi que M. Ramond a reconnu avec beaucoup de sagacité dans les mœurs présentes des habitants indigènes des Pyrénées, les traces des influences qu'ont eues sur ces mœurs, les Gaulois, les Ibères, les Romains, et les Barbares du Nord ; qui ont régné successivement sur ces Contrées.

étendre ou borner chez ce peuple la perfectibilité de l'intelligence humaine.

Ce sont probablement les obstacles que les causes politiques ont mis au développement des facultés de l'esprit chez les Chinois ; qui arrêtent absolument depuis plusieurs siècles les progrès de ce peuple dans l'étude des Sciences.

Il paraît aussi qu'une cause principale qui rend depuis si longtemps les sciences stationnaires chez les Chinois ; est qu'on ne les y a considérées, et fait cultiver que proportionnellement à leur utilité manifeste et immédiate pour la chose publique.

CCLXXXVII.

C'est sans doute par une dégradation qu'ont amenée les causes politiques et naturelles, dont les influences se sont combinées pendant plusieurs Ages ; qu'il arrive aujourd'hui que la meilleure éducation ne peut presque jamais élever l'intelligence des Nègres à un degré de lumières dans les Sciences et les Lettres, qui approche de celui auquel parviennent les Européens.

M. Meiners a bien décrit la constitution physique des Nègres (1) ; mais il me paraît avoir exagéré les imperfections de leur intelligence.

_____

(1) Les observations de M. Meiners sur ce point, s'accordent parfaitement avec celles de M. Soemmering ; qui a publié un Ouvrage très-intéressant sur les différences de la structure du

Les facultés intellectuelles sont communément chez les Nègres qui n'ont point reçu d'éducation particulière, dans un état de développement très-imparfait : et cet état présente des considérations qui sont bien dignes d'être méditées (1).

corps, qui existent entre le Nègre et l'Européen. Ces observations très-curieuses tendraient à faire croire que le Nègre est comme intermédiaire entre l'Homme Blanc, et le singe le plus parfait (ou l'Orang-outang).

M. Soemmering a bien vu que dans le Nègre, comparé à l'Homme Blanc, la cavité du crâne est moins spacieuse à proportion de la grandeur du visage.

M. Meiners a remarqué aussi que les mâchoires sont plus fortes, ainsi que leurs muscles, dans les Nègres que dans les Européens ; mais qu'au contraire le front est beaucoup plus petit, ainsi que le cerveau et les parties qui en dépendent (*Magazin Historische Gottingische*, Vol. VI, Part. III).

(1) M. Meiners dit que les Nègres ont une mémoire heureuse pour les mots ; mais qu'ils ne peuvent jamais en saisir les combinaisons grammaticales.

Il ne faut admettre sans doute que pour quelques individus, ce que M. de Pauw a dit trop généralement : que les Nègres doivent quelquefois se tenir longtemps la tête entre les mains, et s'ôter la lumière, pour se ressouvenir le matin de ce qu'ils ont fait la veille.

Un défaut général de l'harmonie habituelle qui existe entre les affections de l'Ame, et celles du corps qui les expriment dans les hommes dont la sensibilité est développée par un exercice habituel ; fait que les Nègres n'ont point d'expression dans le visage lorsque leur Ame est agitée par les plus violentes passions ; et que leur musique monotone, brute, et dissonante, ne met aucune différence entre les airs qui sont gais et ceux qui sont tristes (Meiners).

La difficulté et l'inaptitude qu'ils ont à comparer les objets, soit de la Nature, soit de l'Art, me paraît être la vraie cause

Le Dr Moseley (1) a très-bien dit que le chaos sauvage de notions d'instinct, que les Nègres apportent de l'Afrique, peut rarement, à moins qu'ils ne viennent fort jeunes en Amérique ou en Europe; être réglé de manière qu'ils soient en état de recevoir des impressions raisonnables et constantes.

Quoique M. Hume ait dit quelque part, qu'aucun Nègre, même après avoir été mis en liberté, ne s'est distingué dans les beaux Arts ou dans les Sciences; on a plusieurs faits à opposer à cette assertion trop générale (2).

pour laquelle, quoiqu'ils aient des sens très-fins et très-exercés, ils sont ordinairement sans aucun goût pour la beauté, la proportion et l'harmonie (défaut de goût qu'a remarqué M. Meiners).

J'observe qu'un vice particulier de l'intelligence, qui est dominant chez les Nègres; est celui de leur imagination, qui ne peut presque travailler que sur des objets sensibles et présents. En même temps que ce vice exclut la croyance de la réalité des objets invisibles de leur nature (ce qui les empêche, par exemple, généralement d'admettre des esprits immatériels); ils ont une foi aveugle pour les fictions qu'ils se sont faites sur des objets visibles; qui leur sont persuadées par l'entraînement de la puissance de leur imagination. C'est ainsi que la Religion des Fétiches s'est répandue chez les Nègres; qui révèrent et invoquent une corne de vache, une coquille, une plume, aussitôt que la consécration en a été faite par quelques paroles; etc.

(1) Dans son *Traité sur les Maladies et le Climat des Indes-Occidentales*.

(2) M. Blumenbach a recueilli (dans le *Magasin de Physique et d'Histoire Naturelle de Gotha*, T. IV, Part. III, p. 5 et 8)

Il est divers autres Peuples chez lesquels on trouve communément la raison peut-être encore moins développée qu'elle ne l'est chez les Nègres en Afrique. M. l'Abbé Brenna a recueilli (1) les autorités de M. de la Condamine, et de beaucoup d'autres voyageurs instruits ; qui prouvent qu'un très-grand nombre de peuples sauvages de l'Amérique ont très-peu d'idées, et vieillissent sans sortir de l'enfance de la raison.

Robertson a remarqué (2) que chez les Tribus

plusieurs exemples de Nègres qui ont été Musiciens, ou Poètes, ou Philosophes assez distingués. Il dit aussi (*Gottingsche Magazin*, T. IV, p. 421) avoir vu des Poésies Latines et Anglaises, faites par des Nègres ; que peu de Poètes Européens auraient dû désavouer !

M. Brissot a cité les noms de Nègres libres, qui, dans l'Amérique Septentrionale, exerçaient avec succès des professions qui exigent toute l'activité de la pensée ; et il a parlé entr'autres d'un Noir, qui faisait de tête, et sur-le-champ des calculs prodigieux.

Enfin, M. Grégoire a donné un Mémoire, dans lequel il a rapporté les succès qu'ont eus dans la carrière des Lettres, quelques Nègres ; entre lesquels on a distingué une femme nommée Philis Weathley, qui fut transportée à l'âge de sept ans, d'Afrique en Amérique ; et depuis amenée en Angleterre, où ayant appris fort rapidement le Latin et l'Anglais, elle publia dans cette dernière langue, et à l'âge de dix-neuf ans, un Recueil de Poésies estimées.

(1) Dans le *Giornale dei Letterati di Pisa*, T. LVIII, p. 208 et suiv.

(2) Dans son *Histoire d'Amérique*.

sauvages de l'Amérique, l'espèce humaine est dans une période d'enfance; pendant laquelle les diverses facultés de l'Ame n'étant que faiblement excitées par les besoins et les désirs, restent très-défectueuses dans leurs opérations.

Les Nègres diffèrent sans doute de ces peuples sauvages, puisqu'ils vivent sous des Rois; et sont un peu plus rapprochés de l'état de la civilisation. Cependant ils sont toujours dans un état qui ne peut développer que très-imparfaitement les facultés de l'Ame, et prolonger cette enfance de l'Espèce humaine; cet état subsistant avec une très - grande uniformité dans leur manière de vivre, et la simplicité extrême de leurs Gouvernements.

CCLXXXVIII.

Les grands perfectionnements de l'Esprit humain sont des effets essentiellement dépendants des causes Politiques et Morales, qui produisent les besoins factices de l'Homme multipliés à l'excès, les inégalités des conditions et des fortunes qui en résultent, les révolutions et les formes compliquées des divers Gouvernements.

Quand on considère les variations perpétuelles, et souvent périodiques, que l'Histoire nous démontre exister dans le cours de ces causes Politiques et Morales; comment pourrait-on adopter cette opinion, que quelques personnes ont voulu mettre à la mode dans ces derniers temps : que l'esprit de l'Homme est destiné par la Nature des choses, a une perfectibilité indéfinie dans son progrès, et qui doit aller toujours croissant avec les Ages du Genre Humain ?

CHAPITRE XV.

DES MODIFICATIONS GÉNÉRALES QUE LES DIVERS AGES DE
LA VIE DONNENT AU SYSTÈME DES FORCES DU PRIN-
CIPE VITAL : ET DE LA FIN DE CE PRINCIPE DANS
LA MORT DE L'HOMME.

CCLXXXIX.

Entre les affections constantes dont l'ensemble spécifie dans chaque homme le système des forces du Principe Vital ; sont les modifications générales qu'il reçoit dans les divers Ages de la vie , dont la succession seule doit amener enfin par une nécessité naturelle la destruction de ce système.

Les Ages et la fin de la vie sont les objets dont je traiterai dans ce Chapitre ; qui sera partagé en deux sections. Dans la première , je donnerai une nouvelle division des Ages de la vie humaine ; en les distinguant par des périodes où se font de grandes variations des mortalités respectives : et j'indiquerai les modifications générales que chaque Age imprime au système des forces vivantes.

Dans la Seconde Section , je traiterai des affections du Principe Vital relatives aux causes, aux phénomènes, et aux suites de la Mort.

PREMIÈRE SECTION.

SOMMAIRE. — Influence des âges sur le Système des forces. — Différences qui résultent pour la probabilité de la vie, du calcul de la mortalité respective; suivant que l'on considère la part commune et moyenne de la durée totale des vies destinées à un ensemble d'individus du même âge; ou bien la durée de vie que chaque homme, d'un âge donné, pris dans cet ensemble, peut espérer à chances égales.

Variations considérables de la mortalité dans diverses suites d'années de la Vie humaine. La mortalité croît dès les premiers temps de l'enfance, jusqu'à la puberté; elle croît médiocrement durant la jeunesse; elle diminue durant la troisième période que l'Auteur a trouvée, et qu'il désigne par le nom d'*âge consistant*, qui finit toujours vers la cinquantième année. — Il est des Tables de mortalité qui indiquent deux âges consistants. (Examen de diverses Tables de mortalité.) — Après cet âge consistant, la mortalité va en croissant. La probabilité de la vie diminue encore inégalement dans les dernières années.

L'intensité constitutionnelle des forces radicales du Principe Vital change selon les divers âges. — Ils donnent aussi des modifications particulières aux forces agissantes dans les divers organes, à l'exercice de ces forces, et à leur mode d'action. — Les Ages font varier encore les organes qui sont le siége des hémorragies. Les forces vitales ont un *maximum* de célérité irrégulière dans l'enfance; elles sont plus régulières dans la jeunesse, plus lentes dans l'âge mûr, etc.

Rapports du sexe féminin avec le jeune âge. — La mobilité relative des organes, et la vivacité de l'exercice des forces, sont plus grandes chez les femmes; la durée plus longue de leur vie, peut dépendre non-seulement de leur manière de vivre, mais de l'utilité de leurs évacuations menstruelles périodiques, et de la plus grande habitude où elles sont de vivre dans un état d'infirmité, etc.

ARTICLE PREMIER.

DE LA DIVISION DES AGES FONDÉE SUR LES VARIATIONS DES MORTALITÉS RESPECTIVES DANS DIVERSES PÉRIODES DE LA VIE HUMAINE.

CCXC.

Je commence par définir ce que j'appelle la *mortalité respective* dans deux périodes, c'est-à-dire dans deux années ou suite d'années de la vie humaine.

Si l'on compare deux périodes de la vie, en supposant au commencement de l'une et de l'autre période, un même nombre d'hommes dont l'âge y soit parvenu : les Tables ou les Ordres de mortalité du genre humain indiquent quel est sur ce nombre donné, le rapport de ceux qui meurent dans l'une de ces périodes à ceux qui meurent dans l'autre. Ce rapport est la *mortalité respective* dans les deux périodes supposées.

On n'a point assez comparé les mortalités respectives, ou la distribution des mortalités dans les différentes années de la vie humaine. C'est faute d'avoir considéré les résultats de ces comparaisons ; qu'on n'a pu résoudre la difficulté suivante, qu'a proposée l'illustre M. D'Alembert (1), sur la détermination de la probabilité de la vie.

Lorsqu'on fait les calculs des rentes viagères, on appelle *probabilité de la vie* pour chaque homme d'un âge donné, sa part *commune et moyenne* de la durée des vies qui sont encore destinées à la généralité des individus du même âge. Elle est égale à la somme des temps de toutes ces vies, (connus par les Tables de mortalité dressées pour un grand nombre d'hommes du même âge, et placés d'ailleurs dans des circonstances semblables), divisée par le nombre supposé de ces hommes.

Mais on appelle encore d'ailleurs *probabilité de la vie*, la durée de vie que peut espérer, à chances égales, chaque homme d'un âge donné. Le temps de cette vie probable (qui se trouve aussi, par les Tables de mortalité, dressées sur des multitudes d'hommes) est celui au bout duquel sera morte précisément la moitié d'un grand nombre d'hommes d'un même âge donné (et dont la vie est soumise aux mêmes circonstances). En effet on peut parier au pair, que chacun de ces hommes pris

_____

(1) Dans ses *Opuscules Mathématiques*, T. ii, p. 74-6.

séparément sera encore vivant au bout de ce temps.

CCXCI.

M. D'Alembert a observé que ces deux manières d'estimer la probabilité de la vie donnent des résultats très-différents ; excepté, comme il dit, dans un seul cas qui n'a pas lieu dans la Nature : celui où il mourrait chaque année un nombre égal de personnes (1). Cependant il a dit que ces deux

(1) Les résultats de ces deux manières de définir et d'estimer la probabilité de la Vie ne peuvent donc, dans ces deux significations, être semblables et égaux l'un à l'autre ; que dans la supposition d'une *progression de mortalité*, qui augmenterait uniformément à mesure que l'âge augmente.

Telle est, par exemple, la *progression* que De Moivre a suivie dans son hypothèse célèbre pour calculer la probabilité de la vie des Rentiers viagers, dont les rentes sont sur une seule tête. Pendant longtemps cette hypothèse a été généralement regardée comme très-utile pour faciliter assez sûrement l'usage habituel des évaluations de ces rentes viagères ; d'autant qu'elle approchait assez (depuis l'âge de dix ans, jusqu'à celui de soixante-quinze) des résultats de la Table de mortalité donnée par Halley, que De Moivre avait eu en vue.

Cependant le Dr Price, qui d'abord avait cru que cette hypothèse de De Moivre pouvait remplir cet objet *(Observations on reversionary payments, fourth Edition*, vol. 1, p. 3) ; a ensuite trouvé mieux qu'on en rejetât l'usage *(L. c.* vol. 1, p. 314). Il dit qu'il n'est point de situation, où pour la première et la dernière périodes de la vie, cette hypothèse corresponde aux faits ;

manières paraissent toutes les deux également plausibles : et il n'a point donné d'explication de cette difficulté.

Mais il suffit pour résoudre cette difficulté de considérer ce que je viens de dire ; que l'on doit estimer différemment d'après les Tables de mortalité, la *probabilité de la vie* ; suivant que l'on donne à cette expression deux significations différentes (dont l'une et l'autre est usitée) : suivant qu'on lui fait signifier la vie *probable* que chaque homme a lieu d'espérer à chances égales entre les hommes de son âge; ou bien la vie *moyenne et commune* à laquelle un homme d'un âge donné peut participer, en tant qu'il est compris dans une multitude d'hommes d'un âge égal au sien (1).

et qu'il est quelques situations, particulièrement celles des grandes Villes, et des Paroisses de Campagne; où elle ne correspond point suffisamment aux faits dans aucune des périodes de la vie.

(1) Je croyais avoir fait seul cette remarque ; qu'on doit distinguer, lorsqu'on calcule les *probabilités de la vie*, la vie *probable* que chaque homme d'un âge donné a lieu d'espérer à chances égales, et la vie *moyenne et commune* à laquelle chaque homme peut participer, en tant qu'il est compris dans une multitude d'hommes d'un âge égal au sien.

Je vois aujourd'hui dans un Mémoire de Gregorio Fontana, qu'il a fait la même remarque contre Daniel Bernoulli, qui n'avait pas distingué ces deux sortes de probabilités de la vie. Ce Mémoire est intitulé : ***Disertazione di Aritmetica-Politica***,

Le terme de la vie probable que chaque homme a lieu d'espérer, peut rester toujours le même; quoique la Nature fasse varier extrêmement les mortalités respectives dans les différentes années de la vie, qui précèdent ou qui suivent ce terme ; et quoique ces variations donnent de très-grandes

sopra il modo di calcolare LA VITA MEDIA *dell' uomo, e sopra l'errore degli scriptori..... di confondere la* VITA MEDIA *, colla* VITA FUTURA *probabile.*

Je ne vois point quelle a été l'époque précise de la publication de ce mémoire (que M. Tourdes vient de me communiquer). Il est très-simple que nous nous soyons rencontrés avec Greg. Fontana sur cette remarque, qui est curieuse, quoiqu'elle ne soit pas très-importante.

Mais ce que je réclame comme une découverte principale que j'ai faite le premier, d'après les Tables de mortalité (que j'ai établie p. 319-20 de la Première Edition de mes *Nouveaux Eléments*, et qui est ici répétée et étendue); c'est qu'il existe chez tous les hommes au-dessus de trente-trois ans, au moins une période (et souvent plus d'une) que j'appelle *âge consistant;* durant laquelle la mortalité respective de chaque année est moindre qu'elle n'avait été pendant l'année qui a précédé immédiatement cet âge.

Je trouve que Greg. Fontana a ignoré cette vérité que j'ai découverte, et qu'il a suivi l'opinion générale, qui est contraire. Car il dit dans le Mémoire cité (p. 19) que depuis 35 ans jusqu'à 60, les décréments de la vie sont à peu près uniformes , et que les survivants d'année en année forment une progression arithmétique. *Dai 35 anni fino ai 60, i decrementi della vita sono a un dipresso uniformi; e i viventi superstiti d'anno in anno formano una progressione aritmetica.*

differences de la vie moyenne commune , pour chaque homme d'un âge donné.

On trouve en général dans presque toutes les Tables de mortalité , que (si on excepte les deux premières années de la vie) la vie probable est toujours plus longue que la vie moyenne commune ; jusqu'à un certain âge , au-delà duquel elle est toujours plus courte.

Cette limite attachée à un certain âge en deçà duquel la vie probable est plus longue , et après lequel elle est plus courte que la vie moyenne commune ; est vers l'âge de soixante ans dans l'Ordre de mortalité que M. de Parcieux a établi sur les listes des Tontines. Il est vers l'âge de cinquante ans, dans les Ordres de mortalité qu'ont fait connaître Kerseboom et Wargentin (1).

---

(1) La vie probable est toujours plus courte que la vie moyenne commune, dans la Table de mortalité qu'a donnée Simpson (dans ses *Registres mortuaires* de Londres); et dans une autre Table dressée par un Curé (sur les Registres mortuaires de plusieurs Paroisses de Campagne) , que M. De Parcieux a rectifiée et publiée dans son Addition à son *Essai sur les probabilités de la durée de la Vie humaine*.

Mais il faut remarquer dans ces deux Tables ; que les années du milieu de la vie comparées aux dernières années de la vie , y ont des mortalités respectives beaucoup plus grandes qu'elles n'ont dans les autres Tables. La raison de cette différence est sensiblement ; quant à la Table de Simpson ; qu'un très-grand nombre d'Étrangers vient s'établir dans les Capitales, comme Londres ; et quant à la Table du Curé ; que chez les pauvres

CCXCII.

Après avoir montré comment la considération
des mortalités respectives dans les différentes années de la vie humaine, sert à résoudre la principale difficulté qu'on ait faite sur l'estimation des
probabilités de la vie : je vais faire voir qu'en com-
parant de grandes périodes, ou des suites d'années
de la vie humaine, on y découvre des variations
considérables et singulières de la mortalité (qu'on
n'a point connues avant moi); et que ces variations donnent une division naturelle des âges de la
vie.

On trouve généralement par les Tables de mortalité ; que la mortalité respective va en diminuant

habitants de la campagne, l'excès de la misère et des fatigues
hâte communément la vieillesse et la mort.

M. Baumann (a) a vu et prouvé par deux Tables de mortalité
des habitants de la Marche de Brandebourg ; que depuis la
2ᵉ année jusqu'à la 41ᵉ (dans la Première Table) ou jusqu'à la
36ᵉ (dans la Seconde Table), la vie probable (qu'il appelle *halb-
wahrscheinliche*, ou qu'on peut espérer avec chances égales)
est toujours plus longue que la vie moyenne (quoique leur
différence aille toujours en diminuant) ; et qu'au-dessus de ces
termes (de 36 ou de 41 ans), la vie probable est toujours plus
courte que la vie moyenne.

(a) Dans ses additions au Livre de Susmilch, *Die Göttliche
Ordnung in den veränderungen des menschlichen Geschlechts*, dont
elles font un Troisième Volume, p. 413.

depuis la naissance jusqu'à la douzième année environ, ou jusque vers l'âge de puberté; et qu'au-
dessus de ce terme la mortalité respective va toujours en croissant (médiocrement) jusqu'à une
nouvelle période d'années; où la mortalité respective de chaque année reste moindre qu'elle n'avait
été pendant l'année qui avait précédé immédiatement cette période (1).

La première période de la vie, où la mortalité
respective diminue d'année en année; est celle de
l'enfance. La seconde période où la mortalité croît,
est celle de la jeunesse. J'appelle la troisième où la
mortalité est moindre qu'à la fin de la seconde,
l'*âge consistant*.

Cet âge consistant dans l'Ordre de mortalité de
Kerseboom, dure depuis trente-trois ans jusqu'à
quarante-cinq ans inclusivement. Dans l'Ordre de
M. de Parcieux, il dure depuis trente-sept ans
jusqu'à quarante-six ans inclusivement (2).

(1) Un homme célèbre a adopté cette observation que j'avais
donnée ici le premier. Mais il ne l'a pas suivie assez exactement,
quand il a dit seulement que la marche progressive de la mortalité semble être rétrograde *pendant certains moments fort
courts*. Car j'ai fait voir que cette diminution de la mortalité
qui a lieu pendant une suite de plusieurs années, par rapport
à des années qui précèdent immédiatement cette suite; est démontrée par les Tables de mortalité: et que cette diminution respective a lieu dans les années de l'âge que j'ai appelé *consistant*.

(2) Dans l'ordre d'Halley, la diminution de la mortalité respective semblerait ne commencer qu'à 54 ans, et finir au-dessus

J'observe qu'il est des Tables de mortalité où l'on peut reconnaître deux âges consistants : ce qui a lieu, lorsque le premier âge consistant finit de

de 56 ans : de sorte que l'âge consistant y serait très-peu marqué et fort retardé.

Dans cette Table d'Halley, le rapport des morts aux vivants dans chaque année, ou la mortalité, est

À l'âge de 53 ans, comme 1 à 28 $\frac{1}{10}$;

À l'âge de 54 ans, comme 1 à 30 $\frac{1}{10}$;

À l'âge de 56 ans, comme 1 à 28 $\frac{1}{2}$ (moindre qu'à 53 ans);

Et à l'âge de 57 ans, comme 1 à 27 $\frac{1}{2}$ plus grande qu'à 53 ans).

Cet Ordre d'Halley présente aussi une autre singularité : c'est que la limite où la vie probable, qui était plus longue que la vie moyenne commune, devient plus courte; commence dès l'âge de 25 ans, et s'étend jusqu'à près de 35 ans.

Cette Table d'Halley a été dressée sur les Registres mortuaires de Breslau : mais de nouvelles recherches semblent être nécessaires pour savoir si elle est exacte; et dans ce cas, pour voir les causes de ses différences d'avec les autres Tables de mortalité (différences dont une raison peut être, que les pertes de l'enfance y sont plus grandes à proportion, et plus longtemps continuées). Mais d'ailleurs mes assertions restent toujours établies par l'accord général des autres Tables de mortalité.

Je trouve dans une Table qui indique les Probabilités de la vie humaine à tous les âges, qui a été formée d'après les Registres mortuaires de la ville de Norwich, et qu'a publiée le Dr Price (à la page 39 du second Volume de son Livre cité) qu'à Norwich, ce que j'appelle l'*âge consistant*, commence à l'âge de 29 ans, et se continue jusqu'à l'âge de 38 ans.

Dans cette Table, le rapport des morts aux vivants dans chaque année, ou la mortalité, est

À l'âge de 28 ans, comme 1 à 59 $\frac{1}{2}$;

À l'âge de 29 ans, comme 1 à 68 $\frac{1}{2}$; (ce qui fait une diminu-

meilleure heure, ou vers quarante ans. Je me fonde moins pour l'observation de ces deux âges, sur la Table de Simpson où l'on peut les distinguer;

tion bien tranchante de la mortalité, par rapport à l'année immédiatement précédente.

A l'âge de 39 ans, jusques auquel inclusivement la mortalité va toujours croissant graduellement depuis l'âge de 29 ans, comme 4 à 59 ½ (de sorte qu'elle est encore moindre qu'à l'âge de 28 ans).

Je ne trouve point de trace de l'âge consistant, dans la Table des Probabilités de la vie humaine à chaque âge, qui a été formée d'après les Registres mortuaires de la ville de Northampton, et qu'a publiée le Dr Price (à la page 38 du Livre cité). Dans cette Table la mortalité va croissant d'année en année depuis l'âge de 12 ans, jusqu'à la fin de la vie.

Mais j'ai lieu de croire que si l'*âge consistant* n'est point indiqué dans cette Table, c'est parce que le Dr Price, qui n'a point connu, ni soupçonné l'observation que j'ai faite le premier sur cet âge, a formé vicieusement cette Table (dont il a fait d'ailleurs le plus grand usage pour ses calculs).

En effet le Dr Price dit (L. c., Vol. 1, page 358, dans *la Note*), que les Listes de mortalité fournies par les Registres de Northampton, lui ont donné les nombres des morts annuellement entre 20 et 30 ans, plus grands que ceux des morts entre 30 et 40. Mais cela est, dit-il, une circonstance qui n'existe dans aucun autre Registre de mortalité (on voit qu'il a ignoré toutes les observations sur lesquelles j'ai fondé ma découverte de l'âge consistant); et est indubitablement dû à quelques causes accidentelles et locales. D'après ce préjugé, il a fait dans cette Table les décroissements de la vie égaux pour chaque année entre 22 et 40 (de 75 morts par année); en conservant cependant la totalité des morts entre 20 et 40, la même que donnent les Listes de mortalité de Northampton.

que sur celle de Wargentin, qui a été publiée par M. de Parcieux.

Dans cette dernière Table on peut voir facilement : 1° Qu'il y a un premier âge consistant au-dessus de trente-cinq ans, qui comprend les années 36, 37, 38 et 39 : et qu'au-dessus de trente-neuf ans jusqu'à quarante-cinq ans, la mortalité est toujours croissante (1).

2° Qu'il y a un second âge consistant au-dessus de quarante-cinq ans, qui comprend les années 46, 47 et 48 ; et qu'au-dessus de cette dernière

(1) Suivant cette Table de M. Wargentin, la mortalité respective (qui pour une année quelconque de la vie, est déterminée par le rapport du nombre de ceux qui périssent dans le cours de cette année, au nombre des hommes vivants dans son commencement),

Pour les hommes, à leur 35° année doit être exprimée par $\frac{1}{65\frac{1}{4}}$; et dans chacune des quatre années qui suivent immédiatement, elle est toujours moindre que celle de la 35° année. Mais celle de la 49° année est plus grande, étant exprimée par $\frac{1}{58\frac{3}{4}}$:

Pour les Femmes, la mortalité respective de la 35° année, doit être exprimée par $\frac{1}{73\frac{1}{2}}$; et elle est toujours moindre dans chacune des cinq années qui suivent immédiatement : mais dans la 49° année, elle doit être exprimée par $\frac{1}{70\frac{13}{14}}$; et par conséquent elle est plus grande que celle de l'année 35.

année, la mortalité va ensuite toujours en croissant (1).

En général l'âge consistant finit au plus tard vers la cinquantième année. Alors commence un nouvel âge qui prend par degrés plus ou moins lents les formes de la vieillesse; et où la mortalité respective va toujours en croissant, jusqu'à la fin de la vie.

La vie *probable* ne diminue pas uniformément,

---

(1) Dans la même Table susdite de M. Wargentin,

Pour les Hommes, à 45 ans la mortalité respective est exprimée par $\frac{1}{49\frac{..}{..}}$; et elle est plus grande que celle des trois années subséquentes 46, 47 et 48 : mais elle est moindre que celle de l'année 49 qui est exprimée par $\frac{1}{49\frac{.}{..}}$;

Pour les Femmes, la mortalité respective de la 44ᵉ année doit être exprimée par $\frac{1}{63\frac{.}{..}}$: elle est plus grande que celle de chacune des sept années immédiatement suivantes ; et elle est surpassée par la mortalité respective de leur 52ᵉ année, qui est exprimée par $\frac{1}{56\frac{.}{.}}$; après laquelle année la mortalité va toujours en croissant.

D'après cela, on voit que l'un et l'autre âge consistant est plus marqué dans les Femmes que dans les Hommes.

Le Dʳ Price (L. c., Vol. II, p. 127) a reconnu dans des Listes mortuaires de la Suède, que lui a fournies M. Wargentin ; que l'augmentation proportionnelle (qui d'ailleurs se fait annuellement) des *décréments* ou nombres des morts de chaque année, est interrompue chez les femmes pour peu d'années, après 35 ans ; et de rechef pour peu d'années, après 45 ans. Il ajoute que ce ne peut être une irrégularité accidentelle; qu'on ne

mais avec quelques variations d'accroissement et de décroissement dans les dernières années de la vie ; depuis environ quatre-vingt-cinq ans (chez les femmes) jusque vers l'âge de quatre-vingt-dix ans. C'est ce qu'on peut démontrer d'après les Tables de mortalité de Kerseboom, de Wargentin, et de M. de Buffon. C'est une nouvelle preuve que la mortalité de l'espèce humaine n'est point réglée suivant des lois physiques et nécessaires (1).

saurait admettre vu la grandeur des nombres (et de leurs différences), et vu la longueur de la période par rapport à laquelle les observations ont été faites.

Price a donné de ces interruptions du progrès de ces *décréments*, une explication qui est entièrement arbitraire et gratuite ; parce qu'il n'a pas vu dans les faits, ce que j'y ai observé le premier, relativement aux âges consistants des Hommes et des Femmes.

Dans l'ordre de mortalité des Religieuses, calculé par M. De Parcieux ; on trouve aussi deux âges consistants, mais faiblement marqués ; le premier aux années 35 et 36, et le second à l'année 45 (Voyez la dernière Colonne de la Table XIII de son *Essai sur les Probabilités de la durée de la vie humaine*).

Ces derniers faits sont remarquables et en eux-mêmes, et en particulier relativement à ce que les femmes sont plus vivaces que les hommes, comme il sera dit plus bas.

(1) M. Odier, célèbre Médecin de Genève, a fait sur les hommes qui meurent centenaires dans cette Ville, une observation fort singulière ; et dont il serait très-intéressant de pouvoir déterminer la véritable raison. Il assure qu'une remarque semblable a été faite généralement dans d'autres pays.

M. Odier dit (dans une *Note* sur la p. 54 du quatrième Tome

ARTICLE SECOND.

DE LA DIVISION DES AGES DE LA VIE, CONSIDÉRÉS PAR RAPPORT
AUX MODIFICATIONS GÉNÉRALES QUE CHAQUE AGE IMPRIME
AU SYSTÈME DES FORCES DU PRINCIPE VITAL.

CCXCIII.

Il est naturel de penser que dans les divers Ages de la Vie, les forces *radicales* du Principe Vital ont une intensité proportionnée à la *ténacité* de la vie ; et par conséquent qu'elles peuvent être mesurées, et comparées entre elles, par les mortalités respectives de ces Ages.

(sciences) de la *Bibliothèque Britannique*) : d'après les extraits mortuaires de Genève, qui y sont tenus régulièrement depuis 1561 ; à la fin du seizième siècle, la probabilité de la vie y était si peu considérable, que la moitié des enfants y mourait avant l'âge de six ans ; et il n'y avait point d'année où il ne se trouvât sur la liste des morts, quelques personnes âgées de plus de cent ans. Aujourd'hui rien n'est plus rare. A peine s'en trouvet-il un de cet âge dans l'espace de dix ans : et cependant la probabilité de vie a tellement augmenté chez nous, que la moitié des enfants qui viennent au monde, survit encore au bout de vingt-huit ans.

On ne peut attribuer un changement aussi remarquable dans l'Ordre de mortalité des habitants de Genève, à ce que les

L'état des forces radicales *dans une des périodes de la vie*, n'a point d'influence nécessaire sur la durée permanente de ces périodes, qui doivent s'étendre à tel ou tel cours de la vie probable. Ces forces ne subsistent qu'en se renouvelant par l'énergie et la succession des fonctions de l'économie animale dans chaque temps de la vie. Mais elles ne sont plus ou moins susceptibles de se reproduire que suivant des lois préétablies pour chaque âge.

Ces lois que l'observation sur les mortalités respectives des diverses périodes de la vie, peut seule faire reconnaître, déterminent d'âge en âge la vitalité, ou la durée possible de la reproduction du système des forces du Principe Vital.

D'après ce qui a été dit dans l'Article précédent, on voit comment les divers âges font changer l'intensité constitutionnelle des forces radicales du Principe Vital.

circonstances physiques du local de cette Ville aient beaucoup changé. Il est donc naturel de rapporter cette variation au changement qu'un espace de deux siècles a introduit dans la manière de vivre des Genevois.

Mais comment deux manières de vivre différentes, qu'il faudrait déterminer, soit chez les enfants, soit chez leurs parents même; ont-elles pu, suivant leur diversité, causer aux hommes qui sont nés à Genève, deux ordres de mortalité différents; dont l'ancien indiquait moins de ténacité dans la vie durant le premier âge, et moins de difficulté d'atteindre à un âge très-avancé; et dont l'ordre présent manifeste que les causes de la vie soient aujourd'hui modifiées en sens contraire?

Je vais exposer dans cet Article, les modifications générales que divers âges de la vie produisent dans les forces *agissantes* du Principe Vital, dont l'exercice est déterminé par la succession spontanée des fonctions, ou par l'application d'une cause étrangère au corps vivant. Ces forces sont surtout modifiées dans chaque âge ; et par les rapports divers de leur activité dans divers organes qui sont inégalement développés ; et par les différents modes suivant lesquels leur action est graduée.

Dans les divers âges de la Vie, les forces que le Principe Vital exerce dans les divers organes ont des rapports variables d'activité ; selon que ces organes se trouvent être développés dans des proportions différentes. C'est ce qu'indiquent particulièrement les hémorragies qui sont les plus familières aux divers âges.

CCXCIV.

Les premiers âges de la vie sont les plus exposés aux hémorragies des parties supérieures, comme du nez et du poumon : et l'âge avancé ne connaît presque point d'autres pertes de sang que les utérines ou les hémorroïdales. Or cette variété des tendances du sang (que les Anciens ont désignées par les noms d'*anarrhopie* et de *catarrhopie*) tient sensiblement à la différence de grandeur proportionnelle que la tête a dans l'enfance, et que la masse de la plupart des viscères du bas-ventre a dans un âge avancé.

Dans l'enfance, les forces agissantes ont un mode précipité, ou rapide et peu régulier. Dans la jeunesse, l'action des forces est accélérée (quoiqu'à un moindre degré que dans l'enfance) ; mais elle est beaucoup plus régulière. Dans l'âge mûr, le progrès de l'action des forces est lent et très-régulier. Dans la vieillesse, l'action des forces est moins régulière que dans l'âge consistant ; et elle est fort lente.

Ainsi le *maximum* de célérité des forces agissantes est dans l'enfance : et le *maximum* de la régularité de leur action est dans l'âge mûr.

Dans la première enfance, tandis que la vitalité s'accroît, les fonctions des organes vitaux et soumis à la volonté s'exécutent avec une grande vitesse. Le mouvement vif et continuel auquel les enfants sont portés, entraîne le besoin d'une nourriture fréquente et d'un long sommeil.

Chez eux la Nature ébauche pour ainsi dire la vie, par traits rapides et souvent répétés. Elle en essaie faiblement et moins parfaitement toutes les fonctions ; elle y prodigue des forces dont les pertes exigent une prompte réparation ; et elle semble vouloir revenir d'autant plus souvent à son ouvrage, qu'il a pris moins de consistance.

Dans tous les temps de l'enfance, les causes d'irritation produisent des effets très-vifs. On a re-

marqué qu'une piqûre de puce ne fait pas chez les
enfants une simple tache , mais une tumeur. On
sait combien ils sont facilement déterminés à des
affections spasmodiques et convulsives par des
causes qui semblent légères, etc.

CCXCV.

La jeunesse est l'été de la vie. Les maladies de
cet âge affectent un caractère d'impétuosité et
d'effervescence : les hémorragies y sont très-fré-
quentes ; les fièvres y prennent plus généralement
la période en tierce , qui est la plus propre à une
Nature active.

Les jeunes gens ont des désirs vifs , mais qui
s'amortissent promptement, dès qu'ils ont joui de
ce qu'ils désirent. Aristote dit que leurs volontés
sont aiguës ; mais non grandes : et il les compare
ingénieusement à la faim et à la soif des malades ,
qui les affectent fortement , mais qui ne s'étendent
pas loin ; d'autant que pour les calmer, il suffit
d'un peu d'aliments ou de boisson.

Dans l'âge mûr, les mouvements de congestion
irrégulière des humeurs étant moins précipités ,
déterminent plus souvent des flux séreux que des
hémorragies. Les fièvres y affectent la période en
quarte ; dont les retours sont tardifs , et dont la
chaîne est longue.

Dans les Vieillards , les forces agissantes dépérissent, tandis que les forces radicales se détruisent graduellement (1). Toutes les parties molles perdent leur ton, se racornissent ou s'affaissent; les sensations, les appétits et les passions n'ont plus qu'une faible activité.

Aristote dit avec raison que les vieillards vivent

(1) Cette destruction des forces radicales dans la vieillesse, est un objet de considérations importantes pour le traitement des maladies des Vieillards. Elle est souvent la cause, que dans leur état apparent de la meilleure santé, ils sont pris de maladies promptement funestes; et que leurs maladies chroniques semblent n'être guéries, que pour en reproduire d'autres de forme différente.

Sénèque a dit fort bien (Epist. xxx), qu'on peut sauver un navire, qui ne fait eau que par une ou deux ouvertures; mais non lorsqu'il est relâché et entr'ouvert en plusieurs endroits : et qu'il en est de même du corps d'un vieillard, que son âge rend semblable à un vieux bâtiment, qui se détruit de toutes parts, et qui tombe en ruines d'un côté, quand on le répare de l'autre.

Huet a bien dit aussi (*Huetiana*, N° xxv) : la vigueur et la bonne santé qu'on remarque dans quelques vieillards, ressemble à une tour sapée. Cette tour paraît aussi solide et aussi durable, que lorsqu'elle fut achevée de bâtir : cependant elle n'a plus de fondement; et n'étant soutenue que par quelques étais, elle est ruinée dans un instant, dès qu'ils viennent à manquer.

Un Auteur anonyme qui a écrit l'*Apologie du jeune*, dit qu'un homme avancé en âge, ne meurt pas pour l'ordinaire de la maladie dont il paraît mourir; mais parce qu'il est usé, parce que le ton manque, et que le Principe du mouvement est détruit : en un mot par la seule nécessité de mourir, dont la maladie n'est que le masque : en sorte que la mort naturelle est aussi commune à cet âge que nous la croyons rare.

plus par la mémoire des longs temps qui se sont écoulés pour eux, que par l'espérance de ce qui peut arriver, dans le peu de vie qui leur reste (1), et que dans leurs derniers jours, leurs désirs se bornent à l'amour de la vie, d'autant qu'on désire surtout la chose dont on manque.

Enfin, la sensibilité qui s'éteint, et l'impuissance relative pour tout exercice, disposent l'homme à la mort; ou au sommeil qui doit terminer sa vie entière (2).

(1) Cela n'est point contraire à ce qu'Horace dit des espérances du vieillard :

Dilator, spe longus, iners, avidusque futuri.

Je crois qu'on a mal interprété ce vers jusqu'ici; parce qu'on n'a pas lié les épithètes qu'il renferme. En effet l'inertie considérée séparément, ne serait pas un caractère marquant du vieillard. Mais ce qui le caractérise, est que cette inertie que cause sa faiblesse, s'appuye sur l'espoir que le temps amènera le succès qu'il désire; et auquel il ne veut point contribuer immédiatement par aucun effort.

(2) On connaît les beaux vers de Columelle sur la vieillesse :

Namque parens hominum, æternam sortita juventam,
Non senio Tellus, non deficit ubere partu,
Sed facili vires, et fertilitatis honorem
Restituit cultu : nos contrà, cum semel annis
Invasit nulla reparabilis arte senectus,
In pejus ruimus, nec habet natura regressum.

Mais peut-être n'est-ce que pour des êtres éphémères comme l'homme, que la Terre est toujours jeune. Qui peut savoir si elle ne vieillit pas, et si par sa nature même, elle n'est pas destinée à périr ?

CCXCVI.

Le sexe féminin a en général des rapports singuliers avec le jeune âge. Chez les femmes, les organes ont plus de mobilité relative, et l'exercice
des forces a plus de vivacité que chez les hommes
d'un même âge. De là vient que la fréquence du
pouls est beaucoup plus grande chez les femmes,
comme l'a remarqué Gedeon Harvey, etc.

Les Tables de mortalité s'accordent généralement à faire voir que les femmes atteignent plus
souvent que les hommes à un âge fort avancé; et
que chez elles la ténacité de la vie est plus grande,
surtout dans le premier âge et dans le dernier.

Ainsi, par exemple, les résultats de ces Tables
sont en général conformes aux observations faites
en Suède par Wargentin. Elles lui ont fait voir
que, comme il naît plus de garçons que de filles,
il meurt aussi dans les années de l'enfance, plus
de garçons; de sorte que vers la 15ᵉ ou 16ᵉ année,
les nombres des garçons et des filles sont à peu
près égaux (1).

Wargentin a observé aussi que dans l'année 1763,

(1) Il est dit aussi dans l'*Essai sur les Probabilités de la
Durée de la Vie Humaine*, par De Parcieux; que les femmes
(*prises ensemble*) vivent autant que les hommes (*pris ensemble*),
quoique le nombre des hommes surpasse celui des femmes
dans le rapport de 18 à 17 : ce qui montre que les femmes, en

le nombre des vivants dans tout le royaume de Suède, contenait plus de vieilles femmes que de vieillards; à quatre-vingts ans passés, dans le rapport de trente-trois à dix-neuf; et à quatre-vingt-dix ans accomplis, dans le rapport de près de deux à un. (Detharding et Gohl ont recueilli des observations analogues) (1).

La Nature fait naître en beaucoup de pays (et peut-être universellement) un plus grand nombre

nombre quelconque, ont le total de leurs vies plus grand qu'un pareil nombre d'hommes, selon le même rapport de 18 à 17.

(1) Une fragilité plus grande de la vie dans les mâles que dans les femelles, se démontre dès la naissance, et dans le cours de la première année de la vie. Les observations de Sussmilch, et de M. Muret prouvent que le nombre des mâles mortnés est à celui des femelles qui meurent en naissant, comme 30 est à 24. Les mêmes observateurs (et Struyck en Hollande) ont vu aussi que dans la première année de la vie, il meurt beaucoup plus de mâles que de femelles.

On est surpris que le D* Price, qui a cité ces dernières observations, ait pu douter (Liv. cit., Vol. II, p. 247) si la mortalité plus grande des hommes que des femmes est *naturelle*, ou si elle existe seulement en conséquence de causes *adventices* (accidentelles) comme de quelque débilité particulière des hommes, qui ait lieu spécialement dans les grandes Villes. Il fonde ce doute, sur ce que d'après plusieurs Listes publiées par Sussmilch, le nombre des hommes se rapproche beaucoup plus du nombre des femmes dans les Paroisses de campagne et les Villages, que dans les Villes. Mais il est facile de voir que cette observation seule ne prouve point ce doute de Price, qui devrait être formé d'après des observations plus directes.

d'hommes que de femmes ; et cependant il est sans doute conforme à ses fins , que dans l'âge productif de la vie, le nombre des femmes soit fort rapproché de celui des hommes.

La Nature tend à ce rapprochement, lorsqu'elle fait mourir plus de mâles que de femelles dans la première enfance.

Elle a fait l'homme d'une constitution plus active et moins souple que la femme : et sous ce rapport il doit résister moins qu'elle, aux maladies aiguës et autres lésions vives des organes, qui sont fort multipliées dans les premières années de la vie (de même que les adultes d'un tempérament fort, succombent plus fréquemment à de semblables lésions, que ceux dont la vigueur est médiocre).

CCXCVII.

On a voulu expliquer ce qui fait que la vie moyenne des femmes est plus longue que celle des hommes ; parce que leur manière de vivre étant beaucoup plus tranquille , ne les expose point aux mêmes périls que courent les hommes dans leurs divers genres de vie. Mais ces dangers semblent être compensés par ceux de la grossesse , de l'accouchement, et de plusieurs maladies qui sont particulières aux femmes.

D'ailleurs, ces maladies sont d'autant plus rares, quand les femmes obéissent au vœu de la Nature en faisant des enfants, et en les allaitant ; d'où il arrive que les femmes mariées vivent communément plus longtemps que celles qui vivent dans le célibat.

Mais la cause principale de la *longévité* des femmes par rapport aux hommes, me paraît dépendre de ce qu'elles ont leurs âges moyens ou *consistants* plus marqués et plus prolongés que ceux des hommes (ainsi que je l'ai observé ci-dessus).

Les femmes jouissent probablement de ce prolongement de leur âge moyen en général, par les suites de la mollesse et de la flexibilité du tissu de leurs fibres; et particulièrement par l'effet de leur évacuation périodique, qui les rajeunit pour ainsi dire tous les mois, renouvelle leur sang, et rétablit leur fraîcheur habituelle (ou *morbidezza*), etc.

Une autre cause puissante de la plus longue durée de la vie des femmes par rapport aux hommes, est qu'ordinairement elles sont plus accoutumées à souffrir des états d'infirmité, ou à éprouver des difficultés et des peines de la vie (1). Cette accoutumance, donnant plus de modération constante à la sensibilité vitale des femmes, ne peut que les rendre moins susceptibles des impressions des causes de différentes maladies.

En même temps, à raison même de ce que leur sensibilité intérieure est plus exercée, les femmes

(1) C'est ce que Gohl, entre autres, a fort bien remarqué (dans les *Acta Berolinensia*, Vol. X . p. 59).

sont disposées à ressentir plus souvent, et d'une manière plus marquée, les effets nuisibles que peuvent avoir sur leur constitution faible et délicate, diverses fautes de régime; dont elles sont ainsi engagées fréquemment à se défendre.

Enfin on peut remarquer encore que les plaisirs les plus vifs, qui abrègent si souvent la vie des hommes qui s'y livrent, surtout dans un âge avancé; sont sans comparaison moins ruineux chez les femmes qui en abusent.

<hr>

SECONDE SECTION.

SOMMAIRE. — On ne peut donner aucune explication mécanique, ou autre manifeste des différences de la mortalité respective des divers âges. — Ces variétés dépendent des lois primordiales de la constitution du corps vivant. — Le dessèchement des solides, et l'affaiblissement de l'exercice des forces, ne sont que des causes secondaires, liées et soumises à ces lois primordiales.

Les causes prochaines de la mort ordinaire sont de grandes lésions physiques des organes; des altérations radicales des forces de la vie, qui sont ou générales, ou dépendantes de l'affection d'un seul organe, un passage immédiat du plus haut degré de l'excitation, à l'extrême détente dans les principaux organes.

Les lésions physiques des organes sont plus fréquentes dans les temps voisins des solstices et des équinoxes, où les variations successives de l'air sont très-grandes. — De ces temps, les

plus meurtriers sont ceux qui répondent à l'intempérie extrême de chaque climat. (Faits nombreux sur ce point.)

La mort est la cessation irrévocable de la sensibilité et des mouvements vitaux. — Dans les cas de mort apparente, il doit se
conserver des mouvements toniques très-faibles qui empêchent la putréfaction et permettent de rappeler les malades à
la vie. — Exemples de morts apparentes très-prolongées.

Incertitude des signes de la mort. — La putréfaction est le seul
signe certain. — Les moins incertains sont ensuite l'extinction
des mouvements toniques dans la cornée qui devient flasque,
dans les sphincters et les autres muscles. (Usage des Anciens
pour recomposer le visage défiguré des mourants.)

Les remèdes stimulants qu'on emploie dans les morts apparentes peuvent ne faire qu'exciter les Forces Vitales affaiblies; mais ils peuvent aussi les faire renaître. (La cause de
la vie ayant cessé quelque temps d'exister dans certains cas,
semble pouvoir être rappelée et renouvelée suivant une loi
primitive de la Nature, par le retour des conditions physiques
qui amènent une nouvelle animation de ce corps, et qui sont
analogues à la première.) Utilité des divers moyens excitants.
— S'il n'y a point d'altération majeure des organes, le renouvellement d'une fonction peut rétablir la succession de
toutes les autres.

Dans la mort lente, successions graduées des altérations des
forces du Principe Vital, et des Affections de l'âme. Les
symptômes en varient selon qu'un état convulsif, ou atoni-
que, domine dans les derniers moments. — On trouve chez
certains malades que la succession de ces gradations de la
mort se prolonge d'une manière singulière.

Les affections de l'Âme sont, aux approches de la mort, relatives
à son intelligence, ou à ses passions. — La concentration des
forces qui avait lieu en divers organes, peut, en cessant,
rendre à l'âme toutes ses facultés; et ces forces, en se concentrant sur l'organe cérébral, peuvent donner une énergie
extraordinaire aux facultés de l'intelligence. (Faits singuliers
de ce genre.) — L'action de fortes passions ou d'un désir très-
vif peut retarder la mort de quelques instants.

La sensation du mourir ne semble pas devoir être douloureuse,
ni dans les cas où l'extinction de la sensibilité est soudaine,
ni lorsque cette extinction se fait lentement. (Faits qui prouvent que le moment même de la mort a été, chez quelques
mourants, immédiatement précédé d'un état de bien-être.)
— L'idée de la mort, quand même elle persévérerait jusqu'à
la fin, doit perdre son impression terrible, puisqu'alors elle
doit aller de plus en plus en s'affaiblissant.

Après la mort, les parties élémentaires du corps se dispersent
pour obéir à d'autres Principes de mouvement et de vie. —
Le Principe de Vie, s'il est un être distinct du Corps et de
l'Ame, peut s'éteindre, ou passer dans d'autres corps ; et s'il
n'est qu'une faculté du corps vivant, il rentre dans le Système des Forces de la Nature. L'Ame immortelle retourne à
Dieu qui l'a donnée.

ARTICLE PREMIER.

DES CAUSES DE LA MORT.

CCXCVIII.

Je vais exposer d'abord ce qu'on doit penser sur
la cause de la mort naturelle, ou de la mort
qu'amène nécessairement la succession des âges de
la vie.

Après avoir indiqué ensuite les causes prochaines de la mort la plus commune, qui sont de
fortes lésions des organes principaux ; je ferai voir
par l'exemple des différences de la mortalité dans
les divers temps de l'année ; combien les causes
extérieures au corps vivant peuvent avoir d'in-

fluence pour aggraver les lésions des organes, et les porter à ce degré qui les rend mortelles.

Il me paraît que l'observation des différences que présentent dans les divers âges, les mortalités respectives, et les probabilités de vie; peut servir particulièrement à démontrer la fausseté de toutes les Théories dans lesquelles on veut expliquer par des lois physiques la nécessité d'action des causes de la mort naturelle de l'homme (1).

Galien semble être le premier qui ait remarqué (dans son Livre sur le Marasme) que ce dogme que tout le monde reçoit comme très-vrai, savoir que tout ce qui a été engendré doit se corrompre; n'est connu que par l'expérience, et ne peut être démontré *à priori* d'une manière scientifique.

Stahl a dit aussi qu'on ne peut expliquer solidement par aucune raison physique, pourquoi

(1) Il faut pour bien voir la cause nécessaire de la mort, recourir à une Loi primordiale du Principe Vital.

On peut dire que cette loi est la fatalité, qu'ont eu en vue Plotin et les autres Philosophes Pythagorico-Platoniciens. Macrobe a dit (*In Somn. Scip.*, Lib. 1, Cap. XIII), d'après ces Philosophes, que les âmes sont liées aux corps par une raison certaine et établie, qui existe dans les *Nombres* : que tant que ces nombres subsistent, le corps continue d'être animé; et que lorsqu'ils viennent à manquer (*deficiunt*), aussitôt est résoute cette puissance secrète, qui produisait l'association de l'âme et du corps; *et hoc est*, ajoute-t-il, *quod fatum et fatalia vitæ tempora vocamus*.

La mort *naturelle* est aussi la mort *fatale*, suivant Cicéron (dans Aulugelle), etc.

l'homme meurt d'une mort naturelle, et lorsqu'il n'est point frappé par des causes externes, ou par des maladies violentes : ou plutôt pourquoi l'homme ne pourrait-il pas vivre toujours, puisqu'il peut vivre pendant longtemps.

CCXCIX.

L'assertion de Galien et de Stahl peut sembler n'être pas bien fondée sur les raisons dont ils l'ont appuyée. Mais il me paraît évident qu'on ne peut donner d'explication mécanique ou autre manifeste de ces variations de la mortalité, que j'ai montré avoir lieu dans les différents âges.

On dit communément que la mort naturelle doit avoir lieu à ce terme, où la cessation des fonctions vitales devient inévitable par l'extrême rigidité des organes du corps humain ; qu'amène leur dessèchement graduellement augmenté pendant tout le cours de la vie.

On dit aussi que le corps vivant doit dépérir peu après la naissance ; parce que les sucs nourriciers qui servent à sa réparation, sont transmués d'une manière toujours plus imparfaite durant le cours de la vie (du moins après l'enfance) : ce qui doit altérer de plus en plus les forces vitales ; rendre les humeurs de plus en plus âcres ; et faire que les petits vaisseaux s'obstruent et s'oblitèrent toujours en plus grand nombre.

Toutes ces explications et autres semblables qu'on peut alléguer, ont un même vice radical ; celui de donner comme des faits nécessairement dépendants des lois de la physique ; les dégradations de la nutrition et des autres fonctions, qui sont amenées par l'âge, et dont la mort est l'accomplissement. Or il est aussi difficile d'expliquer solidement par des raisons physiques la nécessité de ces dégradations, que celle de la mort même.

CCC.

Mais quand on pourrait, en multipliant les hypothèses, rapporter avec plus de vraisemblance à des causes physiques la nécessité de la mort naturelle : il est évident que de telles causes ne peuvent rendre raison des variations de la vitalité qu'on observe dans les divers âges.

Dans chaque âge, la vitalité ou la puissance de reproduction durable du système entier des forces du Principe Vital, doit être estimée ; et par la probabilité de vie, et par la mortalité respective qui sont propres à cet âge. Or les lois de la vitalité à ces deux égards, ne peuvent se concilier avec le progrès nécessaire des causes physiques, dont on fait dépendre la mort naturelle.

On ne voit pas comment ces causes peuvent faire que la probabilité de la vie, quoiqu'elle diminue à mesure qu'on avance en âge ; décroît dans une moindre proportion que les années de la vie ne s'écoulent (1).

On voit peut-être moins encore, pourquoi la probabilité de la vie, loin de diminuer dès la naissance, va en augmentant jusqu'à l'âge de cinq à six ans et même un peu au-delà (2) : et pourquoi la probabilité de la vie diminue rapidement dans la vieillesse (où son décroissement est suspendu pendant quelque temps entre 85 et 90 ans).

Il paraît impossible d'expliquer par des lois physiques et nécessaires, l'ordre des mortalités respectives dans les divers âges, tel que je l'ai exposé ci-dessus ; ordre qui est entièrement différent de celui que suivent les probabilités de la vie.

CCCI.

Le résultat général de mes observations sur les vitalités des divers âges, fait connaître que non-seulement les hommes n'approchent pas de la mort à pas égaux : mais même que dans ce mouvement constant qui entraîne avec rapidité tous les hommes vers la mort, il se fait dans les divers âges de la

(1) C'est ce qu'a observé M. de Buffon dans son *Supplément à l'Histoire Naturelle*, T. IV, p. 163-4.

(2) Si l'on considère ces premières années de l'enfance, on voit que Sénèque a dit trop généralement ; *Nunc quoque cum crescimus, vita decrescit* : Epist. 24.

vie comme des flux et des reflux ; tantôt dans le sens du mouvement commun, qui le rendent plus précipité, et tantôt dans un sens contraire, qui font que ce mouvement commun est fort ralenti.

Les lois primordiales de la constitution du corps vivant produisent seules ces variations de la mortalité dans les divers âges. La première cause de la mort naturelle est la nécessité de ces lois, qui règlent la durée et la fin, comme l'origine et les développements de la vie. Elles amènent, suivant une progression variable, mais fortement croissante dans presque tous les derniers temps de la vie ; le desséchement des solides et des fluides, et l'affaiblissement de l'exercice des forces du Principe Vital.

Ces effets simultanés sont toujours gradués dans chaque homme, *dépendamment* de ces lois primitives : et cependant il n'est pas douteux qu'ils n'exercent entre eux une action réciproque ; qui les transforme en causes secondaires, dont l'influence peut accélérer ou retarder la mort.

Ainsi le degré de la mobilité des solides et des fluides vivants, rend plus ou moins facile l'exercice des forces agissantes du Principe Vital ; et favorise ou empêche la reproduction complète des forces radicales. Réciproquement, le degré de la conservation des forces vitales modifie diversement la mobilité de toutes les parties du corps ; il hâte ou éloigne ce desséchement des organes, qui fait qu'ils cessent d'être des instruments convenables pour les fonctions du Principe Vital.

C'est ainsi que l'esprit de vie a des lois qui lui sont propres, par lesquelles il soutient et détruit le corps organisé qu'il anime ; et néanmoins que les conditions physiques qu'il peut donner à la matière, l'y retiennent plus ou moins lié.

CCCII.

Les causes prochaines de la mort la plus commune sont de fortes lésions des organes principaux ; produites par une violence externe, ou par les effets des maladies. Ces lésions sont de deux sortes ; sensibles et physiques, ou insensibles et dépendantes d'altérations radicales des forces de la vie.

Celles-ci peuvent suspendre mortellement les fonctions vitales ; lorsque les organes principaux qu'elles affectent ne souffrent point de lésion manifeste, et sont comme frappés de paralysie ou de convulsion soudaines. Ces états nerveux peuvent être déterminés par les poisons les plus actifs, par des excès de passions vives, etc.

L'harmonie vitale peut être rompue tout-à-coup, par un degré extrême de semblables lésions nerveuses dans un organe essentiel à la vie ; et elle peut l'être aussi par un concours de ces lésions dans plusieurs organes, dont chacune eût pu n'être pas mortelle.

Lancisi a vu une mort subite, causée par un coup de poing donné dans le creux de l'estomac. Il a expliqué cette mort soudaine par la convulsion qui fut excitée à la fois dans toutes les parties unies en cet endroit par un lien tendineux ; savoir de l'orifice gauche de l'estomac, du centre du diaphragme, de l'aorte, de la veine cave, et du péricarde (1).

Non-seulement une mort soudaine peut être causée, lorsque les organes principaux viennent à être frappés d'une affection convulsive ou paralytique ; mais la mort peut encore survenir très-

(1) J'ai eu connaissance d'un autre cas de mort soudaine, produite par un coup violent sur le creux de l'estomac.

Des faits semblables ne sont pas extrêmement rares. De Haën en a recueilli plusieurs (*Pathol.*, T. 1, p. 554) d'après Paré, Hoffmann et Schlichting. Darwin a parlé aussi de morts subites qui ont été occasionnées par un coup porté sur l'estomac, dans les combats à coups de poing ; et il les attribue à la sympathie de l'estomac avec le cœur.

D'après ce que j'ai dit ci-dessus, on voit qu'il doit exister une forte sympathie entre des organes voisins qui sont liés par par un tissu intermédiaire, et par des nerfs ou des vaisseaux communs.

J. Hunter (dans son *Traité sur le Sang et l'Inflammation*, etc. T. 1, p. 157 de la Trad. Franç.) a parlé aussi des coups sur l'estomac qui tuent immédiatement ; cas dans lesquels il dit que les muscles ne se contractent pas, et que le sang ne se coagule pas non plus.

promptement, lorsqu'il se produit dans ces organes un passage immédiat d'un très-haut degré d'excitation à une grande détente.

Cette dernière cause me paraît avoir lieu dans les faits suivants, que rapporte Sparmann (1). Des esclaves que des maîtres barbares font déchirer, et dont ils prolongent les tourments, en faisant jeter sur leurs blessures du poivre et du sel; implorent avec la plus grande instance un verre d'eau : mais on le leur refuse tant que leur sang est enflammé par les souffrances; l'expérience ayant montré qu'alors un verre d'eau ou toute autre boisson leur donnait la mort dans l'espace de quelques heures, et quelquefois d'abord après avoir bu.

Sparmann ajoute qu'une chose analogue arrive à quelques hommes qui sont empalés. C'est qu'ils vivent encore l'espace de plusieurs jours dans cette horrible position, lorsque le temps est sec; mais que s'il devient pluvieux, leurs plaies se gangrènent, et leurs tourments finissent en quelques heures avec leur vie.

CCCIII.

Les *corruptions* des organes, qui sont les causes les plus ordinaires de la mort; sont plus souvent

____

(1) Dans son *Voyage du Cap de Bonne-Espérance*, T. III, p. 261.

déterminées ou aggravées à un degré funeste, dans certains temps de l'année que dans d'autres. Il paraît constant que dans notre zone tempérée, les temps de la plus grande mortalité, sont des temps voisins des solstices et des équinoxes.

Je vais établir et modifier cette proposition générale par un grand nombre de faits rapprochés; dont j'indiquerai en même temps les causes sensibles.

Les Médecins observateurs ont remarqué en général une influence funeste des temps même des solstices et des équinoxes.

Hippocrate (1) a dit le premier, que ces temps sont les plus dangereux de l'année. Lancisi (2) a observé à Rome, que c'est dans ces quatre temps de l'année, que les morts subites (ainsi que les apoplexies promptement mortelles) sont les plus fréquentes; et M. Piquer assure qu'on observe la même chose en Espagne (3).

(1) Dans son Livre *De Aeribus*, *Aquis*, *et Locis*.

(2) *De subitaneis Mortibus*, Lib. 1, C. xviii et xx.

(3) Cependant il peut y avoir d'ailleurs, pour le nombre de ceux qui meurent de maladies (et non de morts subites), dans les temps précis des solstices; quelque diversité particulière au climat de l'Espagne. Car Piquer a dit aussi que communément les temps qui comprennent les deux solstices, si l'on prend seulement quelques jours avant et quelques jours après chaque solstice; sont dans l'année, ceux de la plus grande salubrité (Voyez *Las Obras de Hippocrates masselectas*, *illustradas por el Doctor Andres Piquer; Tomo Primero*, p. 17).

Dans les temps qui précèdent prochainement le solstice d'hiver, et dans ceux qui suivent de près le solstice d'été, on voit se produire d'une manière fort marquée, des grands changements en froid ou en chaud dans la température de l'atmosphère.

Les variations successives de l'air qui suivent les équinoxes, sont sans doute moins fortes, quoique bien marquées, pour le chaud et le froid; mais elles se répètent fréquemment en sens contraires (1).

Il est facile de voir que les grandes et les fréquentes variations de l'air, doivent être extrêmement nuisibles aux personnes attaquées de maladies chroniques, ou qui portent depuis longtemps un germe de destruction; soit par un vice particulier de quelque organe, soit parce que leur constitution est ruinée.

---

(1) Les variations de l'atmosphère semblent devoir être extrêmes et plus fréquentes dans les divers temps de l'année (toutes choses étant les mêmes d'ailleurs), principalement en proportion de l'inégalité des jours contigus; soit par rapport aux effets de la chaleur, soit par rapport à ceux de la lumière. Mais les jours qui se succèdent sont d'autant plus inégaux entre eux, qu'ils sont plus près des équinoxes.

Je n'entends parler que de cette inégalité des jours que cause la différente déclinaison du soleil dans une position donnée de la sphère oblique. Il serait déplacé de considérer ici l'inégalité des jours Astronomiques, dont l'argument est l'équation du temps ou des horloges. Mais il ne faut pas négliger d'avoir aussi égard à l'inégale durée des crépuscules, qu'a définie David Gregory.

C'est pourquoi les morts de ces personnes tombent plus souvent dans des temps voisins des équinoxes, ou des solstices ; ce qui dans le cours ordinaire des saisons, rend la mortalité plus grande dans ces temps de l'année, que dans les autres.

Je dis, *dans le cours ordinaire des saisons* ; car en général le nombre des morts n'est sensiblement plus grand relativement à l'influence des solstices et des équinoxes, qu'autant que les saisons sont réglées ; et que leurs grandes intempéries de froid, de chaleur, de sécheresse et d'humidité, répondent, comme dans l'ordre qui est le plus commun pour chaque climat donné, aux points principaux du cours annuel du soleil (1).

CCCIV.

Il est essentiel de remarquer, par rapport aux différences de la mortalité respective que causent les influences de chaque solstice et de chaque équinoxe ; qu'en général ces différences sont en sens

___

(1) Gohl (*Acta Medicorum Berolin.*, Vol. VII, p. 89) a vu un mois de Juin faire périr plus de monde que le mois de Mars ; ce qu'il rapporte à ce qu'il se fit dans ce mois de Juin, un changement extraordinaire d'un temps froid et humide en un temps sec et chaud. Il dit avec raison, qu'il faut toujours avoir égard, relativement à la mortalité, aux grands changements des saisons, qui peuvent survenir aux époques des solstices ou des équinoxes.

contraires dans les Pays secs et chauds, et dans les Pays froids et humides.

On voit en général, par rapport à ces diversités d'influence mortelle de ces points cardinaux de l'année, dans les différents pays ; que l'intempérie qui est extrême dans chaque climat, y est aussi la plus à redouter pour le Principe Vital affecté de maladies graves ; par rapport aux efforts qu'il doit faire alors pour entretenir constamment le degré moyen de la chaleur propre à l'espèce humaine.

M. Daignan (1) a prouvé, d'après les extraits des Registres Mortuaires de la Paroisse de Notre-Dame de Montpellier, depuis 1744 jusqu'en 1751 ; et d'après des extraits de Registres Mortuaires, tenus de même pendant sept ans, dans les Paroisses de Paris et de Boulogne-sur-Mer : que dans les Pays Méridionaux, la mortalité est plus grande dans les saisons chaudes que dans les saisons froides ; et que dans les Pays Septentrionaux, elle est plus grande dans les saisons froides que dans les saisons chaudes (2).

Hoffmann a observé en Allemagne, que les

____

(1) Dans son *Tableau des Variétés de la Vie Humaine*, II° Partie, p. 299.

(2) Je remarque à cette occasion, que lorsque les fièvres intermittentes sont mortelles, dans les climats tempérés ; c'est généralement pendant le froid de la fièvre qu'on périt ; et qu'au contraire dans les Indes, la mort arrive toujours pendant le chaud de la fièvre.

temps voisins des équinoxes , ou les mois de Mars et d'Octobre étaient les plus meurtriers de l'année.

Dans les pays froids , les temps qui touchent à l'équinoxe du printemps , sont beaucoup plus funestes que ceux qui touchent à l'équinoxe d'automne. Ainsi la mortalité est singulièrement plus grande en Angleterre aux mois de Mars et d'Avril, que dans ceux de Septembre et d'Octobre (en général et faisant abstraction des maladies épidémiques) ; comme l'a observé M. Short (1).

On remarque la même chose dans l'état qu'a donné M. de Buffon, des mortuaires de la ville de Paris (2).

Grant assure , qu'ayant examiné en Angleterre, pendant plusieurs années , les Registres des différents Hôpitaux , etc. : il a trouvé que le nombre des morts , *proportionnément à celui des malades* , depuis le milieu de Janvier jusqu'à la fin de Mai , surpassait celui des autres huit mois de l'année.

(1) *New Observations on Bills of Mortality*, *London* , 1750. Voyez les Tables x , xi , xv (p. 166).

(2) Le mois de janvier qui suit immédiatement le solstice d'hiver, est aussi très-mortel en Angleterre ; et à Paris, surtout dans les grands hivers.

« La fin des fortes gelées, et l'humidité malsaine qui les suit » sont funestes à un grand nombre de valétudinaires. Cette ob- » servation est attestée par les registres des paroisses ; qui gros- » sissent à cette époque, plus que dans tout autre moment de » l'hiver, la liste des morts (Roucher, *Poëme des Mois* , Note » sur le Douzième Chant). »

M. de Messance (1) a donné les résultats des nombres des morts qui ont eu lieu à Paris, chaque mois, pendant quarante ans. Ces résultats prouvent,

1° Que le trimestre de l'année qui est sans comparaison le plus mortel à Paris, est celui de Mars, Avril et Mai.

2° Que les mortalités de ce trimestre, et de chacun des trois autres, suivant l'ordre dans lequel ils se succèdent ; sont à Paris, environ comme 227 : 168 : 163 : 197.

ARTICLE SECOND.

———

DES PHÉNOMÈNES ET DES SUITES DE LA MORT.

CCCV.

La mort est la cessation irrévocable de la sensibilité et des mouvements vitaux.

On ne peut observer des phénomènes produits par les forces vitales, que dans la mort apparente, et dans la mort réelle, lorsqu'elle est encore imparfaite.

(1) Dans ses *Recherches sur la Population*, 1766. 4°.

Je vais donc considérer successivement l'état de
la mort apparente, et les états de gradation par
lesquels commence et s'achève la mort réelle.

Dans la mort qui peut n'être qu'apparente des
hommes noyés, suffoqués par des vapeurs méphitiques, saisis par des affections nerveuses poussées
au dernier degré ; lorsque la sensibilité manifeste a
cessé avec les mouvements du pouls, de la respiration, et avec tous les autres mouvements vitaux
qui peuvent être aperçus par les sens ; il peut sur-
vivre généralement une sensibilité très-lente et
très-faible, et des mouvements toniques ou vitaux
imperceptibles.

Des états de sentiment et de mouvement extrêmement faibles, subsistent de même dans toute
partie qui est simplement gangrénée à la suite
d'une stase inflammatoire ; et ces restes d'affections
vitales ne sont détruits dans cette partie, que lorsqu'elle est complétement sphacelée (1).

(1) Le passage de la gangrène au sphacéle n'a peut-être jamais été suspendu plus longtemps, et d'une manière plus marquée ; que dans le cas suivant, dont l'observation a été publiée
par La Motte,

Une main qui avait souffert un coup de bâton, fut frappée de
mortification pendant dix jours de suite. Elle ne noircit point,
et ne contracta point de mauvaise odeur ; mais cependant la
peau s'en déchirait facilement. Elle était privée de pouls, de
mouvement et de sentiment ; et on la traversait d'un coup de
lancette, sans qu'elle donnât du sang. La Motte appliqua sur
cette main des remèdes spiritueux fort actifs ; et il en aida l'ef-

CCCVI.

La conservation des mouvements toniques, quoique extrêmement faibles, a pu être le seul moyen qui ait empêché la putréfaction dans certains cas de mort apparente : tels que ceux qu'a recueillis Bruhier, des personnes qu'on a rendues à la vie, après qu'elles avaient perdu pendant plusieurs heures, et même pendant plusieurs jours : le pouls, la respiration, et la chaleur naturelle.

On pourrait ajouter plusieurs exemples semblables ; tels que celui qu'ont vu Camerarius et Mauchart, d'une femme très-sujette à des accidents hystériques, qui resta six jours entiers avec toutes les apparences d'une personne morte ; si ce n'est qu'elle conservait une légère chaleur au creux de l'estomac ; et qui fut ensuite rendue à l'état de vie ordinaire.

Entre les faits de ce genre, il n'en est point qui ait produit une situation plus affreuse, que celui-ci (1).

fet par des scarifications. Ces moyens rappelèrent d'abord la chaleur, et successivement l'exécution facile de tous les mouvements de cette main.

(1) Il a été publié dans le Dixième Tome des *Medical Commentaries* de Duncan, p. 242 et suiv.

Une femme qui avait eu une diminution de ses règles aux dernières périodes précédentes, et qui se portait bien d'ailleurs à la suite d'un accès de catalepsie, devint sans pouls et sans respiration. On ne put lui tirer du sang en ouvrant la veine : on la jugea morte, et on fit les apprêts de son enterrement. Elle fut rappelée à la vie par des stimulants ; et lorsqu'elle eut été complètement rétablie, elle déclara qu'elle avait eu connaissance de ce que faisaient les personnes qui étaient autour d'elle, pendant qu'on préparait tout pour l'ensevelir : mais qu'elle n'avait pas eu dans le moindre degré, la faculté de mouvoir aucune articulation de son corps, de dire un seul mot ; d'ouvrir ses yeux, ni quand ils étaient ouverts accidentellement, de les porter sur les objets.

Je n'ai point formé de doute sur la vérité de cette histoire épouvantable ; d'autant que j'ai eu une connaissance très-particulière d'un fait exactement pareil, qui arriva à une Dame de Montpellier (Mme Margouet). Elle me l'a raconté, il y a plus de cinquante ans ; et les circonstances m'en ont été confirmées par plusieurs personnes dignes de foi. Elle passa plusieurs heures dans l'état le plus complet d'une mort apparente ; et elle vit alors faire les apprêts de ses funérailles, sans pouvoir malgré tous ses efforts, donner aucun signe de vie ; jusqu'à ce qu'un homme que j'ai connu, lui eût versé dans la bouche quelques gouttes d'une liqueur spiritueuse dont l'effet la ranima.

M. Hufeland a fort bien remarqué (1) que les exemples les plus nombreux et les plus frappants de cas analogues d'asphyxie, surviennent à des femmes extrêmement affaiblies par des affections morales ou nerveuses ; chez qui un des accidents de spasme ou de défaillance auxquels elles sont sujettes, peut intercepter les fonctions de la vie, seulement pour un temps ; au bout duquel la force vitale retourne en activité : et que c'est surtout chez ces femmes, que la vie habituée à des pauses moins longues, peut s'y conserver pendant un temps considérable et reprendre ensuite vigueur à la moindre occasion.

CCCVII.

D'après ce que divers Auteurs ont écrit sur l'incertitude des signes de la mort, il est reconnu que lorsqu'il n'y a point de lésions physiques manifestes des principaux organes, qui doivent empêcher tout renouvellement des fonctions de la vie ; on ne peut être assuré que la mort est absolue ou irrévocable, qu'autant qu'il existe dans le corps un degré sensible de putréfaction générale.

Il faut (comme l'a dit M. Hufeland) que cette putréfaction soit générale (car la vie peut subsister avec une corruption putride de quelques parties du corps) ; et qu'elle se fasse reconnaître non par des

____

(1) Dans son *Art de prolonger la Vie Humaine.*

indices trompeurs, tels que l'odeur cadavéreuse ; mais par des signes multipliés et décisifs ; tels que l'odeur véritablement putride du corps, qui peut être marbré de brun et de bleuâtre ; et sa consistance pâteuse et un peu bouffie.

Quoique ce commencement de putréfaction soit peut-être le seul indice non équivoque de la mort réelle, entre les autres signes de la mort qu'on a donnés comme infaillibles, il en est qu'on doit remarquer comme étant les moins incertains. Ce sont ceux de l'extinction des mouvements toniques qui finissent les derniers entre les mouvements de la vie (1).

On a dit que la dilatation ou la contraction constantes de la prunelle, sont des signes de la mort réelle. Mais ils sont peut-être beaucoup moins assurés que celui que M. Louis a cru en donner la plus grande certitude. Ce signe est tiré de l'état des yeux, qui ont leurs cornées flétries ; et qui deviennent flasques et mous en fort peu d'heures après la mort, qu'on pourrait croire n'être qu'apparente.

---

(1) On ne doit point compter entre les signes de ce genre un excès de rigidité, ni celui de flexibilité permanentes dans toutes les parties du corps (Voyez de Haën, *Rat. Méd.*, T. v, p. 272, Édit. de Paris). L'extrême souplesse des articulations est rare dans les cadavres : et cependant on en trouve des exemples publiés par Morgagni (*De Sed. et Caus. Morb. Epist. Anat. Med.* 30, N° 2) et Unzer (Dans le *Magasin d'Hambourg*, T. x, p. 534).

Je rapporte ce dernier signe à la cessation totale des mouvements toniques. La mort complète les fait finir aussi dans les muscles : et c'est ce qui me paraît produire deux autres signes de la mort, qu'on a jugé être des plus certains. L'un est que l'ouverture du fondement est paralysée, et non fermée (suivant la remarque de M. Blumenbach). L'autre est que les yeux restent entr'ouverts.

Sans doute les forces toniques du sphincter de l'anus, et de l'orbiculaire des paupières n'existant plus ; ces muscles perdent la supériorité qu'ils avaient sur leurs antagonistes dans l'état vivant (1).

(1) C'est à cet état des yeux entr'ouverts dans les morts, que je rapporte ce passage fameux de Virgile (Æneïd., L. IV, v. 244), où il dit que la baguette de Mercure, *lumina morte resignat;* passage dont on a donné tant d'interprétations diverses.

Tout le monde connaît l'usage où étaient les Anciens de fermer les yeux des mourants.

Ils avaient aussi l'usage de resserrer la bouche des mourants, et l'on trouve qu'Homère en a fait mention (*Odyssée*, L. XI, v. 425).

Ils recomposaient le visage que défigurait la mort prochaine, non-seulement par cette pratique ; mais encore par celle d'abaisser les joues, pour les ramener à une forme plus naturelle, lorsqu'elles étaient retirées vers en haut par une dernière contraction. Je doute qu'on ait remarqué cet usage, qui est cependant indiqué par Stace, lorsqu'il dit qu'Ismène fut chargée de ce dernier soin envers Atys mourant (*Sponsæ munus miserabile tradunt Declinare genas :* Thébaïd., L. VIII, v. 653-4).

Un usage contraire avait lieu aussi chez les Grecs et les Ro-

CCCVIII.

Il est possible que les mouvements vitaux ayent entièrement fini dans un sujet qui a paru mort; et qu'ils se reproduisent, lorsqu'il est rendu à la vie.

Cela est rendu probable par les observations de MM. Caldani et Fontana : qui ont vu des cœurs de grenouille récemment extirpés, reprendre le mouvement alternatif de systole et de diastole, quelque temps après qu'il avait cessé; lorsqu'on avait tâché inutilement de ranimer ce mouvement par diverses irritations, et lorsqu'on ne s'attendait plus à le voir reparaître.

Les remèdes qu'on peut employer avec succès dans l'asphyxie, ou dans la mort apparente ; peuvent ne faire qu'exciter les forces sensitives et motrices qui sont extrêmement faibles. Mais ils peuvent aussi faire renaître ces forces, après qu'elles ont été absolument détruites : et opérer en ce sens une véritable *résurrection* (1).

mains; celui de relever les joues, lorsqu'elles étaient affaissées aux approches de la mort. Auguste, à son dernier jour, *sibi malas labentes corrigi præcepit* (Voyez sa vie dans Suétone, N° 99, où l'on peut voir la Note de Casaubon).

(1) C'est un sujet de recherche inutile à mon objet présent, que de se proposer de connaître si l'âme pensante existe sépa-

Ainsi une chaleur médiocre appliquée avec continuité, qui est au nombre de ces remèdes, peut sans doute déterminer la reproduction des forces vitales qui n'existent plus; etc.

Tous les moyens de rappeler à la vie dans une mort apparente, sont de deux sortes. Ils sollicitent les forces sensitives, de manière à exciter, ou des affections vives dont l'utilité ne peut être assez dé-

rément du corps pendant ces longues suspensions de la vie; et dans ce cas, comment elle s'y réunit lorsqu'il est ranimé.

Mais si l'on veut porter dans la considération de l'objet qui nous occupe, cette précision sévère, qui est indispensable dans toutes les recherches philosophiques; on est forcé de reconnaître : 1° que c'est gratuitement qu'on affirme la présence d'une cause de la vie dans le corps humain, pendant un temps où rien n'indique, directement ni indirectement, que cette cause exerce une fonction dans ce corps.

2° Que si cette présence peut être admise par supposition; on peut également admettre par hypothèse, que cette cause, ayant cessé plus ou moins longtemps d'exister dans ce corps, y est rappelée et renouvelée dans son action suivant une Loi primitive de la Nature; lorsqu'il survient des conditions physiques de ce corps, qui occasionnent cette nouvelle animation, et qui à cet égard sont analogues à celles qui ont déterminé la première.

Il ne sert à rien de dire que dans ces cas, la vie existe en *puissance* dans l'homme ainsi asphyxié; qui dès-lors doit être réputé vivant, quoique sa mort paraisse complète. Cette vie en *puissance* n'explique pas le fait même; qui présente très-simplement comme possible, une vraie résurrection d'un corps humain dont les organes restent entièrement conservés plus ou moins de temps après que toutes leurs fonctions ont été arrêtées.

terminée, ou des fonctions particulières des forces motrices.

Du premier genre sont diverses sensations douloureuses ; ou bien très-pénétrantes, comme celle de la vapeur de l'alkali volatil fluor reçue dans le nez, et des cordiaux spiritueux les plus actifs portés dans la bouche, etc. (1).

Du second genre sont des sensations vives, qui portent *l'impression* de telles ou telles suites de mouvements ; dont une loi primordiale a donné au Principe Vital une habitude d'affecter l'exécution.

Telle est dans la mort apparente, la cause de l'utilité que l'air soufflé dans les poumons, ou appliqué aux surfaces de leurs vaisseaux aériens, a pour rappeler la respiration (2) ; que les agitations du corps en divers sens, ont pour exciter dans les solides des traînées de mouvements, qui ont été

(1) Quelquefois le secours des cordiaux a rallumé d'une manière durable le flambeau de la vie, dans l'instant où il était prêt à s'éteindre.

Un fait curieux de ce genre est celui que Lobb a rapporté, d'un jeune homme ayant la petite vérole ; qui semblait être dans la mort même, et que les cordiaux rendirent à la vie (*A Treatise on the Small Pox*, Part. II, Hist. 34).

(2) La vie peut être renouvelée par l'air qu'on souffle dans la bouche, en appliquant ses lèvres sur celles de l'asphyxié.

Borel (Cent. III, Obs. LVIII) explique par là les résurrections qu'opéraient les Prophètes, en s'étendant en avant, et poussant l'air qu'ils expiraient dans la bouche des morts qui étaient couchés à la renverse, et sur lesquels ils s'étendaient.

souvent produits durant la vie par des oscillations toniques (mouvements qu'on facilite en relâchant toutes les ligatures, qui pourraient être en diverses parties du corps), etc.

CCCIX.

Les seuls mouvements toniques étant reproduits, ou renforcés et étendus par ces moyens d'excitation; introduisent une disposition prochaine au retour de tous les mouvements vitaux et sensibles.

Enfin pour rétablir toutes les fonctions principales, s'il n'y a point d'altération majeure des organes qui s'y oppose; il suffit d'en renouveler une seule; comme la respiration, ou la circulation du sang.

La facilité avec laquelle on peut souvent obtenir le rétablissement parfait de ces fonctions, montre assez combien sont vaines les idées vulgaires, sur la péripneumonie, ou l'apoplexie formelles, qu'on dit avoir lieu (lors même qu'il n'y a point de lésion externe) dans la mort apparente des hommes suffoqués ou noyés, etc.

Je crois pouvoir rapporter ici une observation curieuse qu'a faite Samuel Naucler (1) sur un homme naufragé, et qu'on trouva le lendemain mort de froid. Cet homme ayant été traité par des

____

(1) Dans les *Mémoires de l'Académie de Suède* pour l'année 1756.

moyens convenables, les fonctions des organes vitaux et de ceux des sens, se renouvelèrent par des successions fort lentes ; il délira dès qu'on put l'entendre, et sentit de la douleur aux pieds dès qu'ils se réchauffèrent ; de sorte qu'il revint à la vie par le délire et la douleur.

CCCX.

Tous les phénomènes par lesquels commence et s'achève la mort réelle, lorsqu'elle n'est pas soudaine ; sont relatifs aux altérations graduées des forces du Principe Vital, et aux diverses affections de l'Ame.

Dans l'agonie graduée, les sens de la vue et de l'ouïe s'émoussent et périssent peu à peu ; les yeux deviennent *noyés* (1).

Il est difficile dans le dernier moment de tenir les yeux bien fixes, à cause de l'état de langueur

---

(1) *Oculi sunt in morte natantes.* Les points lacrymaux, ou plutôt les parties supérieures des conduits lacrymaux se paralysent, et n'absorbent plus qu'imparfaitement les larmes ; dont la sécrétion se fait encore par la glande lacrymale, et qui inondent le globe des yeux.

Il faut distinguer les yeux *noyés*, de ceux qui dans plusieurs mourants sont vitrés, ou recouverts d'une couche blanchâtre qui obscurcit la transparence de la cornée. Cette couche est produite par l'humeur qui exsude continuellement de la cornée, et qui se fige alors sur la surface du globe de l'œil.

paralytique de leurs muscles (1). Enfin les images de tous les objets s'effacent (quelquefois successivement), et se perdent dans la nuit la plus profonde.

L'ouïe s'éteint aussi par degrés dans cette agonie ; et ne répond plus que lorsqu'elle est sollicitée par les noms des objets qui ont été très-familiers aux mourants, ou par la voix des personnes qui lui étaient les plus chères.

Les gradations de la mort sont très-différentes, suivant que l'état convulsif ou celui d'atonie dominent dans les dernières affections, qui précèdent l'extinction totale des forces vivantes.

Lorsque l'atonie est plus constante et plus universelle dans les dernières heures de la vie ; les mouvements du cœur et des organes de la respiration (2) deviennent de plus en plus rares et diffi-

---

(1) C'est ce que les Poètes ont appelé la dernière *erreur* des yeux : ainsi Stace a dit (Sylv. I, Lib. v, v. 170),

> *Jamque cadunt vultus, oculisque novissimus* ERROR.

L'on a bien rapporté à ce passage ce que Virgile dit de Didon :

> ....*Oculisque* ERRANTIBUS *alto*
> *Quæsivit cœlo lucem*....

(2) Cet état des organes de la respiration qui finit, produit le symptôme du râle dans les mourants ; symptôme qui me paraît avoir été mal expliqué par De Haën, et par tous les autres Pathologistes.

Ces explications vulgaires portent sur ce que les vaisseaux sanguins du poumon étant alors remplis de sang, resserrent de

ciles, avant que de finir tout à fait ; l'homme dont la voix s'est altérée par degrés, perd jusqu'à la faculté d'articuler un adieu éternel ; il sent que son corps l'abandonne, il éprouve la plus grande difficulté d'être, et il succombe enfin à une défaillance générale.

Lorsque l'état convulsif domine aux derniers instants de la vie ; des agitations ou des contractions fixes des divers organes semblent être les derniers efforts automatiques du Principe Vital pour résister à la dissolution instante de la machine.

Les organes vitaux et ceux qui sont voisins de l'origine commune des nerfs n'ont plus alors que des mouvements violents et irréguliers : les traits du visage en se décomposant prennent une forme hideuse, les lèvres se renversent, les yeux se

tous côtés l'espace des vaisseaux aériens : que l'air est mêlé et battu avec l'humeur muqueuse contenue dans la cavité des bronches et des vésicules pulmonaires, dont les parois se frottent continuellement entre elles ; que ces fluides mêlés sont poussés en haut par le froissement de ces parois, et en bas par l'impulsion de l'air respiré ; ce qui produit le résonnement continuel du râle.

Mais dans toutes ces explications, on ne voit pas comment ce résonnement est causé par un mélange d'air et de mucus (fluides qui ne sont point effervescents), poussé en sens opposés contre des parois, qui étant agitées, ne peuvent rendre l'air aussi sonore qu'il l'est dans le râle.

Je pense que le râle est l'effet d'une expiration imparfaite, que déterminent, 1° le resserrement de l'ouverture de la glotte affaissée ; 2° l'effort convulsif et impuissant par lequel l'air est

fixent, tout le corps frémit; et c'est dans cette se-
cousse faible et funeste que l'Ame achève de rompre sa chaîne.

C'est sans doute par un effet d'agitations extraordinaires que le Principe Vital imprime aux
solides, et même aux fluides; qu'il arrive quelquefois (ainsi que l'a observé M. de Haën) que la chaleur du corps monte au plus haut degré dans le
moment où l'homme finit de vivre, et s'y soutient
pendant quelque temps après sa mort.

CCCXI.

Dans la mort qui n'est pas soudaine, il arrive
presque toujours que les extrémités meurent sensiblement avant le tronc; et que la circulation du

chassé contre cette glotte, d'où il est réfléchi dans la cavité de la
trachée-artère.

Le resserrement de la glotte n'est point alors volontaire
(comme il l'est dans divers cas d'expiration imparfaite et prolongée, dont j'ai parlé ailleurs); mais il est une suite de l'affaissement de la glotte, dont les muscles dilatateurs ont perdu
le degré de force tonique, qu'ils avaient dans l'état naturel de
leur habitude ordinaire.

L'air contenu dans les vaisseaux aériens, que des mouvements convulsifs des organes de la respiration poussent contre
la glotte ainsi resserrée, devient sonore; et en se réfléchissant
sur les parois cartilagineuses élastiques de la trachée-artère et
des bronches, il y produit un retentissement, par lequel le son
du râle est singulièrement fortifié.

sang finit dans les parties éloignées du cœur, avant les dernières palpitations de cet organe.

La succession des gradations de la mort est singulièrement prolongée chez certains malades. M. Rouppe (1) a vu des scorbutiques, chez qui les extrémités étaient déjà froides et sans pouls, un ou deux jours avant qu'ils ne fussent morts. Il a observé tels de ces malades, chez qui les doigts qui avaient pu être fléchis tant que la vie avait subsisté dans l'articulation du coude ; perdaient la faculté de leurs mouvements volontaires, lorsque la mort occupait le coude, dont l'articulation pouvait encore néanmoins être fléchie et étendue (2).

Il peut arriver aussi que la mort soit plus tardive dans les artères que dans le cœur. Seb. Nasius rapporte un exemple remarquable d'un homme qui mourut d'une péripneumonie compliquée avec une fièvre double tierce (et dans une syncope), à l'entrée d'un redoublement : avec cette circonstance singulière, que les mouvements du cœur ayant entièrement cessé, en même temps que ceux de la respiration ; le pouls quoique très-faible, subsista encore pendant un quart-d'heure dans les artères.

---

(1) *De Morbis Navigantium*, p. 134.

(2) J'ai connu un homme qui, étant près de mourir, fit faire sur lui une pareille observation.

CCCXII.

L'âme aux approches de la mort, peut être diversement affectée; et dans son intelligence, et dans ses passions : ce qui produit une grande variété de phénomènes intéressants.

Dans les approches de la mort, comme dans celles du sommeil; on observe le plus souvent un état de délire, ou d'affaiblissement de l'intelligence. Les lois de l'union de l'Ame avec le Principe Vital, font naître le délire dans ces cas; où il se fait un grand désaccord des forces sensitives, relativement à l'état de la veille ou de la santé.

Ce désordre est produit dans diverses maladies, par la concentration pernicieuse des forces sur les viscères, ou autres organes qui sont frappés mortellement.

Cependant il arrive aussi que cette concentration cessant, lorsque la gangrène survient à l'organe le plus affecté; les forces sensitives d'autres parties du corps, dégagées des liens de la sympathie de cet organe, reprennent plus d'activité dans leur distribution à ces parties (1); et l'état naturel

______

(1) C'est à l'isolement de diverses parties, et à l'affaiblissement de leur sympathie avec le reste du corps, qui a lieu lorsque la mort s'approche; que je crois qu'il faut rapporter cette observation singulière que Metzger a faite après d'autres (et sur laquelle

des organes de l'intelligence peut être alors ainsi rétabli.

C'est par l'effet de cette cause, qu'on a vu souvent chez des mourants, se dissiper le délire qu'avait causé leur maladie aiguë (comme Hoffmann l'a observé dans plusieurs maladies des femmes en couche) ; et même la folie chronique dont ils étaient attaqués depuis longtemps (1).

CCCXIII.

Si les dispositions particulières d'un malade qui est près de mourir, font succéder à la cause de mort qui éteint les forces dans l'organe le plus affecté, une augmentation extraordinaire des forces dans un autre organe ; celui-ci exerce sa fonction propre avec une énergie singulière.

C'est d'une manière semblable, que dans les maladies aiguës, et quelquefois dans les maladies chroniques ; lorsque les forces de l'estomac deviennent tout à coup très-actives, il survient un grand appétit, qui, s'il n'est précédé ou accompa-

il s'est écrié : *Fiat lux*) : que chez des hydropiques qui se trouvent avoir des ulcères, la chair de ces ulcères devient d'un beau rouge, et le pus en devient plus épais, lorsque la mort est prochaine.

(1) On en trouve des exemples dans divers Auteurs, comme dans ceux qu'a cités Haller (*Physiol*, T. v, p. 568), etc.

pagné d'aucun autre signe avantageux, annonce une mort prochaine (1).

Si par une semblable conversion, les forces viennent à se porter alors avec plus d'intensité sur le cerveau : en se concentrant vers les origines communes des nerfs, elles peuvent augmenter l'activité de ces parties, à laquelle correspond celle de l'Ame pensante, suivant les lois de la connexion de cette Ame avec le Principe Vital.

Ainsi lorsque l'organe du *sensorium commune* ne meurt qu'au bout d'un certain temps, après que la mort a pénétré dans d'autres parties du corps ; n'étant point alors frappé aussi directement par la dissolution générale, ou y participant plus tard ; l'action de cet organe accrue même par son isolement, peut faire que les forces intellectuelles de l'Ame, par une correspoudance harmonique, soient singulièrement excitées, et s'élèvent au plus haut degré (2).

(1) Prosper Alpin, Sennert, et d'autres, ont fait cette observation, dont j'ai vu aussi des exemples.

(2) Cette excitation de l'intelligence peut renouveler des souvenirs, qui étaient perdus depuis une longue suite d'années. Ainsi Hagendorn a observé (Cent. III, Hist. 90) qu'il arrive quelquefois que des vieillards accablés par des maladies chroniques, qui tendent à se terminer par la mort ; se souviennent parfaitement de choses qui se sont passées dans leur première jeunesse, et auxquelles ils déclarent avec étonnement qu'ils n'ont pas pensé le moins du monde dans tout le cours de leur vie.

Un Auteur récent a adopté ce que j'avais dit ici des effets de

Telle est la cause qui fait que certains hommes ont aux approches de la mort, une élévation d'idées, et une éloquence qu'ils n'avaient jamais eues auparavant (1).

Kloeckhof a remarqué que ces hommes se sentent même obligés d'arrêter ce torrent qui les entraîne, d'idées et d'expressions heureuses; par la crainte trop fondée qu'ils ont de tomber dans le délire (que pourrait causer l'excès de concentration des forces sensitives vers l'origine commune des nerfs).

Sans doute c'est alors que des mourants peuvent prédire l'avenir, autant qu'il peut l'être par les lumières naturelles; et non pas (comme ont dit Arétée et d'autres Anciens) en tant que l'Ame s'approche de la Divinité; ni parce qu'étant alors ramassée en elle-même, elle a par la force de son essence, quelque prénotion des choses futures; ainsi que dans les songes et les extases (2).

la concentration des forces de la vie sur l'estomac, ou sur le cerveau, qui peut être produite chez les mourants.

(1) Gaubius (*De Regim. Mentis quod Medicorum est*, Orat. 1, p. 91-2) cite un exemple; publié par Olaus Borrichius; d'un jeune homme stupide, qui dans une fièvre maligne, sortit du délire, pour parler avec beaucoup d'éloquence du néant des choses humaines, retomba immédiatement après dans le délire, et mourut.

(2) Comme l'a pensé Bacon lui-même, qui croit à une faculté de divination naturelle dans l'Ame. *Tract. de Augm. Scientiarum*, T. III, p. 87, Edit. de 1753.

L'Ame qui possède son intelligence naturelle, peut quelquefois, quoique très-rarement, être affectée de fortes passions dans les derniers temps de la vie : et l'on a des exemples singuliers de l'influence que ces passions peuvent avoir pour retarder la mort (1).

CCCXIV.

M. de Buffon a rapporté et rejeté avec raison l'opinion de quelques personnes, qui ont cru que la douleur qui doit accompagner la sensation du *mourir*, peut en prolonger extrêmement la durée.

Quand même on supposerait que cette sensation est douloureuse (ce qui n'est pas probable) ; elle ne peut occuper qu'un instant comme indivisible, si l'extinction de la sensibilité est soudaine ; et si cette extinction est graduée, cette douleur doit, comme toutes les autres, s'affaiblir à mesure qu'on avance dans la mort (2).

---

(1) D'après une observation de Pechlin (Obs. III, Lib. III), il est très-probable qu'un grand désir de voir avant de mourir une personne fort chère, peut prolonger l'agonie, et retarder la mort pendant quelques jours.

Robinson (cité par Gaubius (*De Regim. Mentis,* Orat. II, p. 66)), a vu un homme moribond, et manquant déjà de pouls, chez qui un accès de colère releva le pouls et les forces, pendant une heure ; et qui mourut très-promptement après que cette agitation de son Ame eût été calmée.

(2) Cicéron a très-bien dit (Tuscul. I, Cap. XXXIV) : *An ipse animi discessus à corpore non fit sine dolore ? ut credam ita*

Lorsque l'Ame conserve jusqu'à la fin ses forces dans un assez haut degré ; elle peut sans doute quelquefois éprouver dans l'agonie , des sentiments de douleur et d'angoisse , que la cause de la mort peut produire ; ou bien se livrer elle-même à des affections tristes et inquiètes. Mais cette sorte d'agonie est la plus rare : et elle est toujours séparée de la mort absolue par quelques instants qui peuvent être heureux.

Il me paraît très-vraisemblable qu'en général dans les moments qui précèdent immédiatement la mort (lorsqu'elle n'est pas subite) l'homme goûte un certain plaisir à mourir.

J'appuie cette conjecture , sur ce qu'on ressent une manière d'être agréable aux approches du sommeil , auquel on se livre par degrés ; et même lorsqu'on se laisse aller à une défaillance (ce que Sénèque dit qu'il a éprouvé sur lui-même). Le Principe de la Vie goûte alors avec une certaine douceur, le repos qui le délivre des efforts qu'il devrait faire pour continuer des sensations qui sont devenues trop actives, et les mouvements qui lui sont propres durant la veille , et dans l'état de santé (1).

---

esse , quam est id exiguum ! et falsum esse arbitror : et fit plerumque sine sensu, nonnumquam etiam cum voluptate ; totumque hoc leve est , qualecumque est ; fit enim ad punctum temporis.

(1) Je ne veux point exagérer la douceur qu'on peut trouver à mourir ; comme a fait Lucain , qui dans sa manière souvent

CCCXV.

L'idée de la mort n'affecte point ceux qui en approchent, autant que le croit le commun des hommes; pour qui elle est *la terreur des terreurs* (1).

L'attention de l'Ame étant nécessairement bornée, a dit que les Dieux ont caché aux hommes combien il est heureux de mourir, afin qu'ils puissent supporter la vie :

> *Victurosque Dei celant, ut vivere durent,*
> *Felix esse mori.....* (*Pharsal.*, L. IV, v. 519-20).

Mais je me bornerai à recueillir ici quelques-uns des faits, qui démontrent que le moment même de la mort peut faire sentir un état de bien-être.

Sénèque dit (Epist. LXXVII) que Tullius Marcellinus, voulant se faire mourir, à cause de l'extrême incommodité que lui donnait une longue maladie, s'abstint de manger pendant trois jours, qu'il entra ensuite dans un bain chaud, et qu'il s'y éteignit peu à peu; en éprouvant, disait-il, quelque sentiment de volupté; qu'a coutume de produire la dissolution du corps vivant, lorsqu'elle se fait sans violence.

François Suarez, Jésuite célèbre, qui mourut à Lisbonne en 1617, dit peu avant d'expirer: *non putabam tam dulce, tam suave esse mori;* je ne pensais pas qu'il fût si doux et si agréable de mourir.

La Mettrie (dans ses *Œuvres philosophiques*, p. 352 et 354) dit qu'il a eu plusieurs fortes épreuves, où il s'est vu près de

(1) *Felices errore suo, quos ille timorum*
    Maximus, haud urget lethi metus (a).

(a) Lucain, *Pharsal.*, L. I, v. 459-60.

née ; cette idée effrayante, lorsqu'elle persévère un certain temps, perd beaucoup de sa force ; même chez les hommes qui sont en pleine santé : comme ils l'éprouvent dans l'attente prochaine d'un combat qui peut être funeste, etc.

L'attention nécessaire pour soutenir cette idée avec une grande énergie, doit tomber beaucoup plus vite dans l'état de faiblesse générale, qui précède la mort.

La même cause énerve alors toutes les autres idées qui pourraient tourmenter l'Ame. C'est pour cette raison qu'on observe généralement (ainsi

passer de la vie à la mort ; et il ajoute : on dirait (autant que j'ai pu en juger par ses plus intimes approches) que la Mort ne fait que passer au cou des mourants un nœu coulant, qui serre moins qu'il n'a, it avec une douceur narcotique. La vie s'en va peu à peu, avec une certaine nonchalence molle, non sans quelque volupté, etc.

M. Baumé a publié l'observation suivante, dans le Troisième Volume de sa *Chymie*, et dans l'*Histoire de l'Académie des Sciences* pour l'année 1773. Un homme qui avait été asphyxié par l'impression d'une vapeur méphitique dans une cave ; lorsqu'on l'eut fait revenir à lui, dit qu'à l'instant où il avait perdu connaissance, il avait éprouvé un sentiment de volupté. Un délire inexprimable occupait doucement son imagination ; et sur le bord du tombeau, non seulement il était exempt d'oppression et de douleur, mais même il goûtait une satisfaction délicieuse.

M. Simmons, dans la Vie qu'il a donnée du Dr Guill. Hunter, rapporte que Hunter étant à ses derniers moments, dit à son ami M. Combe : Si j'avais assez de force pour tenir la plume, j'écrirais combien il est paisible ou facile (*easy*), et agréable de mourir.

que Valesius l'a remarqué), mais non toujours, que les mourants ne peuvent pleurer.

La mort serait toujours heureuse, si les hommes ne voyaient dans cet état qui doit terminer la vie, qu'un tribut qu'ils doivent à la Nature, suivant l'ordre établi par son Auteur. Mais ils sont détournés trop souvent de cette vue simple et courageuse, par divers usages qui excitent vicieusement l'imagination et la sensibilité des mourants : de sorte qu'on peut dire que les institutions humaines ont corrompu pour les hommes jusqu'au bien de mourir.

CCCXVI.

Les suites de la mort de l'homme sont relatives à la dissolution du corps, à l'extinction des forces du Principe Vital, et à la séparation de l'Ame.

Lorsque le corps animal se dissout, ses parties se dispersent ; mais pour obéir à d'autres Principes de mouvement et de vie, qui sont répandus dans tout l'Univers. L'homme ne voit presque autour de lui que du repos et des cadavres. Mais aux yeux de l'Etre Suprême, tout est vivant ou destiné à vivre ; et la mort n'est qu'un changement dans les modes de la Matière, nécessaire à la vie, et à l'harmonie perpétuelle du Grand Tout.

Les éléments des choses mortelles ne sont point altérés, lorsqu'ils subissent toutes les vicissitudes apparentes de génération et de corruption (1). Les formes des corps organisés et vivants, dans lesquelles ils sont combinés, se résolvent et se reproduisent sans cesse (2) : et l'on voit toujours régner ce bel ordre où les naissances s'opposent aux progrès de la destruction, comme les morts limitent l'extrême fécondité de la Nature (3).

(1) Voyez Hippocrate (Lib. i *de Diæta*, Cap. v et vi, Édit. Van der Linden).

Plutarque (*De Placitis Philosophorum*, Lib. v, Cap. ix) nous dit qu'Anaxagore, Euripide, et Épicure ont pensé de même ; que rien ne meurt dans la Nature, et que les diverses formes des objets naturels sont produites par les changements successifs d'une chose dans une autre.

(2) Plutarque dit de même que celui qui forma diverses images d'une masse d'argile, peut les confondre derechef en une seule masse, et ensuite en reproduire d'autres formes, etc. La Nature a jadis, d'une même matière, produit nos aïeux et nos pères, nous après ; et de nous en engendrera d'autres, etc.

On connaît ces beaux vers d'Ovide, parlant au nom de Pythagore (*Metam.*, L. xv, v. 252 et suiv.).

Nec species sua cuique manet : rerumque novatrix
Ex aliis alias reparat Natura figuras ;
Nec perit in tanto quidquam (mihi credite) Mundo,
Sed variat, faciemque novat : nascique vocatur.
Incipere esse aliud, quam quod fuit ante ; morique,
Desinere illud idem.

(3) Cet ordre a été bien vu par l'Auteur du Livre *De Mundo* (attribué à Aristote) : à la fin du Chap. v. Il y dit : Quant aux objets particuliers (qui existent sur la Terre), ils naissent, ou sont dans leur vigueur, ou périssent ; de sorte que les naissances enrayent les progrès des destructions, et que les morts rendent

CCCXVII.

Autant qu'est sensible cette métamorphose de la partie terrestre de l'homme ; autant est douteux le sort du Principe Vital après la mort. Si ce Principe n'est qu'une faculté unie au corps vivant, il est certain qu'à la destruction de ce corps, il rentre dans le système des forces de la Nature universelle.

S'il est un Etre distinct du Corps et de l'Ame, il peut périr lors de l'extinction de ses forces dans le corps qu'il anime : mais il peut aussi passer dans d'autres corps humains, et les vivifier par une sorte de métempsycose.

Il est possible que la fin du Principe Vital soit relative à son origine. Ainsi, en supposant qu'il soit émané d'un Principe que Dieu a créé pour animer les Mondes, il peut à la mort se rejoindre à ce Principe Universel (1).

moins graves les effets des générations surabondantes. Mais la conservation de l'ensemble de toutes les choses particulières, est seule permanente ; et fait que des oppositions de leurs puissances, successivement plus ou moins fortes, résulte le Tout incorruptible qui subsiste dans tous les temps.

(1) S. Augustin a admis, ou comme réel, ou du moins comme possible le Principe Universel dont je parle ici. Car il a dit : *De Genesi ad Litteram imperfectus Liber*, Cap. IV. *Oper. S. August.*, *Édit. Benedictin* T. III, Part. 1, p. 98 : « Que par ce qui

Mais dans cette supposition même, il peut périr, sans que la puissance dont il est dérivé en soit affaiblie; de même que les rayons du Soleil se réfléchissent, et se perdent dans l'ombre des corps opaques, sans que cette source de lumière puisse jamais être épuisée.

Lorsque l'homme meurt, son corps est rendu aux Eléments; son Principe de Vie se réunit à celui de l'Univers; et son Ame retourne à Dieu qui l'a donnée, et qui lui assure une durée immortelle (1).

est énoncé au commencement de la *Genèse*, de l'Esprit de Dieu qui était porté sur les eaux; on peut entendre un Être créé et vivant (*Creaturam Vitalem*), par lequel sont contenus et mis en mouvement tout le monde visible et tous les corps; Être auquel Dieu Tout-puissant a attribué une force pour le servir en opérant dans tout ce qui est produit : et que cet Esprit peut être appelé l'Esprit de Dieu, d'autant qu'il est invisible, et supérieur à tous les Corps célestes.

(1) Salomon a dit dans l'*Ecclésiaste*, à la fin de sa Description allégorique de la vieillesse (*Dum*) *revertatur pulvis super terram, sicut fuit : Spiritus autem revertatur ad Deum, qui dedit eum.* Ecclesiast. Cap. XII, v. 7.

Ce passage de Salomon rappelle le système que les Ames humaines ont été formées par des émanations de la Divinité; système qui a été très-généralement répandu dans la philosophie des Anciens.

Ainsi Marc-Aurèle dit en plusieurs endroits (surtout Liv. v, Nº 27 de ses *Soliloques*), que l'Ame est un Esprit (δαιμων) que Jupiter a donné à chaque homme pour le gouverner et le guider; et que ce Dieu a détaché de lui-même (αποσπασμα εαυτου).

Plotin étant près de mourir dit : Je fais à présent effort pour

La parole du Tout-Puissant en créant les Esprits, les a affranchis de la loi générale qui condamne à finir tout ce qui a commencé. Ils doivent l'immutabilité de leur existence à la volonté de Dieu, qui leur en renouvellera la sanction dans le moment terrible : où ils verront les Corps célestes se dissoudre et s'anéantir; le spectacle magnifique de la Nature s'évanouir comme une ombre; et le Temps, qui avait fait naître et périr toutes les choses mortelles, être absorbé dans l'abîme de l'Eternité.

rejoindre ce qu'il y a de divin en nous, à l'Être Divin qui agit dans l'Univers, etc.

Pindare (cité par Plutarque, dans la *Vie de Romulus*) avait dit avant les Philosophes : Dans tous les hommes le corps est soumis à la puissance de la mort; mais ensuite ce qui demeure vivant est son Ame, qui est une forme de l'Essence éternelle (c'est ainsi que je traduis αιωνος ειδωλον) qui seule vient des Dieux, et y retourne lorsqu'elle a été entièrement séparée du corps et purifiée.

MÉMOIRES DIVERS

PAR P. J. BARTHEZ.

DISCOURS

LE GÉNIE D'HIPPOCRATE

Prononcé le 4 Messidor de l'an IX, dans l'École
de Médecine de Montpellier.

CITOYENS,

La solennité que nous donnons à ce jour a pour
objet l'espèce d'inauguration par laquelle nous
voulons consacrer le don que le Gouvernement fait
à notre École, d'une Tête antique d'Hippocrate,
qui a été le premier et le plus grand des Médecins.

Ce monument semble nous être donné pour nous
rappeler assidument qu'Hippocrate a été le fondateur de la vraie science de la médecine; et que ce
n'est qu'en y adoptant sa manière générale de voir,
qu'on peut ajouter aux progrès de cette science,
si intéressante par son objet, et si belle par elle-
même.

Hippocrate a vu que la science de la médecine
doit être immédiatement fondée sur les rapports et

les combinaisons des faits, qui ont été bien observés dans les maladies et dans leurs traitements.

La collection seule de tous les faits qui sont les
bases d'un genre particulier de connaissance, ne
peut présenter qu'une matière brute et informe,
dont le Génie doit faire sortir la science à laquelle
ces faits appartiennent. C'est dans ce sens qu'on
peut dire avec Théophile, qu'Hippocrate a été le
Prométhée de la médecine.

Hippocrate a porté au plus haut point cette sagacité qui peut lier des faits dont l'ensemble est d'une
immense étendue, par des rapprochements à la
fois simples et vastes, les seuls qui puissent former
des principes de la science.

Il est douteux s'il a jamais existé un autre homme
dont la tête fût aussi bien organisée que celle d'Hippocrate, pour donner des bases solides à la médecine. Mais il paraît certain que tous les autres médecins célèbres *ressemblent* si peu à Hippocrate,
qu'aucun d'eux ne peut être nommé le second dans
la même carrière.

Homère a eu un second dans Virgile. Mais Hippocrate n'a point eu de second; car Galien n'a été
que son commentateur par rapport aux dogmes essentiels de la science médicale, qu'il a dépravée et
surchargée par ses systèmes, quoiqu'il lui ait été
d'ailleurs utile par un grand nombre d'observations
particulières.

Hippocrate est le véritable auteur de la science

de la médecine, dont il a fait connaître et établi solidement un très-grand nombre de dogmes fondamentaux ; tandis qu'avant lui on n'avait sur les moyens de guérir les maladies, que des notions populaires et extrêmement bornées.

Il a donc eu droit à tous les honneurs qu'on a pu décerner à ceux qui ont bien mérité des hommes, en inventant les arts qui sont utiles au soutien de la vie (1).

L'objet de ce discours n'est pas seulement de rendre de nouveaux honneurs à la mémoire d'Hippocrate. Qu'importe à ceux qui ne sont plus, l'éclat de leur renommée ? Les louanges qu'on leur donne ne pourraient que frapper l'air d'un vain bruit, si elles ne présentaient en même temps des leçons que leurs exemples ont données à la postérité.

Dans ce discours, dont le sujet est le Génie d'Hippocrate, je m'attacherai à exposer et à développer des considérations principales sur les moyens par lesquels Hippocrate a créé la science de la mé-

(1) C'est vraisemblablement d'après l'opinion publique de son temps, que Virgile a placé ces inventeurs dans les Champs Élysées, comme étant des hommes sacrés, et des prêtres de la divinité :

Inventas..... qui vitam excoluere per artes
Quique sui memores alios fecere merendo.

Æneid. L. vi., v. 663-4. (V. Heyne sur cet endroit.)

decine, et sur les caractères essentiels qu'a eus cette création.

Hippocrate a fait voir comment doivent être recueillies et rédigées les observations concernant l'histoire des maladies et les effets des remèdes. Il n'a jamais appuyé des opinions vaines, en tirant de ces observations des conséquences éloignées.

Ayant rejeté les divisions des espèces de chaque genre de maladie, que les médecins de Cnide avaient mal vues et multipliées à l'excès, il a reconnu que les divisions principales de ces espèces doivent être relatives aux différences de leur nature intime ou essentielle, d'où doivent résulter les différences de leurs traitements.

Il a été le premier auteur connu des *Méthodes*, suivant lesquelles on doit employer les remèdes dont l'action a été déterminée autant qu'il est possible.

Il a souvent donné trop d'extension à ces méthodes; et dans le traitement des maladies aiguës, il s'est trop borné aux méthodes naturelles, ou qui se rapportent uniquement à la puissance médicatrice de la nature. Mais de semblables erreurs sont le tribut que les inventeurs dans les sciences payent à la faiblesse de l'esprit humain.

Il a vu parfaitement en quoi consiste la certitude des dogmes de la science de la médecine, qui étant fondés sur des observations exactes et bien combinées, doivent être regardés comme constants, quoique de nouvelles observations puissent y ajouter et les modifier. Il a reconnu aussi quel est le degré de certitude des applications de ces dogmes, qui sont d'autant plus assurées, que le médecin a plus de connaissances réelles dans son art.

Hippocrate a séparé la science de la médecine, des sciences philosophiques proprement dites, dans lesquelles il a porté cependant les vues les plus lumineuses.

Mais ce qui a placé Hippocrate au premier rang des hommes de génie, c'est d'avoir créé la science de la médecine-pratique, qui est égale en dignité à toute autre science.

Son génie semblait recevoir encore un plus haut degré d'élévation par celle de son âme.

Il n'estimait la gloire et la fortune, qu'à proportion de ce qu'elles le mettaient à portée de faire plus de bien. Il pratiquait et recommandait à ses disciples, les devoirs qu'imposent les vertus de tout genre ; et il possédait cette vertu supérieure d'un homme qui ne se laisse jamais détourner de la route qu'il a dû se tracer, par aucun motif d'acquérir ou de conserver la faveur de la multitude.

Telles ont été les hautes perfections d'Hippocrate, que je présenterai successivement avec toute l'étendue nécessaire, non pour qu'elles soient les objets d'une admiration stérile, mais pour que nous les proposions à notre constante imitation, autant qu'il nous sera possible d'en approcher.

Je vais considérer d'abord la manière dont Hippocrate a recueilli et rédigé les observations médicinales, et dont il a formé leurs résultats généraux.

Hippocrate ne pouvait fonder les principes essentiels de sa doctrine, que sur des collections immenses d'observations concernant les maladies et leurs remèdes.

Il avait dû recevoir des médecins ses aïeux, un grand nombre de ces observations; et il en recueillit sans doute beaucoup d'autres, des inscriptions gravées sur des tables votives suspendues dans les temples d'Esculape à Cos et à Cnide. Il dut aussi puiser de semblables instructions dans les écoles et les livres de médecine qui existaient de son temps (1).

Dans une science de faits comme est la médecine-pratique, l'érudition solide ne saurait être trop étendue. Le mépris de l'érudition est une affectation ridicule, que la paresse et la vanité ont rendue commune en France; surtout dans les derniers

(1) On peut voir sur ces écoles, Galien (*Meth. medendi*, Lib. 1., C. 1).

Plusieurs philosophes qui vivaient avant Hippocrate, ou de son temps, comme Empédocle, Épicharme, Démocrite et d'autres, avaient écrit sur la médecine, et leurs ouvrages étaient déjà nombreux, comme l'a remarqué Schulze d'après Xénophon (*Hist. medicinæ*, p. 209).

temps, où l'on a cru pouvoir autoriser ce mépris, en le couvrant du vain prétexte de la liberté de philosopher.

L'activité de l'esprit humain ne peut jamais être plus librement et plus puissamment exercée, que lorsqu'après avoir bien dirigé les faits qu'il a rassemblés, il travaille à en faire sortir des idées-mères, qui deviennent des germes de nouvelles connaissances.

On doit craindre sans doute (comme l'a dit Bacon) d'étouffer le feu de l'esprit, lorsqu'on le charge d'idées hétérogènes, dont l'entassement confus est disproportionné à ses forces. Mais plus la flamme de l'esprit est agissante, plus elle a besoin d'un aliment vaste et bien distribué.

Hippocrate nous a transmis beaucoup d'observations qui lui étaient propres, et dans lesquelles il a décrit avec le plus grand soin les tempéraments, les habitudes et jusqu'aux formes du corps de ses malades.

Ces observations qu'il a choisies pour les publier, excellent, comme Galien l'a remarqué (1), pour faire connaître plus parfaitement les dogmes auxquels elles se rapportent. Elles ont des degrés de généralité qui les rapprochent des principes de la science; et elles donnent une facilité singulière

____

(1) *L. de offic. medici III. 17*

pour bien voir des cas analogues qui se présentent dans l'exercice de l'art (1).

Hippocrate s'est attaché particulièrement à observer les temps et les modes des mouvements salutaires que la nature affecte dans les maladies. Tous les siècles qui se sont écoulés depuis, n'ont ajouté que très-peu à ce qu'il a enseigné sur les jours critiques, sur la crudité et la coction des humeurs, et sur les différentes voies d'excrétion auxquelles la nature se porte de préférence dans les divers cas de fièvres aiguës.

On voit que ces mouvements de la nature ont dû être l'objet principal des études d'Hippocrate. Car, à la naissance de l'art de guérir, les méthodes du traitement des maladies aiguës ne pouvaient presque avoir d'autre objet, que d'aider et d'achever les opérations salutaires de la nature. Même dans la suite, lorsqu'on a formé d'autres méthodes de traitement, les premières ont été sans doute imitatives, ou tendantes à imprimer à la nature du malade, des mouvements analogues à ceux par lesquels la nature humaine terminait le plus heureusement des maladies semblables.

C'est d'après des recherches faites de même

(1) C'est ainsi que dans les bons livres de Mathématiques (comme dans l'Arithmétique Universelle de Newton), le choix des exemples qui y sont proposés est si bien fait, qu'il donne à l'esprit l'habitude de l'adresse et de l'élégance avec lesquelles on doit résoudre des problèmes semblables.

avec de grands travaux et une grande intelligence, qu'Hippocrate a formé les assertions générales contenues dans ses Aphorismes.

Le recueil de ses aphorismes (si l'on en sépare ceux dont la supposition est manifeste) est un des meilleurs ouvrages qui nous restent des Anciens. Il a été toujours admiré; et l'on est allé jusqu'à penser, comme l'a dit Suidas, que cette production semble avoir surpassé les forces de l'esprit humain.

Les aphorismes d'Hippocrate, et les traités qu'il a donnés sur le pronostic dans les maladies aiguës, renferment les bases de cette partie de la science médicale. Ces bases sont restées toujours immuables depuis qu'il les a fixées, et elles subsisteront les mêmes dans tous les temps (1).

(1) Entre les signes dont la combinaison doit fonder le pronostic, Hippocrate a exposé avec détail ceux que donne un examen attentif des excréments et des urines.

Cet examen a été souvent un sujet de plaisanterie. Mais ce n'est qu'aux yeux des bouffons ou des hommes sans jugement qu'il peut déprécier le Médecin, qui d'ailleurs serait véritablement dégradé s'il se prêtait à prolonger ou à répéter ce genre d'observations, sans nécessité, et par des vues serviles et charlatanesques.

N'est-il pas inévitable dans les travaux de l'Anatomie, que les sens soient affectés d'une infinité de choses qui leur sont désagréables; et quelque dégoûtante que soit cette occupation, a-t-elle jamais avili l'homme qui se livre à l'étude de la science anatomique?

Il a établi le premier les combinaisons principales des signes, qui ont la valeur la plus constante
pour faire présager la vie ou la mort des malades;
et cependant il a eu la sagesse d'avertir que les
règles qu'il a données sur le pronostic ne sont
point d'une certitude absolue; et qu'elles servent
seulement à former des conjectures bien fondées.

En effet, ces règles ne peuvent être des formules
dont il suffise de faire l'application aux maladies
dont on veut connaître l'événement heureux ou
funeste. Elles sont utiles pour éclairer et diriger le
talent de conjecturer, qui est toujours nécessaire;
et que la nature et l'habitude de voir beaucoup de
malades, donnent même à des hommes étrangers à
l'exercice de la Médecine.

Mais ces prédictions doivent être le plus souvent
faites avec une grande réserve; car on ne peut
douter que le flambeau de la vie n'ait été prêt à
s'éteindre dans plusieurs cas où il a été rallumé,
soit par des efforts imprévus de la nature, soit plus
souvent par les ressources de l'art, qui donnent
encore de l'espoir (quoique non pas toujours,
comme l'a dit Baglivi), lorsque le corps n'est plus
animé que d'un souffle de vie.

Dans le premier et le troisième livre des Epidémiques d'Hippocrate, on trouve, ainsi que Cope
l'a fait voir, des preuves de fait de ses règles de
Pronostic.

C'est peut-être pour mieux remplir cette vue d'instruction, qu'Hippocrate a rassemblé le grand nombre d'histoires de maladies mortelles que ces livres renferment. Cette supposition, étant admise, détruirait entièrement le reproche, d'ailleurs injuste, qu'Asclépiade faisait à cette occasion à Hippocrate, que sa Médecine était une *méditation sur la mort*.

Sans doute Hippocrate, lorsqu'il ne connaissait d'autres moyens assurés pour combattre les fièvres aiguës, que l'administration du régime et les remèdes les plus simples ; d'après ce précepte si sage qu'il a donné, que le premier devoir du Médecin est de ne pas nuire, était réduit à observer les terminaisons naturelles de ces fièvres. Et pourquoi n'eût-il pas alors médité sur les voies de la mort, qui, au physique comme au moral, peut donner tant de leçons salutaires pour la vie ?

Hippocrate est supérieur à un grand nombre de Médecins modernes les plus célèbres, par son attention constante à ne rien ajouter aux résultats directs des observations.

On en voit un exemple très-remarquable dans ce qu'il a dit (1) sur les rapports qu'ont divers genres de maladies épidémiques et autres, avec les diffé-

(1) Dans ses *Aphorismes*, sect. III ; dans ses *Épidémiques*, L. I ; et dans le Traité *des Airs, des Eaux et des Lieux*, Cha. XXV-XXIX.

rentes intempéries de l'air, soit dans la saison où ces maladies se montrent, soit dans des saisons immédiatement précédentes.

Hippocrate a observé en même temps l'influence des saisons pour faire naître des maladies de divers genres; celle qu'ont aussi pour déterminer ces maladies, les expositions des lieux, ainsi que le genre de vie, et les dispositions des hommes qui les habitent.

Ayant aussi bien connu ces causes générales, dont les diverses combinaisons peuvent produire sans doute des maladies épidémiques, il n'a pu croire que ces maladies doivent avoir *uniquement* dans leur formation, une correspondance *nécessaire* avec telles ou telles intempéries des saisons.

C'est vainement qu'on s'engage à expliquer les aberrations de cette correspondance, en combinant toutes les diverses intempéries de l'air qui ont eu lieu dans les saisons de l'année présente, et dans celles de plusieurs années antérieures (1). Sans doute on a par ce moyen d'autant plus de facilité pour ces explications; mais elles sont toujours arbitraires et versatiles.

Sydenham a reconnu, ainsi qu'un très-grand

______

(1) C'est ce qu'a fait, par exemple, M. Raymond, dans son mémoire sur les Épidémies (*Mém. de la Soc. R. de Méd.* pour les années 1781, 1782, p. 72-73).

nombre d'autres observateurs, qu'il arrive souvent que les fièvres épidémiques n'ont point de liaison manifeste avec les intempéries des saisons actuelles ou antérieures. Il a pensé que ces maladies épidémiques sont causées par une corruption de l'atmosphère, qui est produite, ou par des influences des corps célestes, ou plutôt par des vapeurs qui s'élèvent du sein de la terre, lorsqu'elle souffre quelqu'altération qui nous est inconnue.

De quelle utilité peuvent être ces hypothèses vaines et vagues, qui vont chercher les causes des épidémies dans des mouvements intestins que recèlent les entrailles de la terre, ou bien dans des rapports de situation qu'ont entre eux les corps qui se meuvent dans l'immensité des cieux ?

Ces conjectures, que Short a bien réfutées, ont contribué sans doute à persuader à Sydenham, qu'il existe des fièvres *stationnaires* qui ne dépendent point des variations sensibles de l'Atmosphère, qui règnent pendant plusieurs années de suite, et qui s'assujettissent la plupart des autres maladies, surtout fébriles, produites dans le même espace de temps ; de manière qu'elles impriment à celles-ci leur caractère essentiel, et la nécessité d'un semblable traitement pour leur guérison (1).

(1) Stoll pense que Sydenham n'est véritablement grand, qu'en ce qu'il a établi par ses observations l'existence de ces fièvres *stationnaires* ; et il assure que ses propres observations

Le caractère principal que Sydenham, et Stoll d'après lui, donnent à cette fièvre *stationnaire*, est qu'étant prédominante, elle régit et s'assimile d'autres maladies subalternes, fébriles ou non, qui sont produites en même temps que cette fièvre.

Si l'on concevait cette puissance de la fièvre stationnaire dans le sens que présentent les expressions de ces Médecins, ce ne serait plus qu'une fiction métaphysique absolument invraisemblable. Car alors, on devrait supposer que la fièvre stationnaire et les maladies qu'elle soumet à son empire, sont des êtres qui subsistent par eux-mêmes, et dont l'un peut agir sur l'autre, quoiqu'ils existent séparément.

Ainsi cette puissance dominatrice qu'on attribue à ces fièvres dites *stationnaires*, serait une de ces chimères que l'imagination peut enfanter dans l'obscurité des idées, et qui se dissipent aux premières clartés d'un raisonnement sévère.

Les faits bien vus ne donnent aucune preuve directe de l'existence de ces fièvres stationnaires. Mais

lui en ont confirmé pleinement la réalité. Voyez le commentaire publié par Eyerel, sur les Aphorismes de Stoll, *de Febribus*, Tom. 1, p. 78.

Cependant on ne trouve dans les ouvrages de Stoll aucune observation qui soit démonstrative de l'existence de ces fièvres stationnaires.

en nous conformant à la marche constante d'Hippocrate, nous ne devons dire que ce que disent les
faits et leurs analogies nécessaires.

Ils nous donnent lieu de croire que ces maladies
populaires (qu'on peut désigner plus particulièrement par le nom d'*épidémiques*) qui frappent pareillement des hommes dont le régime et le tempérament sont très-différents, et qui s'étendent dans
diverses contrées avec une progression *successive*,
sont produites par une corruption spéciale de l'air,
dont les miasmes délétères (qui peuvent quelquefois être manifestement émanés de la surface de la
terre) agissent sur les hommes d'une manière qui
nous est inconnue.

Mais quant aux maladies populaires, que les observateurs appellent communément *épidémiques*,
les faits nous indiquent ce principe extrêmement
simple, que lorsqu'il existe dans un lieu une fièvre
(par exemple dyssentérique, pétéchiale ou autre)
qui, pendant une saison ou une année, domine
relativement à sa fréquence et à son intensité,
sur les fièvres d'autres genres qui y existent dans
le même temps, cette fièvre dominante et ces fièvres moins communes reçoivent des formes semblables (p. ex. périodique, inflammatoire, humorale) par les effets combinés des diverses saisons
qui se succèdent, et des autres causes générales.
D'après cette ressemblance que leurs formes prennent alors, on voit que les traitements de toutes

ces différentes maladies doivent avoir entre eux
une grande analogie (1).

Telle est la conclusion qu'on doit tirer de la doctrine d'Hippocrate, réduite à ses plus simples termes. Cette doctrine a été bien suivie par Baillou,
qui paraît être le plus grand des Médecins modernes, et supérieur même à Sydenham, malgré tous
les éloges exclusifs qu'ont fait donner à celui-ci le
zèle patriotique des Anglais, les suffrages de quelques Médecins célèbres, et la routine d'adulation
de tous les autres (2).

(1) On voit qu'il importe dans divers cas de fièvres aiguës,
dont la nature essentielle est imparfaitement développée, ou ne
peut être éclaircie par les réponses du malade, de diriger le
traitement jusqu'à un certain point, d'après le caractère commun qu'ont les maladies de divers genres qui existent alors
dans le même lieu (sans doute par l'influence combinée des
constitutions de l'air actuelles et précédentes, et des autres causes
générales).

Ainsi Selle, Stoll et Vogel le fils, ont vu des fièvres aiguës
dans lesquelles il ne paraissait d'abord aucun signe d'amas de
bile dans l'estomac, où cependant un émétique faisait rendre
une grande quantité de bourbe bilieuse; ce qui amenait la
guérison de la maladie; et ils observent que ce remède salutaire était indiqué, parce qu'il régnait alors une épidémie de
fièvres bilieuses.

(2) Le grand mérite de Sydenham a été d'avoir bien observé
et décrit mieux que les Médecins ses contemporains, certains
genres de maladies, comme la petite-vérole et la goutte. Mais
sa pratique a été beaucoup trop généralisée, et trop défec-
tueuse.

Freind a été fondé à dire (dans son premier commentaire *de*

Hippocrate a vu que les Médecins de Cnide avaient trop multiplié les espèces de chaque genre de maladies (1). Il a connu ce principe fondamental, qu'il faut distinguer surtout les diverses espèces d'un même genre de maladie, suivant qu'il est indiqué par les différences qu'on doit mettre dans les moyens de traiter cette maladie (2).

Febribus, sur les Épidémiques d'Hippocrate), que Sydenham a mal-à-propos distingué en plusieurs espèces diverses, des fièvres épidémiques, qui différaient plutôt par le degré que par le genre, et qu'il a traitées d'une manière semblable, quoiqu'il ait prétendu le contraire.

Il est à présent reconnu que la méthode par laquelle Sydenham traitait toutes les fièvres aiguës (méthode qui a été généralement adoptée par Boérhaave), quelqu'utile qu'elle soit dans les fièvres inflammatoires, est insuffisante, ou même nuisible dans le traitement d'une infinité d'autres fièvres de mauvais caractère.

On ne peut dire que Baillou soit inférieur à Sydenham, pour la sagacité d'observation avec laquelle d'ailleurs il a embrassé un beaucoup plus grand nombre d'objets importants de Médecine-Pratique.

Baillou l'emporte totalement, quant à l'érudition nécessaire en médecine, sur Sydenham, qui n'a tiré aucunes lumières de l'Anatomie-Pratique, et que son défaut de lecture a privé des secours qu'il eût reçus des Médecins Hippocratiques, et des bons Observateurs qui l'avaient précédé.

(1) *Lib. de victu acutorum*, Cap. I et II.

(2) Prosper Martianus a fait cette remarque (*ad lib.* 2 *de Morb.*, sect. 2, vers. 249). Il y dit aussi que cela est surtout manifeste, en ce qu'Hippocrate établit trois sortes distinctes de pleurésies, à raison de la diversité des traitements qu'il faut y suivre.

Pour bien développer cette doctrine d'Hippocrate, on doit considérer que dans un genre quelconque de maladie, que constitue un ensemble de symptômes qui est souvent formé par la nature, on peut distinguer les espèces de deux manières différentes, suivant qu'on les sépare par les différences des siéges et des causes sensibles de cette maladie, ou bien par les différences de sa nature intime et essentielle.

Quelques utiles que puisse être la connaissance des causes sensibles qui ont produit une maladie d'un genre donné, et celle des signes qui déterminent avec plus de précision le siége qu'elle peut occuper, le plus souvent on ne connaît par ces moyens, que ce qui est pour ainsi dire extérieur à la maladie; et lorsqu'on s'arrête à le considérer, il devient une espèce de voile qui s'oppose à ce qui doit être l'objet principal, à la révélation de la forme essentielle de cette maladie.

Il est facile de remarquer un grand nombre d'espèces d'un genre donné de maladies, lorsqu'on le distingue sous les rapports de leurs siéges probables, et de leurs causes manifestes. Telle est sans doute la raison qui a fait multiplier à l'excès les espèces de cette sorte, dans les ouvrages des Nosologistes modernes.

Mais les espèces qu'il faut principalement s'attacher à distinguer dans chaque genre de maladies, parce qu'elles exigent des traitements différents, se rapportent à des différences qui modifient essentiellement la nature de ce genre. Ces différences sont déterminées par le caractère des affections élémentaires qui composent ce genre de maladie, et par le rapport de dominance entre ces affections (1).

(1) C'est ainsi, par exemple, que dans le genre de la pleuro-pneumonie existant seule, et indépendamment de toute complication majeure, on a distingué des espèces différentes, relativement aux divers sièges qu'elle peut occuper, comme le médiastin, le péricarde, la plèvre, la membrane qui revêt le poumon, et les derniers rameaux des bronches ; et relativement aux causes sensibles qui l'ont produite, comme une contusion grave de la poitrine, la suppression d'une hémorrhagie, etc.

Mais les espèces de ce genre qu'il importe surtout de distinguer, sont celles qui diffèrent par leur nature essentielle, et qui exigent par conséquent des traitements différents.

Entre ces dernières espèces de pleuro-pneumonie, sont celles où le catarrhe, ou bien le spasme douloureux dominent dans l'inflammation ; celle où dans tout son cours, le mode inflammatoire fixe est l'affection principale ; celle qui prend bientôt un caractère de rémittence, et celle qui, avec un court période de vraie inflammation, tend rapidement à la corruption gangréneuse.

Je ne considère ici que les espèces qui appartiennent à un seul genre de maladie, et non celles qui peuvent être formées par la complication de deux genres différents. Celles-ci sont en nombre indéfini ; et cependant il n'est pas inutile de noter celles qui sont produites le plus souvent.

J'observe seulement que les Nosologistes qui ont donné des Tables d'espèces de maladies, auraient dû voir qu'il fallait rapporter ces espèces compliquées à l'un et à l'autre des deux genres composants, d'autant que c'est tantôt l'un et tantôt

Après avoir montré avec combien d'habileté et de sagesse Hippocrate a combiné les observations qui devaient servir de bases à la Science historique des maladies, je passe à l'exposition de la manière dont il a conçu et inventé les diverses méthodes de leurs traitements.

Galien dit (1) qu'Hippocrate a prouvé dans tous ses livres, combien il était supérieur à ceux qui l'avaient précédé, par rapport à l'*invention* des vertus des remèdes.

La théorie de l'action de chaque médicament doit être formée d'après des observations qui font connaître comment sa vertu générique, qu'un essai heureux a pu faire découvrir, est modifiée ou altérée, par les diverses conditions de la nature et des temps des maladies où on l'applique, et par celles de l'âge et du tempérament des malades.

Ce sont les règles générales que l'on tire de ces observations bien faites, qui donnent à l'Art un droit d'*invention* sur chaque remède que l'on doit au hasard.

Ainsi le hasard a manifesté la vertu calmante de l'opium ; mais cette première découverte que nous

l'autre genre qui doit donner l'indication dominante pour le traitement. Cela peut être rendu sensible par l'exemple de la pleuro-pneumonie arthritique.

(1) *In Prorrhet.* Lib. III. 69.

lui devons, a été suivie d'un nombre immense d'autres découvertes qui sont dues à l'Art seul (et dont Tralles n'a donné qu'un dénombrement très-imparfait); sur les effets salutaires ou nuisibles que ce puissant remède produit dans différentes maladies, suivant qu'il y est administré. Le don du hasard est l'ouvrage d'un moment; les bienfaits de l'art se multiplient sans cesse dans un temps qui n'a point de bornes.

Lorsqu'on a déterminé autant qu'il est possible, les vertus particulières et relatives de chaque remède, on voit comment il doit être placé et administré dans l'ordre de telle *méthode* de traitement qui convient à telle espèce essentielle d'un genre donné de maladie.

Galien dit (1) qu'Hippocrate a été le premier auteur connu des *méthodes* dans la Médecine; et qu'aucun autre que lui n'a même tenté de traiter les maladies avec *méthode*.

On reconnaît la vérité de cette assertion de Galien, lorsqu'on voit que les conseils qu'a donnés Hippocrate dans les divers cas des maladies dont les fluxions sont des éléments essentiels, tenaient nécessairement à des principes généraux qu'il s'était faits sur les méthodes du traitement des fluxions (2).

(1) *Meth. Med.* L. v. 10 et L. vii. 2

(2) Ces principes ont dû sans doute empêcher Hippocrate d'employer indistinctement dans tous les cas d'ophtalmie, la

C'est d'après les principes de ces méthodes, qu'Hippocrate a donné de fort bons préceptes sur le traitement général des plaies récentes, et des ulcères invétérés, ainsi que sur la cure des plaies de tête et des fractures, et sur l'application du cautère actuel dans un grand nombre de maladies chroniques.

De semblables rapports qu'ont les traitements des maladies externes et internes, démontrent la nécessité d'une liaison intime entre la Médecine et la Chirurgie; liaison qui existait dans le siècle d'Hippocrate, et dont le renouvellement actuel nous donne lieu d'espérer de grands avantages.

Hippocrate a certainement rapporté à des lois

---

saignée, la purgation, les bains et les fomentations locales; quoiqu'il ait indiqué à la fois tous ces remèdes comme étant bons pour l'ophthalmie, dans un seul et même aphorisme. Galien (*Lib. de simplici Medicam. facult. ubi de Abrotano*) reproche là-dessus à Hippocrate de n'y avoir point distingué quelles sont les espèces de douleurs des yeux, auxquelles nuit ou convient tel ou tel de ces remèdes.

D'ailleurs il peut être d'autant plus utile de prescrire à la fois divers remèdes convenables à un même genre de maladie, qu'on ne doit point assurer qu'un seul de ces remèdes suffira dans tel des cas de cette maladie. C'est ce qu'Hippocrate a remarqué (dans ses *Praeceptiones, in init.*), d'après cette considération, que toutes les maladies qui ont quelque durée, font leur cours avec beaucoup de changements et de circonstances diverses.

Ce texte d'Hippocrate n'a point été bien traduit; et Zwinger a cru mal-à-propos (*Hippocratis Commentarii Tabulis illustrati*, p. 103) qu'il ne devait s'entendre que des maladies chroniques.

fixes de sa méthode, le choix des saignées et des autres évacuations de sang, dérivatives ou révulsives, qui est indiqué dans les divers états des fluxions.

Cependant il n'est pas toujours remonté dans la pratique à ces lois fondamentales, et il a suivi trop loin ses principes sur les méthodes du traitement des maladies dépendantes de fluxions (1).

Il a été induit en erreur, en étendant trop l'usage de l'*analogie*, de cet instrument qu'il a souvent employé avec tant d'habileté et de succès.

Tel est le sort des inventeurs dans tous les genres de sciences, qu'ils ne peuvent guère échapper à des erreurs, ou nombreuses ou graves, dans les applications trop étendues qu'ils font le plus souvent des principes qu'ils ont découverts.

Hippocrate se bornait presque entièrement, surtout dans les maladies aiguës qu'il traitait par le régime et des remèdes généraux, à ces méthodes

---

(1) Ainsi il a mal établi comme une règle universelle, que dans la pleurésie, il faut saigner du bras du côté de la douleur. Il a aussi cru sans fondement, que les mêmes règles qu'il avait suivies dans les maladies fluxionnaires, pour le choix des saignées, devaient y avoir lieu pour le choix et l'ordre des diverses évacuations d'humeurs particulières, tandis que ces évacuations doivent y être ordonnées d'après les considérations relatives à la nature de chaque espèce essentielle de ces maladies.

Voyez mes *Mémoires sur le Traitement des Fluxions* (réimprimés à la fin de ce Volume).

de traitement, dont l'objet est de préparer, de faciliter et de compléter les mouvements salutaires de la nature.

Tous les médecins qui ont suivi la doctrine d'Hippocrate, ont poussé trop loin les idées qu'ils lui ont prêtées sur la puissance médicatrice de la nature. Il importe sans doute de fixer le vrai sens et les limites nécessaires que doit avoir ce principe.

Il est certain que ce doit être par les opérations même de la nature, que les maladies sont guéries ; puisque la nature du corps vivant doit produire tous les mouvements qui constituent, et la maladie, et le retour à la santé.

Des maladies simples et peu graves, étant laissées à elles-mêmes, peuvent se guérir par les seuls mouvements spontanés de la nature, que ces maladies déterminent, soit par les impressions directes de leurs causes, soit par les accidents qu'elles occasionnent.

Mais on ne peut prouver, par les faits, que ces mouvements spontanés et salutaires soient dépendants d'une *volonté* prévoyante, que les Animistes attribuent au principe vital du malade. Il paraît seulement que ces mouvements sont alors *nécessairement* dirigés vers la guérison, comme ils le sont le plus souvent vers la destruction dans les maladies de mauvais caractère, par les lois primordiales du corps humain vivant, qu'a fixées la cause universelle. C'est ce qu'Hippocrate a pensé, quand il a dit, que la nature opère sans intelligence, ou sans dessein, lorsqu'elle guérit les maladies.

Lorsque les maladies sont graves et compliquées, elles ne se guérissent que rarement d'elles-mêmes; et l'art ne pouvant plus avoir assez de confiance aux mouvements spontanés de la nature, qui sont irréguliers, ou trop faibles et avortés, doit lui imprimer des mouvements qu'il gouverne par des moyens et suivant des règles qui lui sont propres. Il doit alors renoncer aux méthodes naturelles de traitement, et recourir à d'autres méthodes, qui sont ou analytiques ou empiriques (1).

Quand on sait observer les effets de ces méthodes, qui aboutissent par différentes voies à la guérison d'une même espèce de maladie, on doit re-

____

(1) Je ne puis que rappeler ici ce que j'ai exposé ailleurs (dans la préface de ma *Nova Doctrina de Functionibus Naturæ Humanæ*, publié en 1774; et dans tous mes cours de Médecine-Pratique) sur ces deux autres classes générales des méthodes de traitement, qu'il faut joindre à la classe des méthodes naturelles.

Les méthodes analytiques sont celles où, après avoir décomposé une maladie en ses éléments, ou successifs, ou perpétuels, on travaille à détruire celui de ces éléments qui domine actuellement, pour que la nature opère plus aisément la solution du reste de la maladie.

Dans les méthodes empiriques, on s'attache à changer la forme entière de la maladie, par des moyens que fournit le raisonnement fondé sur l'expérience dans des cas analogues.

connaître que ces méthodes ont des différences
marquées dans le degré et dans l'espèce de leurs
succès respectifs, et que chacune d'elles est plus
ou moins appropriée à divers cas de cette maladie.

Ainsi, loin que ces méthodes différentes aient
une égale réussite dans un même cas, comme le
croit le vulgaire, qui en tire une objection contre
la certitude de la médecine, cette certitude est
confirmée par de nouvelles preuves, lorsque les
effets de ces méthodes sont suivis et discutés par
des observateurs éclairés et de bonne foi.

Hippocrate, après avoir fixé les principes fondamentaux d'une méthode de traitement d'une maladie, étendait ensuite très-avantageusement cette
méthode au traitement d'autres maladies qui avaient
la même nature essentielle.

C'est par une semblable extension des méthodes
de traitement, qui est fondée sur des analogies
exactes des maladies, que l'art de guérir peut faire
les progrès les plus solides.

Nous en avons un exemple frappant dans les
extensions heureuses qu'on a faites de nos jours à
diverses maladies essentiellement périodiques, de
la méthode de Torti, qui a enseigné le premier à
traiter les fièvres intermittentes pernicieuses, par
le quinquina donné à grandes doses.

Nous ne sommes parvenus qu'après une longue
suite d'heureux succès, à rendre assez commun en

France l'usage de cette méthode. Elle sera encore portée à un plus haut degré de perfection, et plus souvent salutaire, lorsqu'on aura déterminé dans quels cas et comment il faut y combiner l'usage de l'opium avec celui du quinquina.

Une méthode semblable employée dans d'autres maladies de nature périodique, est efficace pour garantir un nombre infini d'hommes de la mort, à laquelle ils succomberaient si on les traitait par les méthodes ordinaires.

Des maladies de ce caractère sont non-seulement les fièvres continues pernicieuses essentiellement rémittentes, mais encore les maladies périodiques qui ne sont point accompagnées de fièvre, et dont les paroxysmes peuvent être mortels (1); et les pleuro-pneumonies qui, dans leurs cours, prennent un caractère pernicieux essentiellement périodique (2).

Hippocrate ayant formé les principes de la science historique des maladies et des remèdes, par des résultats bien faits des observations, et ayant créé les méthodes de traitement des maladies, d'après des comparaisons exactes entre leurs

(1) Medicus a écrit sur ces maladies un ouvrage qui est resté incomplet.

(2) On ne doit point attribuer aussi généralement que l'a fait Strack, une nature périodique à toutes les inflammations de poitrine dont la terminaison peut être funeste.

guérisons opérées par la nature ou l'art, ne pouvait qu'avoir les idées les plus justes sur les degrés de certitude des dogmes de la science médicale, et des applications de ces dogmes à la pratique de la médecine.

Il a dit avec raison (1), que les détracteurs de la médecine ne l'ont calomniée que parce qu'ils ne la connaissaient pas (2).

Les dogmes de la science de la médecine étant une fois bien établis, peuvent être regardés comme constants par rapport à l'état actuel de la science, quoiqu'ils soient toujours susceptibles de recevoir des modifications par de nouvelles observations médicinales que le temps pourra amener.

Ils ont le même degré de certitude qu'ont les dogmes qui sont semblablement établis sur les observations connues, dans toutes les sciences de faits (3), quoiqu'on puisse y découvrir dans la suite

---

(1) Ou du moins l'auteur du livre hippocratique, *De Arte*, cap. I.

(2) C'est le défaut total des lumières nécessaires sur ce qui constitue essentiellement la science médicale, qui a fait méconnaître l'utilité de cette science à plusieurs hommes célèbres, tels que Pline, Montaigne, Rousseau, Condorcet, etc.

On ne doit point comprendre dans cette liste, Molière, dont les plaisanteries ont justement tourné en ridicule le jargon scientifique de certains médecins.

(3) D'ailleurs cette certitude ne peut être combattue par l'ignorance où nous sommes des causes premières des phéno-

de nouveaux faits qui modifient les conséquences tirées de ceux qu'on y avait observés précédemment.

On ne peut entendre que conformément à cette manière de voir la certitude des dogmes de la science médicale , ce qu'a dit Hippocrate (1) : « La » médecine me paraît être déjà inventée toute en- » tière par rapport aux objets qu'elle enseigne à » connaître, et être solidement appuyée quant à » ses dogmes les plus importants. »

Les applications des dogmes de la science à la pratique de la médecine , si elles sont bien raisonnées , ont différents degrés de certitude , mais ne peuvent en avoir autant que ces dogmes qui sont convenablement appuyés sur les observations (2).

---

mènes que présente l'observation en médecine. La même ignorance est commune à toutes les sciences physiques, et elle ne peut en affaiblir la certitude.

Ainsi on ne peut dire , par exemple, que les dogmes de la nouvelle chimie manquent de solidité , par cette raison qu'il est certain que personne ne connaît la nature du calorique , ni par conséquent la manière dont il dissout ou suspend les fluides aériformes ou gaz, etc.

(1) Ou l'auteur du livre hippocratique , *De Loc. in Hom.* , Cap. LVIII.

(2) Il est essentiel de remarquer que chaque application des dogmes de la science médicale doit se rapporter à ces dogmes, par des inductions qui soient très - simples et très - prochaines.

Car en général plus on prolonge la chaîne des conséquences

Chacune de ces applications se fonde sur l'analogie de la maladie présente, avec d'autres maladies dont on connaît les traitements les plus efficaces. Cette application est par conséquent sûre, et suivie d'un heureux succès, à proportion de ce que l'analogie qu'elle suppose est plus approchante du vrai et plus parfaite.

On voit les succès se multiplier dans la pratique de la médecine, et la mortalité causée par les maladies aller en diminuant, à mesure que les hommes qui exercent l'art de guérir deviennent généralement plus instruits des dogmes de la science médicale, et plus habiles à en faire de justes applications. C'est ce qui est arrivé dans la Suède, comme l'ont démontré les observations des médecins de Stockholm, et les calculs de M. Wargentin.

L'utilité de la médecine est toujours rendue plus manifeste, lorsque l'enseignement de cette science est plus simplifié, en conservant néanmoins toute l'étendue nécessaire.

Alors les esprits médiocres sont mis à portée de

qu'on peut déduire successivement d'un principe dont on veut faire l'application, plus il est à craindre qu'on ne s'écarte de la vérité.

Chaque nouvelle conséquence introduit ou fait comprendre dans le raisonnement, quelque probabilité qui n'est pas essentiellement inhérente à ce qui précède; et ce raisonnement est rendu incertain jusqu'à ce que l'expérience consultée de nouveau ait prononcé sur la validité de la dernière assertion.

faire dans la pratique de la médecine plusieurs des opérations qui, lorsque l'instruction était plus imparfaite, étaient exclusivement réservées à un petit nombre d'hommes.

Sans doute pour atteindre un haut degré de perfection dans l'exercice de son art, un médecin doit joindre un jugement sain et fort, à une imagination vive et pénétrante, qui saisisse des phénomènes peu sensibles, et des occasions fugitives, comme des sens exquis se pénètrent des plus légères impressions de leurs objets. Il doit avoir encore cette sorte de mémoire, qui retient les rapports des choses bien plus que les suites des mots, et qui est sans doute cette *réminiscence* qu'Aristote dit être propre aux hommes de grand entendement (1).

Mais quel que soit le degré auquel l'homme qui se destine à l'art de guérir, peut être doué de ces dons de la Nature, il est d'une grande importance qu'il soit formé de bonne heure par des maîtres habiles, à distinguer sous les formes sensibles des maladies, les rapports de leurs affections élémentaires, et à se diriger d'après la détermination de leur nature essentielle, pour faire de justes applications de la science médicinale.

(1) Cette espèce de mémoire me paraît être celle qui conserve des notions vaguement déterminées, des choses qu'on a sues, mais qui ne les rappelle en détail et assez exactement, qu'à la suite d'un travail de réflexion et de discours sur d'autres choses analogues.

Tel est le grand avantage des cours de médecine clinique, qui ont été organisés dans les écoles des pays étrangers, et enfin dans la nôtre. C'était en vain que, dans l'ancien ordre des choses, nous avions sollicité un établissement aussi utile. On doit reconnaître aujourd'hui qu'il donne à plusieurs de nos élèves, une habileté précoce, dont ils doivent rendre hommage au zèle et aux talents supérieurs des professeurs de ces cours.

Les médecins dont les connaissances sont très-limitées par l'imperfection de leurs études, mais qui ont une sagacité particulière pour les opérations de médecine-pratique, peuvent sans doute faire souvent des applications bien combinées de ceux des dogmes de la science médicale qu'ils peuvent connaître.

Ces praticiens font alors implicitement un calcul, qui produit des déterminations heureuses. Mais ils ne peuvent répéter avec succès un semblable calcul, que dans un nombre de cas très-borné, parce qu'ils ignorent la juste étendue des principes dont ils partent, et leurs rapports avec d'autres principes qui leur sont inconnus.

C'est ainsi que dans un jeu où les succès résultent, et du hasard, et de l'habileté relative des joueurs : s'il en est deux également sagaces et exercés, dont un seul possède les calculs de toutes les chances du jeu, celui-ci a sur l'autre une très-grande supériorité.

Hippocrate a dit (1), que la fortune étend son pouvoir sur le succès des opérations du médecin, comme sur toutes les choses humaines. C'est dans un sens qui ne peut être entièrement déterminé, qu'on doit admettre ce pouvoir de la fortune ou du hasard.

La fortune n'est qu'un mot, et de ce mot les hommes ont fait une puissance surnaturelle, à laquelle ils attribuent chaque événement qui est produit par une complication de plusieurs causes cachées ou imparfaitement connues.

Mais Hippocrate a très-bien répondu à ceux qui disaient, que c'est à la fortune, et non aux secours de la médecine, que les malades doivent leur salut; que le plus généralement le malheur est attaché aux traitements vicieux des maladies, et le bonheur à leurs traitements réguliers (2).

Hippocrate devait être d'autant plus persuadé de la certitude de la science de la médecine, qu'en la

(1) Ou l'auteur hippocratique du livre *De Arte*, cap. v.

(2) D'ailleurs un médecin habile doit toujours, dans le cours du traitement d'une maladie, compter avec la fortune, et profiter des chances heureuses qu'elle peut lui donner pour assurer le succès de ce traitement.

C'est probablement ce qu'on a voulu faire entendre quand on a représenté Esculape qui semble consulter avec la fortune, dans un médaillon représenté à la planche LXVIII du 1er tome du suppl. de l'antiquité expl. de Montfaucon, qui demande quelle vue on a eue dans ce dessin.

créant, il fut le premier, comme a dit Celse, qui
la sépara de la philosophie.

Il affranchit la médecine de l'empire qu'avaient
usurpé sur elle les philosophes de son temps, qui,
prétendant posséder une parfaite connaissance de
la nature, voulaient à ce titre donner à la médecine
des lois qu'elle ne peut recevoir que des expériences
qui lui sont particulières.

La simple exposition des dogmes de la science
médicale, manifeste qu'elle n'appartient à aucune
des sciences que l'on comprend sous le nom de philosophiques, comme sont les sciences mathématiques et physiques.

Les mouvements qui sont les derniers effets du
jeu des organes du corps vivant, peuvent être soumis aux lois de la mécanique, et les humeurs qui
sont enfin formées par les diverses digestions et sécrétions, peuvent être analysées par la chimie.

Mais les affections du principe vital qui produisent et renouvellent dans un ordre constant les
fonctions nécessaires à la vie, ainsi que les lésions
de ce principe, qui constituent l'essence des maladies, sont, par rapport à nous, absolument différentes des causes productives des mouvements qui
ont lieu dans la nature morte, comme sont ceux
que règlent les lois de la mécanique, ou qui sont
déterminés par les opérations de la chimie.

Depuis Hippocrate jusqu'à nos jours, on a voulu
presque toujours introduire dans la science de la

médecine, des sciences étrangères. Ces alliages de principes hétérogènes ont fait le vice radical des principales théories, qui ont eu cours dans les divers âges de la médecine, et dont plusieurs s'y sont renouvelées plus d'une fois, sans doute par une suite de cette fatalité qui assujettit les opinions des hommes à des révolutions périodiques.

Mais, dans le moment présent, les esprits sont généralement disposés à voir d'une manière plus saine la science de la médecine-pratique, et à l'étudier en elle-même, d'après les seuls faits qui lui sont propres (1).

C'est à nous de suivre cette marche raisonnée et salutaire de l'esprit humain, dans laquelle nous nous joindrons à tous les bons médecins observateurs de notre temps, soit en France, soit chez les étrangers.

La physique générale et la chimie peuvent faire naître quelques idées heureuses pour le traitement de quelques maladies; et elles ont été principalement utiles en faisant connaître plusieurs remèdes précieux. Mais la science de la médecine-pratique, sans négliger aucun des moyens subsidiaires qu'elle peut devoir à ces sciences qui lui sont accessoires, existe par elle-même, et

____

(1) Cicéron a fort bien dit : *Propriis et suis argumentis, et admonitionibus tractanda quæque res est.*

reste indépendante dans toutes ses parties essentielles (1).

En fixant les limites de la science de la médecine,
Hippocrate réunissait d'ailleurs aux lumières qu'on
pouvait avoir dans son siècle, les plus grandes vues
sur plusieurs des sciences philosophiques, sur celle
de la nature de l'homme, sur la vraie métaphysique, et sur les fondements de la politique et de
la morale.

Hippocrate a dit, ou l'on a dit après lui (2), qu'on
ne peut connaître quelque chose d'évident sur la
nature de l'homme, qu'autant qu'on a embrassé
toutes les connaissances médicinales, et qu'autant
qu'on est instruit de tous les effets connus par l'expérience que produisent chez les divers hommes, les
aliments et les boissons, ainsi que les différences de
la conformation des organes et des qualités des
humeurs dominantes.

Il paraît que les observations médicinales sont
des bases nécessaires, non-seulement de la science

---

(1) C'est sans fondement qu'on a aussi voulu faire regarder
la science de la médecine comme faisant partie de celle de
l'histoire naturelle. Celle-ci décrit et classe sans doute tous les
objets sensibles qui sont répandus sur la terre; mais on ne
peut comprendre dans l'histoire naturelle, que la description
des derniers effets visibles ou physiques que présentent les
maladies et leurs remèdes.

(2) *L. de veteri medicinâ*, Cap. XXXVI et seq.

du corps humain vivant, mais encore de celle de
l'âme humaine, dont la connaissance est l'objet
primitif de la vraie métaphysique (1).

Hippocrate ne croyait pas que toutes les facultés
de l'intelligence de l'homme puissent être réduites
à la sensation développée (comme l'ont imaginé
plusieurs métaphysiciens modernes, qui ont admis
sans aucunes preuves cette identité radicale); mais
il distinguait avec beaucoup plus de probabilité,
dans l'âme, deux puissances, celle d'apercevoir par
les sens, et celle de juger les objets qu'ils lui présentent (2).

Il a eu sur la nature de la divinité, l'opinion la
plus vraisemblable que l'homme, livré à ses seules
lumières, ait pu s'en former dans tous les temps. Il
paraît avoir pensé, ainsi que le très-grand nombre
des anciens philosophes, que Dieu est dans l'univers, ce que l'âme est dans l'homme.

D'ailleurs Hippocrate rendait aux dieux, et recommandait de leur rendre le culte que la sagesse
des législateurs de la Grèce leur avait démontré
être nécessaire à la durée et au bonheur des grandes sociétés.

Il était infiniment éloigné des vaines opinions

(1) C'est ce que je prouverai en détail dans un traité que je
me propose de publier un jour.

(2) Voyez Galien, *in L. de off. med.* 1, cap. 4.

de ceux qui ont pensé que les mœurs d'un peuple
corrompu peuvent être abandonnées aux progrès
naturels de leur dégénération (ce qui saperait le
fondement de toutes les lois), ou qu'elles peuvent
être conservées telles qu'il convient au soutien de
l'État, sans le secours d'une religion qui entraîne
la masse de ce peuple, et qui lui fasse respecter
les principes de la morale qu'on ne peut lui démontrer.

Comment résistera-t-on à la violence des intérêts
particuliers que l'organisation même de la société
produit et multiplie sans cesse, et qui sont essentiellement destructeurs de l'ordre dans la société,
si l'on n'invoque une religion, qui tous les jours
transporte l'homme dans un autre monde, entièrement différent de celui où toutes ses affections
concentrées le retiennent dans un trouble perpétuel.

Mais pour que l'homme se livre à cette espèce
d'enchantement, il faut une religion qui subjugue
à la fois toutes les puissances de son âme, en y
réveillant des dispositions naturelles, qu'une fausse
et dangereuse philosophie s'efforce continuellement
de détruire. Il faut que cette religion frappe agréa-
blement les sens, par la pompe et la beauté du
spectacle de ses fêtes et de ses cérémonies ; qu'elle
captive l'imagination, en l'occupant de fables et
de mystères qui répondent à l'attrait que tous les
esprits ont pour le merveilleux, et que flattant
l'amour-propre par la pureté et l'élévation de ses

motifs, elle excite et entretienne une sensibilité douce, tendre, mélancolique, dont la nature a mis le germe au fond de tous les cœurs, et dont le charme peut faire oublier toutes les séductions des passions viles et corruptrices.

Cependant Hippocrate a reconnu qu'il fallait donner des bornes à cet empire si respectable de la religion, et c'est dans cette vue qu'il s'est élevé avec force contre certaines opinions superstitieuses qui régnaient de son temps.

Il a dit que toutes les maladies étant également les effets de la puissance divine, le peuple s'abusait, lorsqu'il attribuait à une influence plus spéciale des dieux certaines maladies dont les phénomènes l'étonnaient davantage. Telles étaient l'épilepsie, les convulsions hystériques, et l'impuissance singulière où tombaient plusieurs des Scythes, dans lesquels ce peuple respectait les traces de la colère des dieux, qu'il croyait les avoir frappés de cette impuissance.

Hippocrate a montré les plus profondes connaissances sur les bases de la morale et de la politique, dans son livre des Airs, des Eaux et des Lieux. Il y a établi, le premier, ce principe si fécond de l'influence qu'ont les climats sur les mœurs et les gouvernements. Bodin et Montesquieu ont sans doute trop généralisé ce principe; mais cependant ils lui ont donné des développements très-étendus et très-importants.

Mais ce qui fait le plus d'honneur au génie d'Hippocrate, c'est d'avoir créé la science de la médecine-pratique (1).

Il n'est point de science qui soit plus digne d'occuper les hommes d'un esprit élevé. En effet elle renferme tous les éléments d'un calcul de probabilités, qui ne peut être porté à sa perfection dans une infinité de cas difficiles, que par les plus grands efforts de l'esprit.

Dans chacun de ces cas, c'est par des combinaisons, souvent neuves, et toujours profondément raisonnées, qu'on doit s'assurer presque toutes les chances pour un heureux succès; en liant des approximations aussi avancées qu'il est possible, sur la nature de la maladie, qui n'est pas entièrement connue, avec d'autres approximations semblables, sur l'emploi qu'on peut faire dans cette maladie, de remèdes dont les vertus ne sont pas rigoureusement déterminées (2).

Les approximations que ce calcul donne dans

----

(1) Galien (*Meth. Med.*, L. vii, 2) a dit qu'Hippocrate a donné les semences de tous les préceptes de l'art de guérir, mais que ces germes doivent être répandus et cultivés par des bons esprits.

(2) Mercatus a fort bien dit que tout traitement d'une maladie se fonde principalement sur une conjecture faite par art; qu'il suffit que cette conjecture *approche* de la vérité exacte, et qu'il arrive trop souvent qu'elle s'en écarte beaucoup en excès ou en défaut.

des cas difficiles, lorsqu'elles sont aussi parfaites qu'il est possible, ont une ressemblance singulière avec celles que se propose la géométrie transcendante, en ce qu'elles dépendent de même de l'estime des choses qu'on peut négliger, et de celles qui doivent entrer dans le calcul.

Le talent naturel qui fait exécuter ce calcul rapidement, se perfectionne par l'habitude de voir et de traiter des maladies, et se change en une sorte de divination, comme par instinct, qui est propre au grand médecin (1).

S'il est une situation où l'on puisse dire qu'un homme est un dieu pour un autre homme, c'est celle où peut se trouver un médecin habile, lorsqu'il est assuré par un nombre de probabilités immensément plus grand, qu'en suivant telle méthode peu connue, il guérira un malade, qui périrait s'il était traité par telle autre méthode dont l'usage est vulgaire dans le même cas.

C'est alors qu'on voit s'élever au-dessus de toutes les autres sciences, celle de la médecine-pratique,

(1) Il pourrait être singulièrement utile au médecin de s'être exercé profondément dans l'analyse des chances et des combinaisons, et de s'être par là habitué à estimer rapidement un grand nombre de probabilités différentes que présentent les phénomènes de certaines maladies, pour fixer l'opinion la plus vraisemblable qui doit résulter du concours de ces probabilités.

qui est également satisfaisante pour l'esprit et pour
le cœur.

L'auteur de cette science a pu quelquefois être
regardé comme le premier des hommes de génie
qui aient jamais existé. En effet, Galien nous
assure (1) que Platon avait une plus grande admiration pour Hippocrate, que pour aucun des hommes illustres qui l'avaient précédé.

Mais c'est une prétention vaine, que celle de
vouloir fixer les rangs entre les hommes de génie
du premier ordre, quelque différents que soient
les genres de leurs ouvrages, et de vouloir mettre
l'un de ces grands hommes à la tête de tous les
autres (2).

Après avoir reconnu qu'Hippocrate a mérité une
place distinguée entre tous ceux dont le génie a
fait honneur à l'homme, il ne nous reste qu'à con-

____

(1) *Meth. Med.* L. 1, Cap. 2.

(2) Telle est l'illusion que le délire de la vanité nationale a
produite chez Hume et d'autres Anglais, qui ont voulu croire
et persuader que l'Angleterre a produit dans la personne de
Newton, le plus grand et le plus rare génie qui ait jamais existé
pour l'ornement et l'instruction de l'espèce humaine.

Il suffirait d'opposer à un jugement aussi outré, celui du
célèbre Moivre, qui étant un Analyste de la première force,
était aussi capable qu'aucun autre homme d'apprécier Newton.
Moivre disait un jour à l'oreille d'un de ses amis, qu'il eût
mieux aimé être Molière que Newton. (*Journal Britannique de
Maty*, tome 18, page 13.)

Pour ne point parler des Modernes, tels que Descartes et

sidérer l'élévation de son âme, qui semble l'avoir
mis encore au-dessus des hommes de cette classe,
qui ont été les bienfaiteurs du genre humain.

Galien lui a rendu ce témoignage (1), qu'il était
passionné pour la vérité, et non pour la gloire et
les honneurs. Ainsi, quoique l'ambition de la gloire
soit la plus noble de toutes, Hippocrate soumettait
cette ambition même à sa philosophie.

Il était persuadé intimement de cette grande
vérité, qu'a depuis si bien présentée le divin Marc-
Aurèle (2) : que dans la vie humaine, tout est
momentané, muable, obscur, et incertain; que
même la réputation après la mort se confond avec
l'oubli, et que la philosophie est le seul guide qui
doive diriger l'homme dans ce cours perpétuellement inconstant des choses humaines.

Quels sont donc les principaux caractères de la
vraie philosophie dont Hippocrate était pénétré?
Rechercher la vérité, pratiquer la bienfaisance,

Leibnitz, qui peuvent disputer à Newton la palme de l'invention géométrique, qui oserait affirmer que Newton a eu plus
de génie qu'Archimède ?

Je remarque à cette occasion, que le célèbre Géomètre
anglais Barrow, qui a commenté les ouvrages d'Archimède,
lui préférait Suarez, dont il admirait le traité *de Legibus*.
(Voyez le dictionn. de Chauffepié, art. Barrow, page 98,
not. col. 1.)

(1) *L. De Atrabile*, cap. 7.

(2) Dans ses *Soliloques*, L. II, n° 17.

et n'estimer les biens de la fortune et de la gloire, qu'autant qu'ils peuvent servir à ces fins généreuses.

Nous apprenons de Platon (1), qu'Hippocrate recevait des indemnités de ceux à qui il enseignait la médecine; et il en recevait aussi de ses malades.

Il devait penser, contre l'opinion du stupide vulgaire, qu'aucun homme ne s'abaisse lorsqu'il reçoit en détail ce qui lui est dû pour des services honorables qu'il rend à la société; et que les travaux d'un médecin, digne de l'être, lui donnent un droit semblable à celui que peut avoir tout autre homme, placé même dans les rangs de l'état les plus distingués, et à des récompenses pécuniaires, et à la considération personnelle.

Mais en même temps Hippocrate cessait de faire aucun cas des richesses, lorsqu'elles pouvaient lui coûter son indépendance. Il refusait les trésors dont voulait le combler Artaxerxe, plutôt que de se résoudre à vivre dans la Cour de ce Monarque.

Il préjugeait ce qu'ont senti profondément ceux qui ont été appelés à faire la médecine auprès des grands; combien il est pénible d'avoir souvent à défendre contre des prétentions qui font exiger une très-grande complaisance, la fermeté que se doit un homme qui a la conscience de ses lumières et de ses intentions libérales.

(1) *In protagora.*

Il sentait qu'un tel homme doit moins que tout autre, souffrir aucune sorte d'asservissement ; d'autant que, comme l'a dit admirablement Homère, le jour où un homme est réduit en servitude, il perd la moitié de son âme.

Hippocrate n'était pas moins grand, par l'estime médiocre qu'il faisait de la gloire.

On doit modérer extrêmement la valeur de cette espèce de gloire, à laquelle un médecin peut parvenir ; si l'on considère qu'ayant d'ailleurs par sa nature, peu d'éclat dans le monde (1), elle tombe

______

(1) C'est ce que Virgile a dit, dans ces vers qu'on a souvent cités, sur le médecin Iapis, qui reçut d'Apollon la science et l'art de la médecine, qu'il préféra aux autres dons que lui offrait ce Dieu, d'exceller dans la science des Augures, ou dans les arts de tirer de l'ac, et de jouer de la lyre :

Scire potestates herbarum, usumque medendi
Maluit, et mutas agitare inglorius artes.

(*Æneid.* L. xii, v. 196-7.)

On n'a pu expliquer pourquoi Virgile a dit que l'art de la médecine était *muet*, et ne donnait point de *gloire*, comparable à celle qui suivait la perfection dans les autres arts.

La raison en est, que leurs effets pouvaient produire une admiration fortement exprimée, chez les hommes rassemblés dans les conseils, dans les armées, et dans les jeux publics, tandis que l'intérêt attaché aux plus grands succès du médecin, a dû être en général borné dans un cercle fort étroit, et que ses opérations cachées dans son intelligence, n'ont pu que très-rarement se manifester par des effets capables de frapper l'imagination ou les sens des hommes réunis en grandes masses.

souvent en partage au charlatan et à l'ignorant,
aussi bien qu'à l'homme le plus habile dans l'art de
de guérir.

Le grand caractère d'Hippocrate a d'autant plus
de droit à notre vénération, qu'il relevait en lui la
pratique de toutes les vertus.

On voit par le serment qu'il faisait prêter à tous
ceux qu'il admettait à recevoir ses leçons, qu'il
regardait le médecin comme étant étroitement
obligé à tous les devoirs de la reconnaissance pour
ses maîtres, de l'humanité, de la probité, de la
pureté des mœurs auprès de ses malades, et d'une
discrétion qui lui fît taire tout ce qui devait rester
secret, lors même qu'on ne l'avait pas confié à sa
foi.

Mais Hippocrate, toujours soumis aux obligations
qu'imposent ces vertus premières, devait s'élever
encore davantage, par un effet du peu d'estime
qu'il faisait de la célébrité et des richesses. Ce sentiment ne pouvait que produire en lui une autre
vertu courageuse et d'un ordre supérieur, qui est
méconnue du peuple de toutes les classes, et qui
honore d'autant plus le médecin qui la possède.

Il est souvent appelé dans l'exercice de ses fonctions, à pratiquer cette vertu rare, qui lui fait voir
avec la même indifférence la censure ou les applau-
dissements de la multitude, qui n'est pas faite pour
le juger. Lorsqu'il est assuré autant qu'il peut
l'être, des motifs qu'il a de choisir une méthode
de traitement éloignée des opinions reçues par le

peuple, il ne balance pas à la suivre, quoiqu'il compromette sa réputation et sa fortune, plutôt que d'adopter une autre méthode, qui ayant l'approbation générale, pourrait être dangereuse ou moins sûre.

Citoyens, je suis aujourd'hui votre organe dans cet acte d'une sorte de culte que nous rendons à la mémoire d'Hippocrate, et qui ne doit point être regardé comme inutile, quoique l'ombre d'Hippocrate ne plane point dans cette enceinte pour en recevoir l'hommage. Il peut servir à nous rendre présents les grands exemples qu'il nous a donnés, et à leur assurer de plus longues traces dans nos souvenirs.

Les circonstances actuelles sont sans doute favorables pour nous exciter aux travaux, dans lesquels nous devons nous conformer à ce grand modèle. Un mouvement de zèle et d'émulation se manifeste aujourd'hui dans notre patrie, chez tous ceux qui se vouent à l'exercice de notre art.

C'est à vous, jeunes élèves, que je vois pleins d'ardeur et de talent, à partager cette impulsion générale que vous devez propager un jour, en vous livrant à toutes les études nécessaires dans notre science, et dans celles qui lui sont subordonnées. Vos succès seront de nouveaux titres d'honneur pour notre école, qui vous aura formés pour être pendant longtemps les sauveurs de vos concitoyens.

Vous ne pouvez entrer dans cette carrière sous des auspices plus heureux, que sous ceux de vos maîtres, mes honorés collègues, dont vous recevez les instructions les plus variées et les plus savantes, dans tous les genres de connaissances que vous devez acquérir.

Il m'est doux d'avoir à leur offrir cette expression trop faible du sentiment d'estime profonde, par lequel je réponds à celle dont ils m'honorent, et auquel se joint celui de ma reconnaissance pour les bontés qu'ils me témoignent après une longue séparation.

C'est ici que les maîtres et les élèves dans l'art de guérir sont réunis par un vœu commun; celui de concourir de tous leurs efforts à ce que cet art sublime aille en se perfectionnant, et qu'il assure de plus en plus aux hommes les biens inestimables de la santé et de la vie.

Ce vœu doit nous occuper sans cesse; mais dans ce moment où nous le renouvelons devant l'image révérée du fondateur de la médecine, il semble prendre une nouvelle force, et recevoir une espèce de sanction religieuse.

Puisse le souvenir de notre grand législateur nous rappeler dans tous les temps, que les hommes qui se montrent les plus dignes de l'estime des sages, sont ceux pour qui la connaissance de la vérité et le sentiment de la vertu, sont les premiers besoins de l'âme ; qui exercent constamment leur bienfaisance envers leurs semblables, sans se laisser jamais atteindre par la contagion des opinions populaires, et qui réduisent à leur valeur réelle, tous les objets que s'exagèrent les passions ambitieuses de gloire ou de fortune.

Théorie des Maladies goutteuses et Rhumatismales. —
Principes généraux sur les Méthodes du traitement
des Maladies. — Application de ces Principes à la
formation des Méthodes du traitement des Maladies
goutteuses (1).

～～～

ARTICLE Ier. — DE LA NATURE ET DES CAUSES
DES MALADIES GOUTTEUSES.

Pour la formation de toute maladie goutteuse,
il faut la réunion de deux causes qui soient portées
à un haut degré ; dont l'une est la disposition de la
constitution à la production d'un état goutteux
dans les solides et dans les humeurs ; l'autre est
une infirmité relative des organes que doit occuper
cette maladie goutteuse.

L'état goutteux des solides est une affection spéciale, qui survient à des états vicieux ou de cons-

(1) Extrait de la *Préface du Traité des Maladies goutteuses.*
1819. 2 vol. in-8°.

triction ou de relâchement dont ils peuvent être affectés, et qui donne à l'un et à l'autre une permanence singulière.

Il me paraît extrêmement vraisemblable que cet état goutteux des solides est produit par l'action de la force de *situation fixe* entre les parties du tissu des fibres; force dont j'ai le premier connu et démontré l'existence dans les muscles et les tendons, et qui peut être supposée exister dans les autres organes mous.

Soit qu'on veuille ou non, regarder cette force comme la cause générale de la Goutte qui affecte les solides, je pense qu'on doit toujours admettre qu'il existe dans les maladies goutteuses *un état goutteux spécifique*, qui est essentiel pour la constitution de cette maladie, et dont la nature nous est inconnue.

Je fonde mon assertion sur ce que les divers remèdes, évacuants, relâchants, excitants, ou résolutifs, auxquels on est généralement borné dans le traitement des maladies goutteuses les plus graves, y manquent très-souvent de succès; quoiqu'on ait satisfait d'ailleurs aux indications que présentent la fluxion goutteuse, et les autres éléments de ces maladies : tandis que dans les mêmes circonstances, le traitement réussit, lorsqu'on y emploie des remèdes que l'expérience a fait voir être spécialement utiles contre l'état spécifique inconnu qui est propre à la Goutte.

Les observations prouvent que dans les maladies goutteuses, il existe un *état goutteux spécifique des humeurs*. Cette altération des fluides ne peut y être révoquée en doute, que par ceux qui s'aveuglent au point de vouloir exclure presque entièrement de leurs systèmes de médecine, la doctrine des vices des humeurs, ou la pathologie humorale.

Les faits indiquent aussi que l'état goutteux du sang est un vice de sa mixtion, qui intercepte plus ou moins la formation naturelle des humeurs excrémentitielles; de telle sorte que la décomposition spontanée que subissent ces humeurs, y fait prédominer la séparation de la substance terreuse.

La prédominance de la substance terreuse dans ces humeurs excrémentitielles, leur donne alors une affinité spéciale avec les sucs nourriciers des parties attenantes aux os. Cette affinité détermine généralement ces humeurs à se jeter sur ces parties, lorsqu'elles souffrent une infirmité relative. Elles y sont portées par une fluxion, dans laquelle on observe divers symptômes locaux, sympathiques, synergiques, et qui se termine par des excrétions critiques.

Dans le Rhumatisme, qui est une maladie congénère avec la Goutte (quoiqu'il en soit séparé par des différences qu'il ne faut point négliger), l'état rhumatique goutteux intercepte aussi la formation naturelle des humeurs excrémentitielles; et l'on y voit d'ailleurs que les parties lymphatiques du sang sont plus liées entre elles que dans l'état naturel, et sont trop séparées des autres parties constitutives de ce fluide.

Les faits rendent aussi très-vraisemblable, que dans l'inflammation du Rhumatisme, soit aiguë, soit chronique, les fibres musculaires sont affectées d'une manière plus constante que dans leur état naturel, par l'action de la force de *situation fixe* des parties de ces fibres.

Il paraît, surtout dans l'inflammation du rhumathisme chronique, que l'effort de *situation fixe* des parties des fibres affectées peut exister dans le Rhumatisme, avec un état de cohésion physique ou plus ou moins grand que le naturel, avec leur constriction comme avec leur relâchement.

Les états spécifiques dont les solides et les fluides sont affectés dans les maladies goutteuses, paraissent tenir à la même affection radicale du principe de la vie. Ce principe, lorsqu'il est modifié dans la Goutte, paraît fixer les mouvements toniques des fibres; et en même temps enrayer le mouvement intestin des fluides, qui entretient leur mixtion propre, et empêche la disgrégation de leurs parties constitutives.

Après avoir recueilli les connaissances, en partie certaines, et en partie extrêmement probables, qu'on peut avoir sur la nature et les causes de la

Goutte des articulations et des autres maladies goutteuses, je passe à ce qui concerne les différentes méthodes de traitement que l'on doit employer, suivant les différences des genres, des espèces et des cas des maladies goutteuses, que le vulgaire des gens de l'Art traite presque toujours d'une manière uniforme.

Pour faire connaître comment doivent être formées ces méthodes du traitement des maladies goutteuses, il est absolument nécessaire que je rappelle ici en général ce que j'ai dit ailleurs sur les différentes méthodes du traitement des maladies; sur les trois classes générales auxquelles toutes ces méthodes doivent être rapportées, et sur les motifs de la préférence qu'on doit donner à telles ou telles de ces méthodes dans chaque maladie.

ARTICLE II. — PRINCIPES GÉNÉRAUX SUR LES DIFFÉRENTES MÉTHODES DU TRAITEMENT DES MALADIES, ET SUR LA DIVISION DE TOUTES CES MÉTHODES EN NATURELLES, ANALYTIQUES ET EMPIRIQUES.

Vallésius a très-bien dit qu'on peut traiter avec un heureux succès une même maladie, par des méthodes différentes; qu'on peut, par exemple, guérir un phlegmon par la résolution, par la suppuration, par la répercussion dès son principe. L'on voit que ces diverses méthodes peuvent réussir pareillement, suivant qu'elles sont appliquées en divers temps de la maladie.

Les circonstances variées des malades attaqués d'une même maladie, peuvent faire aussi qu'ils soient guéris par des méthodes qui semblent être opposées, quoiqu'elles ne le soient pas en effet.

Si l'on observe avec attention ce succès qui leur est commun, on reconnaît qu'il ne faut point l'attribuer à ce que l'habileté de la Nature peut diriger vers la guérison des moyens qui paraissent contraires entre eux. On ne doit pas dire avec Baglivi (1), que la Nature tourne tous ces traitements à son avantage, de même qu'un homme tombé dans une fosse, dirige et tourne en tout sens une pièce de bois qu'on lui donne pour en sortir.

On peut encore guérir par différentes méthodes, des sujets qui se trouvent être dans un même temps d'une maladie donnée, et qui d'ailleurs sont placés sensiblement dans les mêmes circonstances. Mais ces méthodes sont plus ou moins approchantes de la perfection. C'est ainsi que dans la science de la médecine, comme dans les sciences mathématiques, le même problème peut avoir plusieurs solutions qui diffèrent par leur élégance et leur brièveté.

Toutes les méthodes de traitement des maladies m'ont toujours paru devoir être comprises sous

(1) *Praxeos Medicæ*, Lib. II, Cap. XI, n. XI.

trois classes, qui sont celles des méthodes naturelles, des analytiques, et des empiriques (1).

Ces dénominations seraient insignifiantes, si elles
se bornaient à désigner les méthodes de traitement
qui opèrent la guérison par les mouvements de la
Nature; celles qui embrassent et comparent les indications que présentent les éléments de chaque
maladie; et celles qui emploient des remèdes dont
les vertus sont connues par l'expérience : car il
n'est point de méthode de traitement qui ne réu-
nisse ces trois caractères; et sous ce rapport, on
pourrait croire que toutes les méthodes de traitement sont pareillement naturelles, analytiques, et
empiriques.

Mais cette distinction des trois classes générales
dans lesquelles je dis qu'il faut placer toutes les
méthodes du traitement des maladies, devient une
distinction réelle et utile, en tant qu'elle fait connaître que chacune de ces méthodes doit être rapportée directement à l'un des trois chefs ou objets
essentiels que je vais indiquer.

(1) J'ai marqué cette division générale des méthodes du
traitement des maladies, dans la préface de ma *Nova Doctrina
de Functionibus Naturæ Humanæ*, imprimée en 1774, et je
l'ai suivie dans tous les cours publics et particuliers, que j'ai
donnés sur la science de la médecine-pratique.

J'ai expliqué avec les plus grands détails ma doctrine sur ces
méthodes, dans mon traité *De Methodo Medendi*, que j'ai enseigné et commenté il y a plus de vingt-cinq ans, dans l'université de médecine de Montpellier.

I. Les méthodes naturelles du traitement d'une maladie, ont pour objet direct de préparer, de faciliter, et de fortifier les mouvements spontanés de la Nature qui tendent à opérer la guérison de cette maladie. Ces méthodes sont généralement indiquées dans les maladies où la nature a une tendance manifeste à affecter une marche réglée et salutaire.

II. Les méthodes *analytiques* de traitement d'une maladie, sont celles où après l'avoir décomposée dans les affections essentielles dont elle est le produit, ou dans les maladies plus simples qui s'y compliquent, on attaque directement ces éléments de la maladie, par des moyens proportionnés à leurs rapports de force et d'influence.

Ces méthodes sont d'autant plus indiquées, qu'il existe une plus grande complication des éléments d'une maladie (1).

Dans la méthode analytique qui est propre à

(1) L'existence des maladies compliquées ne peut être rendue douteuse par l'opinion de Hunter, qui a prétendu vainement que deux maladies différentes ne peuvent être réellement compliquées dans un même sujet.

Deux maladies coïncidentes dans un même sujet sont compliquées entre elles à des degrés différents, à proportion de ce que les modifications qu'elles exigent réciproquement dans leurs traitements, sont plus considérables; ce qui apporte des difficultés d'autant plus grandes à la méthode mixte, suivant laquelle on doit traiter leur complication.

Il est à remarquer que deux maladies peuvent être fortement

chaque complication, il faut faire dominer le traitement qui convient à chacune des affections ou maladies composantes, à proportion de ce qu'elle a plus d'importance respective. Cette importance doit être estimée, suivant qu'elle est plus urgente ou d'un danger plus pressant, et suivant son influence sur les autres affections ou maladies combinées.

Après avoir ainsi déterminé la méthode mixte qui convient au traitement de chaque cas compliqué, il faut encore distribuer les diverses parties de cette méthode, dans l'ordre des temps qu'il est nécessaire ou plus avantageux d'observer pour assurer le succès de son exécution.

Ainsi dans la formation de chacune de ces méthodes analytiques, il est essentiel de bien distinguer (ce qu'on n'a point fait convenablement jusqu'ici) l'ordre d'importance relative des éléments de la maladie compliquée, et l'ordre des temps de l'exécution des parties de cette méthode.

III. Dans les méthodes *empiriques* du traitement d'une maladie, on s'attache directement à en

compliquées, lors même que l'une d'entre elles a été consécutive de l'autre. Cela arrive lorsque le développement de quelques symptômes d'une maladie simple, leur donne une intensité qui les fait dégénérer en une autre maladie formelle qui se complique avec la primitive. C'est ainsi qu'un flux de ventre qui survient à une fièvre aiguë d'un caractère inflammatoire, se complique d'autant plus profondément avec elle lorsqu'il prend le caractère d'une dyssenterie.

changer la forme entière, par des remèdes qu'indique le raisonnement fondé sur l'expérience de leur utilité dans des cas analogues.

Ces méthodes conviennent surtout aux maladies où l'on a lieu de craindre que les mouvements spontanés de la Nature ne soient impuissants pour opérer la guérison, et dans celles qu'on ne peut décomposer en des éléments bien déterminés, dont on puisse être assez sûr de remplir les indications.

Il est absolument nécessaire d'y avoir recours, dans ces maladies que la Nature seule ne guérit point; comme sont la fièvre intermittente maligne, et la maladie vénérienne portée à un haut degré.

Ces méthodes empiriques sont ou vaguement perturbatrices, ou imitatives des mouvements salutaires que la Nature affecte dans d'autres cas de la même maladie, ou administratives des spécifiques que l'expérience a fait connaître dans cette maladie.

1º Les méthodes vaguement perturbatrices tendent à substituer aux affections constitutives d'une maladie, d'autres affections fortes qu'on espère qui peuvent les dissiper.

On ne doit point rapporter à ces méthodes, des essais tellement grossiers et équivoques, qu'on n'a pu les tenter que dans l'enfance de l'art. Telle est la pratique de pétrir le bas-ventre, pour résoudre une tumeur dure et fort douloureuse dans l'hypogastre, pratique dont Hippocrate a parlé (1), et qu'on dit être générale chez les Siamois.

Mais dans l'état plus avancé de l'art, et même de nos jours, on emploie des méthodes vaguement perturbatrices dans des maladies vénériennes, et autres chroniques, comme lorsqu'on y présume que l'état morbifique pourra être dissipé par différentes évacuations tentées en un même temps. C'est ainsi que Sydenham, et Boerhaave d'après lui, ont combattu avec succès les fièvres intermittentes d'automne qui étaient opiniâtres, en excitant à la fois des sueurs et des déjections, un peu avant le temps où la fièvre devait revenir.

2° Les méthodes empiriques imitatives tendent à déterminer la nature du malade, à des mouvements de fièvre ou autres, conformes à ceux par lesquels la nature humaine guérit souvent des maladies semblables.

3° Les méthodes empiriques spécifiques sont celles où l'on emploie dans les maladies des remèdes ou des procédés dont l'expérience a fait connaître et confirmé l'utilité spécifique pour détruire ces maladies.

L'usage de ces spécifiques tend alors à produire un changement total de l'état morbifique, en dé-

---

(1) Hippocrate a vu cette pratique produire un flux de sang par les selles, qui fut salutaire. *Voyez* le commencement du cinquième livre de ses *Épidémiques*.

terminant la nature à des mouvements salutaires, qu'elle n'aurait jamais conçus spontanément.

L'esprit de ces méthodes est toujours de diriger et de modifier l'emploi des remèdes spécifiques, d'après les vues que donne la considération des procédés que la nature ou l'art ont suivis pour guérir des maladies analogues.

Après avoir exposé mes principes généraux sur les méthodes de traitement des maladies, je passe à l'indication sommaire des applications que je fais de ces principes, pour le traitement des différentes sortes de maladies goutteuses.

ARTICLE III. — APPLICATION DES PRINCIPES PRÉCÉDENTS A LA FORMATION DES MÉTHODES DE TRAITEMENT DES MALADIES GOUTTEUSES.

§. 1ᵉʳ. — *Des méthodes de traitement de la Goutte des articulations.*

Dans les attaques simples et régulières de la Goutte des articulations, il faut préférer une méthode de traitement naturelle, et diriger tous les moyens de régime et les remèdes qu'on emploie à favoriser les mouvements salutaires de la nature.

Il est des attaques régulières de cette Goutte, où ses divers éléments, qui sont la fluxion, la douleur, et la fièvre (qui peut être simplement dépuratoire, ou avoir des caractères qui lui sont particuliers), ont des degrés de dominance qui rendent

difficile la solution naturelle de ces attaques. Il faut
alors recourir à des méthodes analytiques, où l'on
satisfait aux indications combinées que présentent
ces éléments.

Une méthode naturelle de traitement ne peut
convenir aux attaques de cette Goutte, lorsqu'elles
sont *irrégulières* et très-*prolongées*, d'autant que les
mouvements de la nature y sont trop imparfaits,
et que leur effet salutaire y est trop retardé.

Dans ces mêmes attaques, les méthodes analytiques ne conviennent pas, parce que les éléments
sensibles, de fluxion, de fièvre et de douleur,
qu'on peut considérer dans la composition de cette
maladie goutteuse, n'ont aucune dominance qui
en fasse des objets de traitements particuliers, par
lesquels on puisse assurer la guérison de la maladie
entière.

Ainsi dans le traitement de ces attaques irrégulières et fort prolongées, on est réduit en général
à des méthodes empiriques.

Dans ces méthodes on emploie des remèdes ou
évacuants, et autres qui sont perturbateurs des
mouvements qui fixent la Goutte sur les parties
qu'elle occupe, ou spécialement appropriés contre
les états goutteux dont les solides et les fluides sont
affectés dans ces parties.

Entre les évacuants que peuvent employer ces
méthodes, les purgatifs sont les plus généralement
utiles. Leur usage me paraît devoir y être soumis
à plusieurs règles que je propose d'après ma pra-

lique, et qui peuvent servir à lever les contradictions des divers auteurs, sur l'emploi des purgatifs dans la Goutte des articulations.

Pour préserver des retours des attaques de la *Goutte des articulations*, il est rare qu'on puisse obtenir de grands effets, si les remèdes qu'on prescrit dans cette intention, ne sont ordonnés selon des méthodes analytiques.

Dans ces méthodes, on a le plus souvent à combiner les moyens de combattre la disposition de la constitution à l'état goutteux, et ceux de satisfaire aux indications que présentent diverses autres affections vicieuses de la constitution, affections qui peuvent aggraver la disposition générale à la Goutte.

Il est plusieurs espèces de la Goutte des articulations où elle est *consécutive* d'une autre maladie qui l'a produite (Goutte que Musgrave a mal désignée par le nom de *symptomatique*).

Je crois qu'il est essentiel, pour le traitement des espèces de cette Goutte, de les distinguer en deux classes, suivant qu'elle est ou qu'elle n'est pas *compliquée* avec la maladie primitive.

Les principes que j'ai donnés des méthodes analytiques du traitement des maladies compliquées, doivent être suivis dans les espèces de cette Goutte *compliquée* avec la maladie qui l'a produite, soit dans les attaques, soit dans leurs intervalles.

Je développerai l'utilité des applications de ces principes, par de nombreux exemples, en traitant

successivement des diverses espèces de la Goutte
consécutive, qui est compliquée avec la maladie
qui l'a produite.

§. 2. — *Des méthodes du traitement du Rhumatisme et des autres maladies congénères avec la Goutte des articulations.*

Dans les premiers temps et dans l'état du Rhumatisme aigu, lorsque la fièvre n'y est que symptomatique, il faut employer des méthodes de traitement analytiques, où l'on combat les éléments
de cette affection rhumatique, suivant les rapports
de leurs indications respectives.

Dans les temps avancés et dans le déclin de ce
Rhumatisme, il faut suivre des méthodes de traitement naturelles où l'on excite et complète les mouvements par lesquels la nature tend à opérer la
solution de cette maladie.

Ainsi dans la méthode analytique, qui convient
aux premiers temps et à l'état de ce rhumatisme
aigu, on doit combattre l'élément principal de cette
maladie, qui est la *fluxion inflammatoire*, par des
évacuations de sang générales, révulsives, dérivatives, locales, pratiquées suivant les lois du traitement des fluxions.

On ne doit opposer à cette fluxion inflammatoire
du rhumatisme aigu, d'autres évacuations, révulsives ou dérivatives, par les purgatifs ou les
diaphorétiques, qu'en réglant l'ordre de succession

et l'activité de ces divers remèdes, suivant qu'il convient à la constitution de chaque malade, au siége qu'occupe l'affection rhumatique, et aux rapports de dominance qu'ont les éléments sensibles de cette affection.

Après avoir insisté suffisamment sur ces évacuants révulsifs, on doit travailler à dissiper l'*engorgement* qui succède à la fluxion, par des résolutifs, soit internes, soit externes épispastiques.

La *douleur* est un second élément du rhumatisme aigu, qui nécessite l'usage des narcotiques, lorsque l'excès de cette douleur épuise les forces, et s'oppose aux terminaisons salutaires de la maladie.

La fièvre d'un genre inflammatoire est un autre élément du rhumatisme aigu : mais en général, elle y dépend uniquement de la fluxion qu'il suffit de combattre directement, en n'opposant à cette fièvre qu'un régime convenable.

Dans les temps avancés et dans le déclin du *Rhumatisme aigu*, lorsque la fièvre y est simplement inflammatoire, on doit suivre une méthode de traitement naturelle, où l'on se propose seulement de préparer, faciliter et compléter les évacuations salutaires que la nature, étant aidée de la fièvre, tend alors à y produire.

Ces deux méthodes de traitement analytiques et naturelles, étant successivement employées, sont en général les seules convenables dans ce rhumatisme aigu. On y a vu, sans doute, réussir plu-

sieurs fois des méthodes de traitement empiriques,
où l'on a seulement ordonné des évacuations révulsives, fortes et répétées. Mais ces méthodes ont
de grands inconvénients que l'expérience a fait reconnaître, et leur application générale est souvent
dangereuse.

Lorsque la fièvre, jointe à un rhumatisme aigu,
a un caractère essentiel par lequel elle forme une
véritable complication avec ce Rhumatisme ; on
doit suivre une méthode analytique, où l'on combine les traitements propres à l'une et à l'autre
maladie.

Ainsi dans les premiers temps de ces maladies
compliquées, la *fluxion rhumatique* étant généralement l'affection dominante, il faut la combattre
par des évacuations révulsives ; en préférant toujours celles qu'opèrent des remèdes appropriés au
caractère essentiel de la fièvre rhumatique.

Mais d'autant que dans cette complication, cette
fièvre présente communément bientôt après des
indications dominantes, on doit alors suivre une
méthode de traitement, ou naturelle ou analytique,
qui satisfasse aux indications de cette fièvre par des
moyens qui soient choisis de telle sorte qu'ils conviennent en même temps à l'affection rhumatique
compliquée.

J'appliquerai cette règle générale au traitement
des complications que forment avec le Rhumatisme
aigu, une fièvre éminemment catharrale, une

fièvre bilieuse ou putride des premières voies, et une fièvre éphémère gangréneuse.

Dans le *Rhumatisme chronique*, les mouvements de la nature sont beaucoup trop faibles, trop tardifs et trop incertains, pour qu'on puisse se proposer de le traiter par des méthodes naturelles.

Les méthodes de traitement analytiques ne conviennent pas non plus dans ce Rhumatisme, parce que les éléments sensibles de fluxion, de fièvre et de douleur qu'on peut distinguer dans la composition de ce Rhumatisme, ont trop peu de dominance, pour que les traitements particuliers qu'on leur opposerait, pussent avoir une influence majeure sur la solution de la maladie cutière.

Ainsi dans le traitement du Rhumatisme chronique, on est réduit à employer des méthodes de traitement empiriques. Ces méthodes qui y conviennent, sont de deux sortes.

1° Celles où l'on emploie des évacuants dont l'action sur des parties plus ou moins éloignées, fait une diversion puissante de l'affection des parties prises de Rhumatisme, en introduisant un grand changement dans tout le système.

2° Celles où l'on administre des remèdes, tant internes qu'externes, qui sont spécialement appropriés contre l'état rhumatique dans les humeurs et dans les solides, état qui est principalement marqué dans les parties affectées.

Les remèdes externes qui ont une efficacité

singulière pour dissiper l'état des fibres qu'occupe le rhumatisme chronique, agissent ou indirectement en relâchant, ou en excitant, ce qui corrige l'excès ou le défaut de contraction tonique qui est joint à cet état des fibres ; ou directement, en portant une altération générale et profonde dans la manière d'être de ces fibres.

Entre ces derniers, les topiques irritants qui sont les plus puissants, sont ceux que les anciens appelaient *métasyncritiques*. De ce genre sont les brûlures dans le voisinage des parties affectées, et les applications de l'électricité, variées selon les causes sensibles du Rhumatisme.

La douleur rhumatique des lombes (qu'on a appelée *lumbago*) et la sciatique rhumatique, suivant qu'elles sont ou aiguës, ou chroniques, doivent être traitées par des méthodes analogues à celles du traitement du Rhumatisme aigu ou du chronique. Cependant lorsque ces maux sont chroniques, il faut apporter à leurs traitements des modifications particulières dans l'usage des purgatifs, des résolutifs et des topiques.

Il existe une autre espèce de sciatique dite *nerveuse*, dont la cause principale est une lésion du nerf sciatique.

Cotugno a proposé sur cette lésion une théorie qui souffre plusieurs difficultés. Mais cette théorie l'a conduit à une pratique heureuse qu'on a adoptée généralement, et que j'ai imitée avec succès.

Cette pratique consiste à appliquer des vésicatoires sur les endroits de la peau correspondants à diverses branches du nerf sciatique affecté.

Cette sciatique nerveuse me paraît avoir avec le mal vertébral une très-grande analogie qu'il m'a semblé utile de développer. C'est ce qui m'a engagé à faire sur le mal vertébral une digression que je crois qu'on ne regardera point comme superflue.

Les assertions trop générales de Pott sur le caractère constant du mal vertébral sont contredites par plusieurs observations, dont il suit que l'impotence des extrémités inférieures, et les douleurs ou autres signes de lésion dans l'épine, suffisent pour marquer le siége et la nature du mal vertébral.

Je pense que dans le mal vertébral les nerfs qui partent de la moelle épinière vers l'endroit où les vertèbres sont engorgées, mues difficilement, et enfin déplacées, sont perpétuellement irrités par les compressions et les tiraillements que leur causent les diverses affections et les mouvements de ces vertèbres; et que cette irritation continuelle de ces nerfs, entretient toujours à un haut degré, un effort de fixation tonique du tissu des fibres dans les muscles principaux de l'extrémité inférieure auxquelles les branches de ces nerfs se distribuent.

J'explique d'après cette théorie les principaux phénomènes du mal vertébral entre lesquels il en est tels dont Pott n'a pu rendre raison.

Le remède le plus généralement utile dans cette maladie, est d'établir (ainsi que Pott l'a enseigné) des cautères larges et profonds, de chaque côté des vertèbres affectées qui forment la courbure de l'épine.

Mais souvent ce remède n'a point de succès décisif. Cela arrive surtout lorsque la courbure de l'épine s'étant formée à la suite d'un coup violent, l'irritation des nerfs qui naissent à l'endroit de cette courbure, ou un peu au-dessous, est alors perpétuée, parce qu'elle se joint à un état particulier chez le malade de faiblesse et de sensibilité extrêmes de ces nerfs. En effet, cet état doit reproduire avec la plus grande facilité les engorgements dans les parties environnantes des articulations des vertèbres affectées.

Je pense que dans ces cas on doit, en continuant toujours l'évacuation par les cautères établis auprès des vertèbres affectées d'où naissent les nerfs des extrémités inférieures, appliquer assidûment et pendant longtemps à l'endroit de ces vertèbres des topiques émollients entremêlés et suivis de topiques fortifiants, et qu'il faut donner en même temps intérieurement les nervins et les sédatifs les plus appropriés pour remédier à l'excès de faiblesse et de sensibilité dans tout le système des nerfs.

Les inflammations rhumatiques qui ont leur siége dans les viscères et dans d'autres organes non musculeux, sont aiguës ou chroniques. Elles peuvent être produites ou immédiatement, ou par une translation de l'humeur ou de l'état rhumatique qui existait dans les muscles.

Quand l'état ou l'humeur rhumatique se porte brusquement de l'extérieur à l'intérieur, et menace vaguement différents viscères, il faut suivre une méthode analytique. Dans cette méthode l'on emploie suivant les indications, les anti-phlogistiques et des remèdes appropriés contre l'état rhumatique; l'on tâche de rappeler le rhumatisme à l'extérieur par des diaphorétiques convenables, et par des topiques émollients ou irritants, et si l'on ne peut déterminer ce retour, l'on procure des excrétions utiles auxquelles la nature peut être disposée.

Quand une inflammation rhumatique aiguë est formée dans un viscère, elle doit être traitée (de même que le rhumatisme aigu) dans ses premiers temps par une méthode analytique, et ensuite par une méthode naturelle lorsque la nature est disposée à des évacuations salutaires.

C'est ce que je me suis attaché à développer par l'exemple de l'inflammation du poumon ou de la pleuro-pneumonie rhumatique, qui est la plus commune des inflammations rhumatiques des viscères.

Je ne traite de cette inflammation rhumatique que pour le cas où elle est simple : et l'on voit qu'elle exigerait une méthode de traitement plus composée si elle était compliquée d'une autre maladie, comme par exemple, d'une affection bilieuse.

Dans la méthode analytique par laquelle il faut traiter d'abord l'inflammation rhumatique aiguë du poumon, lorsqu'elle n'est pas compliquée, on doit combattre la fièvre et la fluxion inflammatoires par la saignée et par les anti-phlogistiques.

Un vésicatoire appliqué à l'endroit de la douleur y est utile ensuite pour résoudre cette douleur qui est un élément de l'inflammation rhumatique, en excitant la sensibilité de l'organe extérieur, et affaiblissant celle qui est concentrée dans la partie enflammée.

Dans la méthode naturelle par laquelle on doit traiter cette maladie plus avancée, lorsque la nature y affecte une excrétion salutaire par les crachats, il faut aider cette excrétion par des béchiques actifs qui seraient déplacés auparavant. Le vésicatoire appliqué sur la poitrine est encore placé lorsqu'on suit cette méthode, parce qu'il peut rendre plus efficaces en les modérant convenablement, les efforts que la nature fait pour l'expectoration.

Cependant cette application des vésicatoires dans la pleuro-pneumonie rhumatique est sujette à de nombreuses restrictions, de même que dans les autres espèces d'inflammation de poitrine.

Dans les inflammations et autres affections chro-

niques de nature rhumatique (de même que dans
le Rhumatisme chronique) il faut toujours suivre
des méthodes de traitement empiriques. Dans ces
méthodes on doit employer des remèdes évacuants
convenables au genre de chacune de ces maladies
et des remèdes ou perturbateurs, ou singulièrement appropriés contre l'état rhumatique.

C'est ainsi qu'il est avantageux de joindre aux
diurétiques et autres évacuants convenables, des
résolutifs comme spécifiquement appropriés contre
le Rhumatisme dans ces inflammations rhumatiques
chroniques des muscles et de différents organes
internes, que je crois constituer les maux qu'on
désigne vulgairement par le nom *d'efforts* (parce
qu'ils viennent à la suite d'efforts violents pour des
mouvements extraordinaires).

Il est des maladies qui sont essentiellement de
nature goutteuse, comme l'est le Rhumatisme,
qui ne sont ni précédées ni accompagnées de Rhumatisme, ni de Goutte aux articulations, et qui
peuvent n'en être point suivies.

La plus simple de ces maladies est la *cachexie
goutteuse* ou la disposition prochaine de la constitution à l'état goutteux. Cette cachexie doit être
traitée par une méthode analytique semblable à
celle que j'ai dit devoir être suivie pour préserver
des retours des attaques de la Goutte aux articulations.

Les inflammations et autres affections aiguës et
chroniques, qui sont de nature goutteuse, et qui

n'ont point été précédées d'attaques de Rhumatisme ou de Goutte des articulations, doivent être traitées par des méthodes analytiques semblables à celles qui conviennent aux maladies analogues qui sont consécutives de la Goutte des articulations. Ces dernières maladies font le sujet du paragraphe suivant.

§. 3. — *Des méthodes de traitement de la Goutte interne ou des viscères.*

La Goutte interne ou des viscères qui est consécutive de celle des articulations, est de deux sortes différentes, suivant qu'elle est produite par des agents extérieurs appliqués à des articulations goutteuses, ou bien par une affection interne qui détermine la Goutte à se porter sur un viscère.

Dans l'une et l'autre sorte de Goutte interne il y a concours de deux causes qui la produisent lorsqu'elles sont à un haut degré. Ces causes sont la disposition de la constitution à l'état goutteux des solides et des fluides, et l'infirmité relative du viscère qu'affecte cette Goutte.

La répression de la Goutte des articulations à l'intérieur a eu souvent des suites promptement funestes. On a recherché jusqu'ici la cause de cette mort soudaine que j'explique de la manière la plus vraisemblable, c'est-à-dire la plus prochainement appuyée sur les faits qui y sont relatifs.

Dans les sujets qui ont eu des attaques de Goutte,

mais chez qui il n'y a ni présence, ni rétrocession qui ait précédé immédiatement, de la Goutte des articulations, il est toujours plus ou moins difficile de reconnaître si les maladies internes dont ils peuvent être attaqués sont causées par la Goutte; et l'on ne peut s'en assurer que par un calcul sagace de combinaison de diverses considérations que j'expose en détail.

Cependant ce diagnostic est très-important, d'autant qu'on peut être conduit à des erreurs très-graves lorsqu'on croit que toutes les maladies des goutteux sont de nature goutteuse.

Ils sont souvent attaqués de fièvres bilieuses, putrides et autres, dont les symptômes étant pris mal à propos pour des avant-coureurs d'attaques de Goutte, on se propose pernicieusement de porter cette Goutte aux articulations, tandis que ces symptômes seraient dissipés par des évacuations convenables des premières voies.

Un principe universel auquel Musgrave rapporte tous les traitements de la Goutte interne qu'il appelle *anomale*, est que devant débarrasser l'organe interne le plus tôt et le plus sûrement possible de la matière goutteuse, il faut la chasser en partie hors du corps par des évacuations convenables, et aider par des remèdes internes et externes la nature à en porter une partie sur les articulations.

Ce principe est insuffisant, et peut être souvent pernicieux, comme je le prouverai, en indiquant les diverses méthodes de traitement qui conviennent aux divers cas de Goutte interne.

En suivant ce principe, Musgrave donne généralement dans la Goutte interne des remèdes cordiaux et autres échauffants, des martiaux et autres excitants, parce qu'il suppose toujours que par ces remèdes on doit produire une fièvre qui reporte aux articulations la Goutte fixée à l'intérieur.

Mais cette opinion est évidemment dangereuse ; car la fièvre si elle est déterminée par ces moyens, peut pousser l'humeur goutteuse dans les vaisseaux des viscères affectés, aussi bien que dans ceux des parties voisines des articulations.

La fièvre que ces remèdes peuvent exciter ne peut être sûre et avantageuse que dans des cas de langueur générale où la fluxion de la Goutte interne est déjà affaiblie et où la nature est disposée à la Goutte des articulations. Cette fièvre peut alors reproduire un état analogue à celui qui a lieu dans les accès de la Goutte régulière.

Musgrave a conseillé aussi dans beaucoup de cas de la Goutte interne de donner des purgatifs fort actifs, afin que ces remèdes excitent une révolution qui pousse la Goutte aux articulations. Mais cette révolution est pareillement incertaine et dangereuse, et ces purgatifs ne peuvent, par eux-mêmes, que produire une excitation aveugle qui pousse aussi bien la Goutte à l'intérieur qu'aux extrémités.

Dans les cas toujours graves de la goutte aiguë des viscères, on ne peut suivre des méthodes naturelles, ou dans lesquelles le traitement soit dirigé à favoriser les mouvements salutaires de la nature qui ne sont point assez constants et assez déterminés.

On ne peut aussi être assuré dans le traitement de la Goutte interne du succès de ces méthodes empiriques qui se bornent à administrer des remèdes qu'on a dit être absolument spécifiques dans tous les cas de cette Goutte.

Il est d'expérience universelle que les remèdes qu'on a vantés comme étant perpétuellement spécifiques pour cette Goutte, n'ont eu qu'une existence éphémère. Ceux de ces remèdes dont la célébrité a été le plus prolongée, l'ont due sans doute à une fréquente répétition des circonstances favorables où ils ont été placés, et qui auraient fait réussir pareillement un très-grand nombre d'autres remèdes qui ont les mêmes vertus générales et auxquels on n'en attribue point de spécifiques.

Il faut donc traiter la Goutte interne ou des viscères par des méthodes analytiques qui puissent satisfaire dans des rapports convenables aux diverses indications que présentent les éléments de cette Goutte. Ces méthodes analytiques sont de deux sortes.

L'une est celle des méthodes qui conviennent aux affections goutteuses d'un viscère, causées par la répercussion ou la rétrocession de la Goutte des articulations, lorsque ces affections sont sans complication d'une autre maladie de ce viscère.

Les éléments de cette Goutte interne non compliquée auxquels se rapportent ces méthodes analytiques sont la fluxion qui porte la Goutte des articulations sur le viscère affecté; la fluxion qui fixait la Goutte dans ces articulations, et qui peut subsister étant plus ou moins affaiblie; la perte de forces dans les organes les plus nécessaires à la vie, qui est particulièrement déterminée par les efforts que fait la nature pour soutenir ces deux fluxions dont les directions sont contraires; l'état goutteux qui est fixé dans le viscère affecté et l'affaiblissement général de tout le système.

Les moyens par lesquels ces indications peuvent être remplies, et qu'on doit combiner convenablement, sont les évacuants révulsifs, les cordiaux, les anti-goutteux, les topiques attractifs sur les articulations qu'occupait la Goutte (attractifs qu'on doit choisir relâchants ou irritants, suivant des règles que je donne); enfin des remèdes stomachiques et martiaux qui fortifient tous les organes en augmentant les forces constantes des organes digestifs, et du système des vaisseaux sanguins.

Les martiaux ont été généralement recommandés par Musgrave pour le traitement des maladies aiguës que cause la Goutte des viscères. Mais depuis ils y ont été fort négligés, sans doute parce qu'on a trouvé le plus souvent qu'ils étaient beaucoup moins efficaces dans ces maladies que ne l'avait pensé Musgrave.

La seconde sorte des méthodes analytiques du traitement de la Goutte des viscères, renferme celles qui (étant plus composées que les précédentes) embrassent outre les indications que présentent les éléments des affections de la Goutte interne simple, celles des éléments de la maladie d'un autre genre soit générale, soit particulière (comme fièvre putride, inflammation, hémorrhagie, etc.), qui se complique dans le viscère affecté avec son état goutteux spécifique (complication qui doit toujours être traitée d'après le principe général que j'ai donné ci-dessus).

Je donnerai successivement les méthodes de traitement qui conviennent aux espèces de la Goutte interne, tant simples que compliquées avec des maladies de divers genres. Je me bornerai à celles de ces espèces qu'on observe le plus communément dans la pratique.

Je ferai voir avec tout le détail nécessaire combien les applications de mes principes y sont étendues et multipliées, et combien sont imparfaits et dangereux la plupart des préceptes qu'on a donnés jusqu'à ce jour sur le traitement de ces diverses espèces de Goutte interne.

Les méthodes de traitement qui conviennent à la *Goutte aiguë de l'estomac et des intestins* sont différentes, suivant que l'état goutteux de ces viscères est avec dominance ou de leur affaiblissement , ou de leur irritation.

La Goutte aiguë de l'estomac et des intestins qui est avec dominance de leur affaiblissement indique des remèdes cordiaux et autres fortement excitants. Mais l'usage de ces remèdes ne doit pas être poussé de manière qu'ils produisent une fièvre considérable qui pourrait être nuisible en épuisant les forces du système.

Les cordiaux doivent être combinés avec les narcotiques lorsqu'il survient des mouvements spasmodiques dans ces viscères goutteux , quoique l'état de faiblesse radicale y soit dominant : et ces spasmes peuvent souvent rendre difficile le diagnostic de cette faiblesse dominante.

L'usage des remèdes réfrigérants que Stoll a conseillés beaucoup trop généralement dans la Goutte de l'estomac , peut être placé principalement dans cette espèce de syncope où la Goutte de l'estomac est avec faiblesse radicale dominante dans ce viscère , syncope analogue à la maladie que les anciens ont appelée *morbus cardiacus* , et dans laquelle ces remèdes ont toujours été les plus efficaces.

Mais ils seraient pernicieux dans une autre espèce de syncope arthritique que je crois être produite lorsque l'irritation dominante dans l'estomac goutteux détermine un étranglement convulsif dans les viscères précordiaux.

Quand la Goutte aiguë de l'estomac et des intestins est avec irritation dominante, l'indication
principale (qui peut être aussi la première dans
l'ordre des temps) étant de calmer cette irritation,
on doit y ordonner les narcotiques à d'assez grandes
doses, surtout si elle détermine sympathiquement
une constriction spasmodique dans les viscères
voisins.

Les évacuations de sang par la saignée et l'application des sangsues, sont nécessaires lorsqu'une
véritable inflammation de l'estomac et des intestins
survient à cette Goutte avec irritation dominante,
ce qui est rare, et plus fréquemment pour prévenir ou résoudre des engorgements sanguins qui
se forment souvent dans ces viscères affectés de
cette Goutte.

Dans les cas les plus graves de ceux où la Goutte
aiguë de l'estomac et des intestins est avec dominance, soit de faiblesse, soit d'irritation, en suivant les méthodes analytiques que j'ai indiquées en
général, on doit s'attacher essentiellement à remplir l'indication de résoudre l'état goutteux de ces
viscères.

Le musc, le camphre dissous dans l'éther, et
l'assa-fœtida sont les résolutifs les plus efficaces de
cet état goutteux. Cullen a conseillé trop vaguement, pour la Goutte aiguë de l'estomac et des intestins, ces remèdes anti-goutteux qu'il faut combiner avec des sédatifs, lorsque l'irritation des
viscères est trop forte.

La Goutte aiguë de l'estomac et des intestins est souvent compliquée avec le vomissement, la diarrhée, ou la dyssenterie.

Lorsque dans le vomissement et la diarrhée arthritiques les évacuations sont excessives, il faut donner l'opium joint à des astringents modérés et à des cordiaux, comme sont des vins de liqueur. La réunion de ces remèdes est indiquée, parce que les mouvements spasmodiques qui produisent ces flux sont combinés avec une faiblesse radicale que démontrent les symptômes graves qui surviennent en même temps.

Les auteurs qui ont écrit sur les maladies goutteuses ne donnent sur le traitement de la diarrhée et surtout de la dyssenterie goutteuse, que des préceptes généraux qui ne suffisent point quand ces maladies ont une marche très-rapide et présentent des indications nombreuses, et difficiles à remplir en ayant égard à leurs degrés d'importance respective.

Dans les méthodes analytiques qui conviennent au traitement de la dyssenterie goutteuse, il faut combiner les remèdes appropriés au flux dissentérique avec ceux qu'indique l'état goutteux des intestins, accompagné de la faiblesse ou de l'irritation dominante dans ces viscères.

La combinaison de ces deux maladies exige des modifications particulières dans le choix et l'usage des calmants, ou des excitants qui conviendraient à des cas simples de l'une et de l'autre maladie.

Ainsi, dans la *dyssenterie goutteuse*, où l'irritation domine, l'opium est généralement indiqué; mais ses effets doivent y être modifiés avantageusement par sa mixtion avec le camphre et l'ipécacuanha.

Dans la dyssenterie goutteuse où domine la faiblesse, les excitants doivent être d'autant plus modérés qu'on a plus lieu d'y craindre des engorgements sanguins dans les intestins. Entre les astringents qui peuvent y être indiqués, on doit préférer ceux qui sont à la fois spécialement anti-dyssentériques et anti-goutteux, tel qu'est le simarouba (qui est une espèce de quassia), etc.

Les affections qui ont lieu dans la Goutte chronique de l'estomac et des intestins, doivent être rapportées aux mêmes chefs principaux que les affections goutteuses aiguës de ces viscères qui leur sont analogues.

Cependant ces maladies chroniques présentent, dans les intervalles des affections aiguës qui peuvent leur survenir, des vues de traitement majeures, et qui leur sont particulières. Ces vues sont relatives à l'état goutteux des fluides, que l'on peut y combattre plus longtemps, et avec plus de succès que dans les affections de la Goutte interne aiguë. On doit aussi y ordonner des remèdes appropriés aux autres vices des humeurs, à leur acrimonie sensible, leurs dégénérations atrabilaire, scorbutique, etc.

Dans le régime des malades attaqués de cette Goutte chronique, on doit recommander principalement l'exercice à cheval ou en voiture, pris journellement dans un air libre. Outre les avantages de cet exercice qu'a indiqués Sydenham, je pense que son utilité première consiste en ce que les impressions de l'air libre et les agitations de tout le corps y remontent les forces radicales du principe vital; forces dont la diminution est la cause qui détermine surtout la Goutte à se porter sur les viscères.

Les baumes naturels que Musgrave recommande dans le calcul des reins que produit la Goutte, me semblent être trop échauffants quand ce calcul est formé. Mais ils peuvent, ainsi que les plantes diurétiques balsamiques, prévenir sa formation dans la Goutte aux reins, ainsi que les retours des fortes attaques de cette goutte, pourvu qu'on ne donne point ces remèdes dans un état de forte irritation, ou lorsqu'une attaque de néphrétique est imminente.

Il est souvent utile de leur joindre alors les narcotiques qui peuvent dissiper le spasme des vaisseaux sécrétoires de l'urine; spasme qui produit quelquefois des affections sympathiques funestes dans le système des nerfs, même sans intercepter entièrement la sécrétion de l'urine.

Pour le traitement de la *gonorrhée goutteuse*, il faut choisir dans la classe des remèdes spécialement appropriés contre la Goutte, ou combiner avec eux, ceux qui peuvent répondre aux indications des affections élémentaires dont se compose le genre de la gonorrhée. J'ai exposé ailleurs quelle est la méthode analytique de traitement qui peut satisfaire à ces indications, par des remèdes disposés dans les divers temps de ce flux, suivant les degrés de dominance respective de chacune de ces affections élémentaires.

La méthode analytique du traitement du *catarrhe goutteux* sur le poumon doit être variée suivant la dominance respective qu'ont la fluxion des humeurs sur le poumon, l'engorgement de cet organe, et son état goutteux avec excès de faiblesse ou d'irritation.

En général la fluxion présente les indications principales dans les premiers temps de ce catarrhe, quoiqu'il y faille aussi avoir égard à l'affection goutteuse.

Mais dans les temps avancés de ce catarrhe, lorsqu'il ne se résout point par la coction et par une expectoration critique, les indications de la Goutte deviennent de plus en plus importantes; alors c'est sur les remèdes anti-goutteux qu'il faut insister principalement, pour parvenir à dissiper et à résoudre la fluxion concentrée qui fait l'engorgement du poumon.

Ce n'est que dans les cas peu fréquents de ce catarrhe où la nature se montre disposée au transport de la Goutte du poumon sur les articulations, qu'il faut leur appliquer des topiques convenables pour l'y attirer, et donner des remèdes internes propres à l'y pousser, en évitant l'abus qu'en a fait Musgrave.

L'utilité des méthodes analytiques, que je conseille exclusivement pour les maladies que spécifie la Goutte interne, doit être particulièrement reconnue dans le traitement qui convient à la *péripneumonie goutteuse*.

C'est faute d'avoir observé les rapports de dominance qui sont entre l'affection goutteuse et l'inflammation du poumon compliquées entr'elles; rapports qui diffèrent dans divers cas et dans divers temps de cette maladie, que Sydenham et Musgrave sont extrêmement opposés l'un à l'autre sur le traitement qui lui convient.

Dans cette complication, Sydenham a beaucoup trop insisté sur le traitement de la péripneumonie, et Musgrave sur celui de la Goutte.

Je crois qu'on doit traiter la *péripneumonie goutteuse* par une méthode analytique, que j'ai déduite de mes observations souvent répétées. Cette méthode est entièrement différente de celles qu'ont suivies contradictoirement ces deux médecins célèbres par rapport à l'usage et aux choix des saignées, à l'application des vésicatoires, surtout à l'endroit de la douleur de poitrine, et aux évacuations générales, comme à celle qui est excitée par des diaphorétiques actifs.

Les méthodes analytiques du traitement de la *phthisie pulmonaire goutteuse* doivent être variées, suivant que cette phthisie est catarrhale pituiteuse, inflammatoire avec suppuration ou avec un état ulcéreux, ou bien formée par des obstructions du poumon, et suivant que l'état goutteux de ce viscère est avec dominance de l'irritation ou de la faiblesse.

Dans la phthisie catarrhale pituiteuse, le quinquina et l'air fixe sont de grands remèdes, mais ils ne doivent y être employés, lorsque la Goutte la complique, que dans les cas où cette Goutte est avec faiblesse dominante. Le soufre est doublement approprié dans cette espèce de phthisie, comme diaphorétique et comme anti-goutteux.

Dans la phthisie pulmonaire goutteuse dont le caractère est inflammatoire, il faut suivre une méthode de traitement qui soit semblable à celle de la péripneumonie goutteuse, et qui emploie des remèdes analogues mais gradués proportionnellement.

Ce n'est point ici le lieu d'indiquer le traitement de l'inflammation lente du poumon, qui est avec la suppuration ou avec *l'état ulcéreux* de ce viscère.

J'exposerai ailleurs la théorie que j'ai donnée le premier et prouvée par les faits de cet état ulcéreux qui peut exister dans le poumon *sans aucune ulcération ni corrosion de la substance* de cet organe.

Je dirai seulement ici que cet état ulcéreux in-

dique particulièrement l'usage prudent des baumes
naturels, un exercice modéré pris journellement
à cheval ou en voiture, des aliments analeptiques,
enfin un régime mixte et fortifiant, mais qui ne
soit pas poussé aussi loin que celui qu'a conseillé
le docteur May, et dont il a fort exagéré l'utilité
dans la phthisie pulmonaire.

Lorsque dans la phthisie pulmonaire goutteuse
le poumon est affecté d'obstructions ou de tubercules, les résolutifs les plus appropriés sont en
même temps des anti-goutteux, tels que l'extrait
de ciguë, la gomme de gayac, et d'autres gommes
résines analogues.

Lorsque ces remèdes ont déjà produit sensiblement de bons effets, leur succès est aidé en leur
combinant des fortifiants propres à combattre l'affection goutteuse.

Tels sont le quinquina et les martiaux, qui accé-
lèrent la résolution des obstructions du poumon,
s'ils ne sont fortement contre-indiqués par l'état
inflammatoire de ce viscère. J'observe d'ailleurs
que Musgrave a ordonné trop généralement ces
fortifiants dans la phthisie pulmonaire goutteuse.

L'asthme humoral goutteux doit être traité par des
évacuants appropriés, surtout diurétiques, par des
résolutifs anti-goutteux, et par des topiques attractifs convenables sur les articulations sujettes à
la Goutte.

Un accès d'asthme humoral goutteux produit un

catarrhe suffoquant, lorsqu'il se fait tout à coup
une augmentation très-grave et une fixation très-
forte des spasmes que la congestion des humeurs
goutteuses excite dans les organes de la respiration.

Dans la méthode de traitement analytique qui
convient au catarrhe suffoquant goutteux, il faut
avant tout tâcher de résoudre l'état convulsif par
les anti-spasmodiques internes et externes les plus
puissants. C'est lorsqu'on a dissipé, du moins en
très-grande partie, l'état convulsif du poumon,
qu'on doit travailler à remédier à l'engorgement
de ce viscère par des incisifs et des expecto-
rants efficaces, choisis surtout parmi les anti-
goutteux.

Je crois devoir recommander, d'après le succès
que j'en ai obtenu dans plusieurs cas de catarrhe
suffoquant, comme les anti-spasmodiques qui doivent réussir le mieux dans ce catarrhe lorsqu'il est
causé par la Goutte, l'esprit de sel ammoniac vi-
neux, le camphre, le musc, l'assa-fœtida (qui
sont de puissants anti-goutteux); des onctions avec
un liniment volatil huileux très-fort sur l'épigastre;
des ventouses au même endroit, et sur les bas côtés
de la poitrine.

Les narcotiques qui sont absolument contre-indiqués dans l'asthme goutteux humoral peuvent
être très-bien placés dans l'asthme goutteux convulsif, où l'irritation est dominante. Mais il est
toujours prudent d'y combiner l'opium avec d'au-

tres anti-spasmodiques appropriés, comme sont l'assa-fœtida et le camphre.

La plus grande violence des causes de l'asthme convulsif peut produire cette affection qui a été appelée par les Anglais *angina pectoris* (que caractérisent des accès qui interceptent pour quelques secondes les mouvements du cœur et de la respiration, et dont le dernier est soudainement mortel). Quoique cette affection puisse être aussi produite par les causes d'autres espèces d'asthme convulsif, on a lieu de croire que sa cause la plus ordinaire est une matière ou une affection rhumatique-goutteuse.

Lorsque cette maladie est causée par la Goutte, le traitement doit être analogue à celui de l'asthme convulsif goutteux.

L'asthme convulsif de nature rhumatique-goutteuse a quelquefois des retours périodiques dans ses accès, qui sont accompagnés de douleurs cruelles et d'un sentiment de suffocation que causent des spasmes du poumon, du diaphragme, et des muscles inspirateurs. J'indique la méthode de traitement que je crois devoir être la plus avantageuse dans des cas semblables d'asthme goutteux convulsif qui est périodique.

Les méthodes de traitement analytiques qui conviennent à *l'angine goutteuse*, sont analogues à celles que j'ai conseillées pour la péripneumonie goutteuse.

Après avoir affaibli la fluxion inflammatoire,

par les saignées (qui doivent être moins répétées que dans l'angine purement inflammatoire) et par les autres évacuations générales qui peuvent être indiquées, il faut appliquer un vésicatoire sur le cou, pourvu que ce remède ne soit point exclu par des contre-indications analogues à celles qu'a souvent le vésicatoire local dans la péripneumonie goutteuse.

Je pense que lorsque la fluxion inflammatoire angineuse n'est point dans un état fixe, et surtout lorsqu'en même temps la Nature paraît être disposée à porter la Goutte sur les articulations, on ne doit appliquer au cou un vésicatoire ou d'autres épispastiques, qu'après qu'on a fixé le mouvement de la Goutte sur les extrémités inférieures par le moyen de bains d'eau très-chaude, ou par d'autres topiques émollients.

Si la tendance de la Goutte aux articulations n'est déjà suffisamment marquée, on ne doit point faire user des gargarismes astringents qu'on a conseillés dans cette angine, parce que leur effet répercussif pourrait déterminer le transport de la Goutte sur la poitrine.

Lorsque la fluxion est dans son état fixe, on doit user de gargarismes qui opèrent une dérivation avantageuse en procurant une salivation abondante.

Lorsque dans cette angine goutteuse l'état convulsif est plus marqué que l'inflammatoire, il faut recourir à des anti-spasmodiques qui soient aussi anti-goutteux, comme sont le camphre , les éthers, et le musc.

Il est des difficultés d'avaler graves et chroniques, que produit une affection spasmodique de l'œsophage causée par un principe goutteux. J'ai reconnu que l'opium en est le remède le plus assuré.

Dans la *céphalalgie goutteuse* , l'évacuation des premières voies peut être indiquée par leur surcharge ; mais elle ne doit pas se faire par des purgatifs échauffants, comme l'a conseillé Musgrave.

Cependant les fortes évacuations, produites dans cette maladie , par des purgatifs énergiques , ont pu quelquefois y déterminer la formation de la Goutte aux extrémités, peut-être par une influence sympathique qu'ont eu les mouvements de ces évacuations sur l'expulsion de la Goutte , qui est devenue chez les malades goutteux une espèce d'excrétion habituelle.

Dans cette céphalalgie, ce n'est que lorsqu'on a affaibli manifestement la congestion des humeurs vers la tête , par le moyen des remèdes évacuants , et autres convenables, qu'on peut donner avec assez de sécurité , des remèdes volatils et excitants qui poussent la Goutte aux articulations.

Musgrave ayant reconnu , qu'en général ces remèdes ne sont point sans inconvénient dans la céphalalgie goutteuse, dit qu'on peut les remplacer en grande partie par la valériane et par d'autres céphaliques.

Dans le *vertige goutteux*, il faut ordonner la valériane, l'assa-fœtida, et des nervins analogues qui (comme a dit M. Herz) sont utiles, non précisément en affaiblissant ou en fortifiant, mais en produisant dans l'état du cerveau un changement, qui fait cesser dans ce viscère le genre d'activité contre nature, qui constitue le vertige.

Cullen trouve fort précaires tous les remèdes connus de l'apoplexie goutteuse. Il n'a pas vu qu'il est des remèdes principaux, qui sont d'une utilité assez constante dans cette maladie, lorsqu'on les emploie suivant des méthodes de traitement bien déterminées.

Les méthodes analytiques du traitement de l'apoplexie goutteuse, doivent combiner les remèdes propres aux deux éléments dont est compliquée cette maladie, qui sont la congestion du sang ou des humeurs dans le cerveau, et l'état goutteux de ce viscère.

Les purgatifs fort actifs, que Musgrave et d'autres ont conseillés dans l'apoplexie goutteuse, y sont nuisibles, lorsque la fluxion qui porte les humeurs sur le cerveau est vive et inflammatoire. Mais ils sont bien placés, lorsque l'engorgement du cerveau est avec langueur et comme stagnation du mouvement des fluides dans cet organe. Ces remèdes conviennent alors, d'autant plus que l'estomac et les intestins sont dans un état semi-paralytique, et surtout si l'apoplexie a été précédée par la Goutte de ces viscères.

Ce n'est qu'après des évacuations générales et révulsives, qui auront eu sensiblement d'heureux effets, que peut convenir l'application à la nuque ou sur la tête des vésicatoires, que Musgrave a conseillée trop généralement dans cette maladie.

Les errhins, même non sternutatoires, et les fomentations d'eau froide sur la tête qu'on y a conseillées, sont des remèdes équivoques, et trop souvent hasardeux.

Les sinapismes ou les vésicatoires, appliqués auprès des articulations sujettes à la Goutte, conviennent généralement dans tous les temps de l'apoplexie goutteuse, qui est accompagnée d'une faiblesse dominante, et dans les temps avancés de cette maladie, où l'irritation, qui a dominé d'abord, a fait place à un affaiblissement extrême.

Dans cet état de l'*apoplexie goutteuse*, où domine la faiblesse, on peut sans doute employer pour pousser la Goutte au dehors, des remèdes internes stimulants qu'y conseille trop généralement Musgrave. Ces remèdes peuvent convenir lorsque l'état goutteux est avec irritation dominante.

L'assa-fœtida, que Musgrave a conseillé aussi dans cette apoplexie, y est beaucoup plus généralement utile, ainsi que le musc et le camphre, qui sont de puissants anti-goutteux, qu'on peut approprier et modifier suivant les indications.

Il faut distinguer deux sortes de paralysie goutteuse, suivant que la Goutte y a son siége dans le cerveau et dans les origines communes des nerfs, ou bien dans les nerfs propres des muscles ou autres parties paralysées.

Dans la *paralysie goutteuse* causée par l'affection du cerveau, il y a toujours congestion du sang et des humeurs dans les origines communes des nerfs, jointe à un extrême affaiblissement nerveux.

Ainsi ce n'est qu'après des évacuations suffisantes, générales et révulsives, qui ont été indiquées, ou après que la Goutte s'est portée assez fortement sur les articulations, qu'on peut employer avec assez de sûreté, des remèdes dérivatifs, que Musgrave conseille trop généralement dans la paralysie goutteuse. Ces remèdes sont des gargarismes qui procurent une salivation continuelle, et un vésicatoire appliqué sur la moitié de la partie postérieure du cou.

Mais en observant ces conditions, on voit que Cullen n'a pas été fondé à dire que, dans cette paralysie, l'application des vésicatoires sur la tête est toujours un remède incertain et suspect.

Lorsque la paralysie goutteuse est rebelle et devient chronique, soit qu'elle ait son siége dans le cerveau ou dans les nerfs même des parties paralysées, il faut ordonner des remèdes fortifiants, des atténuants et des diaphorétiques anti-goutteux, qui puissent dégager le cerveau et les nerfs de l'humeur morbifique qui est fixée.

Dans le traitement avancé de la paralysie gout-

teuse qui a son siège dans les nerfs même des
muscles ou des autres parties paralysées, il est
souvent utile d'appliquer, au-dessus de ces parties,
des topiques résolutifs. Les vésicatoires sont alors
particulièrement efficaces, étant appliqués et en-
tretenus aux endroits les plus voisins des origines
de ces nerfs, ou de leurs parties qui sont le moins
profondément situées.

Lorsque la paralysie, ou goutteuse, ou rhumatique, engorge les nerfs des parties affectées, la
cause de cet engorgement est rarement portée à
l'intérieur dans la paralysie rhumatique; et elle est
beaucoup plus facilement déterminée sur le cerveau dans la paralysie goutteuse.

On ne doit ordonner les bains et les douches des
eaux thermales dans la paralysie goutteuse, que
lorsqu'il paraît qu'on a combattu suffisamment par
un régime et des remèdes appropriés l'état goutteux de la constitution; de sorte qu'il ne reste plus
à guérir que l'affection paralytique locale. Alors
on n'a plus à craindre que l'irritation vive qu'excitent ces eaux appliquées à la surface du corps,
ne détermine la Goutte à se porter sur le cerveau
ou sur quelqu'autre viscère.

Mais c'est principalement dans la *paralysie rhumatique*, qu'on emploie avec succès les eaux thermales, en bains, ou en douches sur les parties affectées.

Il est des maux de nerfs dont la goutte est le
principe essentiel, où sa détermination aux articulations peut dissiper ces maux après qu'ils ont

subsisté pendant des mois et des années, et où son action sur les viscères peut causer une mort subite (ce dont on n'a donné que de vaines explications).

Dans la méthode analytique de traitement qui convient aux cas plus simples, où la seule cachexie goutteuse produit des maux de nerfs, il faut, 1° pallier assidûment les symptômes par des anti-spasmodiques anti-goutteux, ou calmants ou excitants, suivant que l'excès de l'irritation ou celui de la faiblesse domine dans la constitution : 2° évacuer les résidus excrémentitiels des humeurs, et corriger leur tendance à des dégénérations particulières, acides, atrabilaires, etc. : 3° compléter la cure radicale, et l'assurer par un usage alternatif ou combiné des tempéraments et des toniques ou des fortifiants appropriés.

Les affections goutteuses de différents viscères étant réunies dans un même sujet, forment l'ordre le plus élevé de complication des maladies goutteuses. Ces complications sont aiguës ou chroniques, et l'issue en est le plus souvent mortelle.

J'ai observé que les traitements qui ont été jusqu'ici employés communément dans ces cas, ont été en général sans succès ou même nuisibles.

La méthode analytique du traitement qui convient à ces affections goutteuses compliquées, demande qu'après avoir déterminé avec précision toutes les indications principales que présente chaque cas de ces complications, on juge le plus exactement possible les rapports, ou perpétuels, ou successifs, que peuvent avoir l'importance et l'urgence respectives de ces indications.

Lorsqu'on s'est bien fixé sur ces opérations préliminaires, la méthode analytique de traitement qui convient à chacune de ces maladies goutteuses les plus compliquées, doit employer, combiner, et faire varier les divers moyens qui peuvent satisfaire à leurs différentes indications, suivant qu'elles sont plus ou moins dominantes et urgentes.

Cette doctrine et ses applications seront développées par l'histoire que je donnerai d'un cas très-remarquable entre ceux où j'ai vu des complications d'affections goutteuses dans différents viscères. J'exposerai le plan du traitement qui était convenable dans ce cas. Ce traitement prolongea la vie du malade ; et il l'aurait sauvé selon toutes les apparences, si les circonstances n'avaient empêché qu'il fût suivi assez longtemps.

J'ai insisté sur cet exemple, parce que je n'ai trouvé, dans aucun auteur, des préceptes généraux, ni des observations particulières qui puissent diriger les méthodes, toujours très-difficiles, du traitement des complications de cet ordre dans les maladies goutteuses.

J'ai indiqué jusqu'ici, avec le détail qui m'a paru
nécessaire, les méthodes naturelles, analytiques et
empiriques, que je propose pour le traitement
des différentes maladies goutteuses.

Je terminerai par des réflexions sur l'utilité
essentielle dont il est, dans la science de la médecine-pratique, d'établir des méthodes formées
d'une manière semblable pour traiter chaque genre
de maladie.

Ce serait avoir une idée bien fausse des avantages de ces méthodes, que de croire qu'ils consis-
tent seulement à disposer les observations connues
qui sont relatives au traitement d'une maladie,
dans un ordre qui aide la mémoire à les retenir.

Une disposition arbitraire des faits relatifs au
traitement d'une maladie, qu'on aurait formé
uniquement pour les fixer dans la mémoire, n'aurait qu'une utilité infiniment subordonnée à celle
d'une méthode, où ces faits sont liés par des rapports qui donnent des bases essentielles pour le
traitement de cette maladie.

Dans plusieurs ouvrages de médecine-pratique,
on ne trouve, sur le traitement de chaque genre
de maladie, qu'une exposition de tous les remèdes

qui ont été reconnus utiles dans divers cas de cette maladie ; et ce n'est que rarement qu'on ajoute à cette exposition des remarques particulières sur l'emploi de ceux de ces remèdes qui y sont le plus souvent efficaces.

Cependant le plus grand nombre des médecins a senti que, pour diriger et rendre plus avantageuse l'administration des remèdes trouvés utiles dans une maladie, il était nécessaire de les coordonner suivant des méthodes qu'on pût appliquer aux divers cas de cette maladie.

Mais les auteurs les plus éclairés qui ont écrit sur la médecine-pratique, sont tombés généralement dans l'erreur de croire qu'ils devaient proposer une méthode de traitement universelle pour chaque genre de maladie simple. Chacun d'eux a pensé qu'on devrait embrasser tous les cas possibles de cette maladie simple, par les applications qu'on pourrait y faire de la méthode unique qu'il a conseillée.

De cette fausse manière de voir et d'enseigner la médecine-pratique, il a résulté, dans tous les systèmes généraux de cette science qui ont été publiés jusqu'à ce jour, une infinité d'assertions, qui peuvent être dangereuses, sur le traitement de chaque genre de maladie.

Les méthodes qu'on prescrit d'ordinaire comme autant de formules, pour le traitement de chaque genre de maladie simple, ont un vice commun qui s'y reproduit sans cesse. Il consiste en ce qu'on y fait entrer des objets qui appartiennent à quelques-unes des complications que cette maladie peut avoir avec d'autres genres de maladies simples.

Mais ces complications sont extrêmement nombreuses, et le traitement de chacune en particulier, doit être déterminé suivant une méthode analytique composée, où l'on combine les différentes méthodes qui sont propres à chacune des maladies qui se compliquent.

On pourrait croire que les auteurs de médecine-pratique ont remédié à l'imperfection de leurs méthodes de traitement des divers genres de maladies simples, parce qu'ils ont donné dans l'exposition de chacune de ces méthodes un grand nombre de préceptes particuliers, ou d'aphorismes relatifs au traitement.

Mais tous ces aphorismes, quoiqu'ils soient fondés sur l'observation, lorsqu'ils sont ainsi seulement placés l'un après l'autre, sont évidemment bien moins utiles que lorsqu'ils sont liés intimement par des méthodes de telle ou telle classe qui ont été bien conçues, et ensuite justifiées par l'expérience.

L'étendue qu'ont de semblables méthodes agrandit les vues du médecin, qui rétrécissent les préceptes qui sont accumulés sans une connexion suffisante, et qui restent comme isolés.

Bacon (1) a observé (ce qui est ordinaire dans tous les temps) que la manière qu'ont les médecins de traiter les maladies est trop raccourcie (*compendiosa*). Il dit que si l'on regarde de près à leurs ordonnances, on trouve le plus souvent qu'elles sont remplies de vacillation et d'inconstance, qu'elles ont été produites par des idées du moment, et non d'après aucune direction certaine ou prévue.

Il ajoute qu'il faudrait dès le commencement de toute maladie une fois connue, méditer et suivre avec une constance, qui ne fût interrompue que par quelque cause grave qui surviendrait, un plan de traitement, dans lequel seraient fixés l'ordre et les intervalles convenables de chaque remède.

Bacon fait à ce sujet la remarque générale et juste, qu'il n'est rien de plus puissant et de plus efficace dans la nature que l'ordre dans les moyens, leur enchaînement, leurs applications continuées, et leurs vicissitudes produites avec art.

Ce qu'a dit Bacon paraît être beaucoup trop vague, et pouvoir s'appliquer pareillement à toutes les méthodes qu'on peut suivre dans le traitement des maladies. Cependant il semble avoir pressenti la nécessité d'un ordre plus parfait que celui des méthodes connues de son temps, puisqu'il a dit que cet ordre est *le fil médicinal* qui était encore

---

1) *De Augmentis Scientiarum*, lib. IV, cap. II, p. m. 293-9.

inconnu de son temps (*filum medicinale quod deside-ratur*).

Mais le fil qui doit diriger dans le labyrinthe de la médecine-pratique, est celui que donnent les vraies méthodes du traitement de chaque maladie, qui dans leur formation et leurs variations sont perpétuellement dirigées à rendre salutaires les mouvements de la nature, soit spontanés, soit produits par les procédés de l'art.

Les méthodes de traitement naturelles, analytiques, empiriques, étant déterminées dans ces rapports aussi exactement qu'il est possible, doivent toujours être confirmées par l'expérience : et lorsqu'elles en ont reçu la sanction, elles deviennent manifestement des parties intégrantes de la science de la médecine-pratique. Plus ces méthodes se développent, se fixent et se multiplient, plus cette science acquiert des dogmes nouveaux, qu'on applique ensuite d'autant plus facilement aux divers cas qui se présentent dans l'exercice de l'art (1).

Je crois devoir en finissant, répondre à une

______

(1) Ceux qui possèdent de telles méthodes, peuvent leur appliquer avec fondement ce que disait Capivaccius de la méthode qu'il s'était formée, et qui cependant était très-superficielle et très-imparfaite, si l'on doit en juger par l'ouvrage qu'il a écrit sur cette matière. Capivaccius répondit à ses disciples qui le pressaient de leur communiquer ses secrets, auxquels on attribuait le bonheur de sa pratique, apprenez ma methode, et vous saurez mes secrets : *discite meam methodum, et habebitis mea arcana.*

objection qu'on fait assez communément contre les dogmes abstraits qu'on doit tirer des observations de médecine-pratique, bien séparées et bien combinées, pour approcher, autant qu'il est possible, de déterminer les meilleures méthodes du traitement des maladies.

On dit souvent que cette Doctrine n'est que de la *Métaphysique*; et cette vaine objection est avidement saisie, et assidûment répétée par beaucoup de Médecins, qui sont d'autant plus empressés de rejeter les vrais dogmes de la Science médicale, qu'ils sont incapables de les méditer et de les appliquer.

En affectant de désigner, par le nom vague de *Métaphysique*, des théories abstraites, qui appartiennent essentiellement à la Sience de la Médecine-pratique, on veut faire entendre qu'elles sont vicieuses ou étrangères aux objets qu'elles doivent avoir. Mais c'est ce qu'il faudrait établir avant tout, en réfutant solidement ces théories : et, jusqu'alors, une qualification quelconque qu'on emploie pour les dépriser, ne prouve rien.

Dans toutes les parties des Sciences naturelles, les vues générales et abstraites qu'on tire des faits, suivant les règles d'une bonne Logique, peuvent seules lier les expériences et les observations, de manière à en faire sortir de nouveaux principes qui soient simples et vastes.

Les Auteurs qui se bornent à entasser des collections de faits propres à une Science, sans faire

naître de semblables principes de ces faits habile-
ment séparés et combinés, ne produisent que des
compilations, qui ne peuvent être que d'une faible
utilité, par rapport aux autres compilations, qui
existaient auparavant sur les mêmes sujets.

Dans tous les Cours que j'ai faits sur la Science
de la Médecine-pratique, j'ai montré, par des
exemples sans nombre, en quoi consiste la vraie
philosophie de cette Science; elle doit en fonder
les dogmes, et sur l'*Analyse*, et sur la *Synthèse* des
observations; c'est-à-dire, sur des séparations de
faits qui sont liés ensemble, et qui doivent être
distingués, et sur des résultats généraux, qu'on
forme de faits séparés, qui sont analogues entre
eux.

Quelques Ecrivains, venus plus récemment, ont
cru suivre, et ont mal connu cette bonne manière
de philosopher dans la Science de l'homme sain ou
malade. Ils ont pensé qu'ils pouvaient multiplier à
volonté des dogmes propres à cette Science, en
faisant arbitrairement des séparations et des combinaisons des faits qui y sont relatifs.

Les abstractions qu'ils ont produites n'ont donné
que des conjectures qui sont mal fondées, parce
qu'elles ont toujours une étendue, sans comparaison, plus grande que celle des observations sur
lesquelles ils ont voulu les faire porter.

Il est essentiel, pour les progrès d'une Science
de faits, de mettre une juste proportion d'étendue
entre les bases que donnent les observations pro-

pres à cette Science, et les dogmes qu'on établit
sur ces bases. Le travail, nécessaire pour approcher de cette juste proportion, peut paraître facile
au premier aspect; mais il exige une attention
puissante et soutenue, ou une sorte de *patience*
qui tient à l'énergie des facultés intellectuelles.

Cette patience est une qualité nécessaire du
génie, mais elle n'en constitue point l'essence,
quoique Newton et Buffon aient pu le penser. S'il
est vrai (comme on l'assure) qu'ils aient eu cette
opinion, ils ont seulement prouvé en cela que le
génie peut s'ignorer lui-même, et méconnaître
sa nature.

Le génie doit se donner sans doute la constance
nécessaire à la poursuite de ses recherches. Mais
ses facultés essentielles sont de pénétrer profondément les objets dans tous les points où ils sont
accessibles à ses méditations, de combiner rapidement les rapports des diverses parties de ces objets,
et de saisir entre ces combinaisons, celles qui étant
à la fois simples, élevées, fécondes, découvrent un
vaste horizon qu'éclaire et qu'embrasse une science
nouvelle.

MÉMOIRES

SUR LE TRAITEMENT MÉTHODIQUE

DES FLUXIONS.

PREMIER MÉMOIRE. (1)

DU TRAITEMENT MÉTHODIQUE DES FLUXIONS, QUI SONT DES ÉLÉMENTS ESSENTIELS DANS DIVERS GENRES DE MALADIES.

I.

J'APPELLE *fluxion* tout mouvement qui porte le sang ou une autre humeur sur un organe particulier, avec plus de force, ou suivant un autre ordre que dans l'état naturel.

La fluxion peut être aiguë ou chronique. Elle est un élément essentiel dans la formation d'un nombre indéfini de genres de maladies, tant aiguës que chroniques; particulièrement de celles qui constituent les obstructions, les inflammations, les ulcères et les divers flux.

(1) Extrait des *Mémoires de la Société médicale d'émulation.* t. II, p. 1.

Dans ces maladies, l'élément de la fluxion présente très-communément des indications distinctes et majeures. Par cette raison, il est avantageux, pour établir plus parfaitement les méthodes de traitement de ces maladies, d'avoir bien déterminé les règles du traitement spécial qui convient à la fluxion considérée en elle-même.

Il me paraît qu'une des principales causes des incertitudes que présente le traitement de ces maladies, dont la fluxion est une partie essentielle, est que les auteurs, tant anciens que modernes, et même les plus méthodiques, n'ont point fixé avec la précision et les détails nécessaires, les lois du traitement de la fluxion en général, et les applications de ces lois.

II.

Hippocrate, Galien, et leurs sectateurs, ont donné sur ce sujet beaucoup de préceptes épars ; mais seulement d'une manière incidente, et en parlant de divers genres de maladies particulières, inflammatoires ou autres. Cette manière a dû influer sur les contradictions qu'on remarque entre Hippocrate et Galien, par rapport au traitement des fluxions.

Cependant ces contradictions de ces deux auteurs ne sont quelquefois qu'apparentes. C'est pourquoi il n'est pas inutile de rechercher si leurs assertions qui semblent opposées, peuvent s'accorder ; et, dans ce cas, le seul moyen solide de les concilier, est de faire voir qu'elles s'appliquent également à des faits établis par l'observation médicale.

C'est ainsi que les plus habiles commentateurs d'Hippocrate, tels que Duret et Prosper Martianus, ont bien vu que la meilleure manière d'éclaircir et de commenter Hippocrate, est d'en expliquer les textes difficiles, en les rapportant uniquement aux faits observés dans la médecine-pratique.

Les auteurs galéniques qui ont écrit fort au long sur le traitement des fluxions, tels que Mercatus (1), sont aussi tombés dans le défaut de ramasser des observations partielles, qu'ils n'ont point rapportées à des principes fixes et uniformes : et ce vice fondamental les a conduits à donner sur le traitement des fluxions, des règles douteuses et incohérentes, qu'on ne peut réduire en un corps de doctrine solide.

III.

Je me propose de faire voir comment ce vide, qui a subsisté jusqu'à présent dans la doctrine médicale, peut et doit être rempli, en ne faisant usage que des faits constatés par des observateurs éclairés et exempts de préjugés, et en rapportant ces faits à des principes généraux, qui en sont les résultats simples et nécessaires.

1) Dans ses deux livres *de recto præsidiorum artis medicæ usu.*

Je vais exposer d'abord ces principes généraux, et j'en donnerai ensuite de nombreuses applications.

Je donne aux évacuations et aux irritations attractives (*épispases*) considérées par rapport à un organe particulier (d'où naît la fluxion, ou bien auquel elle se termine) le nom de *révulsives*, lorsqu'elles se font dans des parties éloignées de cet organe; et le nom de *dérivatives*, lorsqu'elles se font dans des parties voisines de cet organe.

IV. *Premier Principe.*

Lorsque dans une maladie, la fluxion sur un organe est imminente, qu'elle s'y forme et s'y continue avec activité; comme aussi lorsqu'elle s'y renouvelle par reprises périodiques ou autres; on doit lui opposer des évacuations et des attractions *révulsives* par rapport à cet organe. Dans tous ces cas, les dérivations auraient peu d'effet pour détourner et affaiblir la tendance de la fluxion. Il faut la combattre puissamment par de grandes distractions des forces de la nature, à qui l'on imprime des ensembles de mouvements (*synergies*) qui tendent vers des organes éloignés, et qui sont perturbateurs des mouvements qu'affecte la fluxion.

V. *Second Principe.*

Lorsque la fluxion est parvenue à l'état fixe, dans lequel elle se continue avec une activité beaucoup moindre qu'auparavant (dans les maladies aiguës) ; ou lorsqu'elle est devenue faible et habituelle (dans les maladies chroniques) ; on doit en général, préférer les attractions et les évacuations *dérivatives* qui se font dans les parties voisines de l'organe qui est le terme de la fluxion.

Les mouvements de la fluxion étant alors concentrés auprès de l'organe qui en est le terme, il sympathise d'autant plus faiblement avec les parties éloignées : et la nature ne peut ressentir utilement que l'influence sympathique qu'exercent sur cet organe les affections excitées dans les parties qui en sont voisines.

Il est un grand nombre de maladies, où la fluxion totale est composée de plusieurs reprises particulières de fluxion ; de sorte qu'il est difficile de déterminer dans les divers temps de la fluxion totale, si on doit la traiter comme étant parvenue à son état fixe, ou comme étant dans l'imminence de son renouvellement paroxystique.

On a été fondé à dire en général, qu'il faut considérer avec soin, dans le traitement des fluxions, si les humeurs se meuvent avec force et en abondance, ou peu à peu et doucement ; continuellement ou par intervalle : afin de régler sur ces différences, les révulsions ou les dérivations.

VI. *Troisième Principe.*

Après avoir fait précéder les révulsions et les dérivations qui sont indiquées, il faut souvent recourir à des attractions ou à des évacuations qu'on appelle *locales*, parce qu'elles se font dans les parties les plus voisines qu'il est possible de celle où se termine la fluxion ; et où elle est comme concentrée, l'affection forte de cette partie l'isolant en quelque manière de tout le reste du corps.

Il est encore souvent nécessaire, pour arrêter les progrès de la fluxion, lorsque l'organe qui en est le terme est le plus vivement affecté, d'employer alternativement des attractions et des évacuations locales, pendant qu'on fait usage de celles qui sont dérivatives, et même de celles qui sont révulsives.

VII. *Quatrième Principe.*

Les principes précédents se rapportent aux cas où la fluxion qui se jette sur un organe, vient de diverses parties du corps qui ne sont connues que vaguement ; et où l'organe qui reçoit cette fluxion, est le seul bien déterminé.

Mais dans les maladies où l'organe dont vient la fluxion, peut être assigné ou bien connu ; l'affection de cet organe présente un autre ordre d'indications essentielles. Ce dernier cas est beaucoup plus commun dans les fluxions qui ont lieu dans les maladies chroniques.

Dans ce cas, il faut établir une dérivation constante, non auprès de l'organe où la fluxion se termine, quoiqu'il soit principalement affecté ; mais auprès de l'organe d'où cette fluxion prend son origine.

Je donnerai des développements de ce quatrième principe, en traitant du choix de l'application des cautères dans des divers cas de fluxions habituelles où ils peuvent être indiqués.

VIII. *Cinquième Principe.*

L'utilité de la dérivation dans les cas où elle est indiquée, tient à cette sympathie particulière et puissante, que les parties du corps vivant exercent entre elles à raison de leur voisinage (qui leur donne des vaisseaux et des nerfs communs, etc.).

Les remèdes qu'on emploie comme révulsifs, et surtout comme dérivatifs, ont d'autant plus d'efficacité, qu'ils sont appliqués à l'endroit des organes qui ont les sympathies les plus fortes et les plus constantes, avec l'organe par rapport auquel on veut opérer une révulsion ou une dérivation.

Ainsi il est généralement plus avantageux de placer les remèdes révulsifs ou dérivatifs, dans la même moitié latérale droite ou gauche du corps où se trouve cet organe : parce que c'est une sympathie très-puissante et très-générale que celle des organes qui sont situés ainsi dans une même moitié du corps.

Cette sympathie est prouvée par des faits sans nombre, observés depuis Hippocrate jusqu'à nos jours. L'on a reconnu dans tous les temps qu'une hémorragie critique du nez se fait plus avantageusement par la narine droite dans l'inflammation du foie, et par la gauche dans les maladies de la rate : que les abcès spontanés les plus salutaires, sont ceux qui se forment dans la même moitié latérale du corps où est la partie affectée (*secundum rectitudinem loci affecti Catixin*) : etc.

M. Dupui (1) a fait une grande collection de semblables observations, qui établissent pathologiquement une division radicale de l'homme intérieur en ses deux moitiés droite et gauche : et il serait facile d'ajouter à cette collection un très-grand nombre de faits analogues.

Les anciens ont fait la plus grande attention aux sympathies des organes, dans le traitement des maladies causées par les fluxions. Mais les écrivains de ces deux derniers siècles ont été portés à négliger ce traitement, par ce motif même, qu'il était lié à la considération des sympathies.

Ces modernes se sont accordés à rejeter l'étude et la discussion des faits que les anciens avaient observés relativement à cette doctrine des sympathies, ainsi qu'à plusieurs autres points importants de la science médicinale. Ils ont cru pouvoir négliger l'étude d'un nombre immense de faits de détails sur lesquels cette science doit porter ; en prétendant que la recherche en est devenue inutile

(1) Dans sa dissertation *de homine dextro et sinistro, Lugd., Batav.* 1780.

depuis la découverte de la circulation de sang.
Cependant cette grande découverte (qui reste
encore elle-même imparfaitement déterminée) n'a
réellement éclairé qu'un petit nombre d'objets dans
la médecine-pratique.

IX.

Les principes généraux que je viens d'exposer,
ont les applications les plus étendues dans le traitement des fluxions, relativement au choix des saignées, et à l'usage des épispastiques et des cautères.
Ces divers remèdes, employés comme révulsifs ou
comme dérivatifs, sont les seuls que je me propose maintenant de considérer dans la cure des
fluxions.

Je traiterai dans un second mémoire, ce qui
regarde l'emploi des épispatiques et des cautères.
Je me bornerai dans ce premier mémoire, à faire
voir comment les principes précédents s'appliquent
au choix des saignées qui doivent être faites en
différentes parties du corps ; suivant les cas et les
périodes des fluxions inflammatoires ou autres,
aiguës ou chroniques.

X.

Quelque vagues et confuses que fussent les
règles qu'ont donné les anciens auteurs, en se conformant plus ou moins à la doctrine d'Hippocrate
ou à celle de Galien, sur le choix des saignées dans

les divers états de la fluxion inflammatoire ou autre;
elles étaient encore sans comparaison plus utiles,
que n'ont été les lois de la révulsion et de la dérivation qu'on doit opérer par la saignée, qu'ont cru
pouvoir établir sur des théories prétendues hydrauliques, plusieurs écrivains de ce siècle (tels que
Silva, Chevalier, Quesnay et autres). Ces dernières
lois n'ont pu être adoptées que par des hommes
peu versés, et dans la science de l'Hydraulique, et
dans celle de la Médecine-pratique.

XI.

Dans le traitement d'une fluxion, qui doit être
combattue par des saignées dérivatives ou locales;
lorsqu'il y a pléthore, ou orgasme de la masse du
sang, pour pratiquer ces saignées avec plus de
sécurité et de succès, il faut toujours faire précéder
une saignée ou autre évacuation générale plus ou
moins forte.

Les anciens, qui faisaient des saignées très-fortes,
pouvaient remédier à la pléthore ou à l'orgasme
du sang, par la même saignée qu'ils employaient
pour produire la dérivation. Mais chez les modernes, les saignées dérivatives étant beaucoup moins
considérables, ont communément des effets nuisibles, lorsqu'on n'a point fait précéder des évacuations générales qui pouvaient être indiquées.

J'ai vu des exemples nombreux des suites pernicieuses, qu'a l'ignorance ou la négligence de cette

règle essentielle du traitement des fluxions, que la routine des gens de l'art paraît avoir fait oublier totalement.

Ainsi j'ai vu très-fréquemment des fluxions inflammatoires sur les yeux, qui auraient été d'abord faciles à résoudre, devenir ou fort ou graves, ou longtemps rebelles; parce qu'on avait appliqué dans leurs premiers temps, et sans avoir fait précéder une évacuation générale convenable, des sangsues aux tempes ou à d'autres parties voisines des yeux affectés.

XII.

Lorsque la fluxion n'est qu'imminente, ou n'est point encore établie, on convient qu'il faut préférer la saignée révulsive. Ainsi lorsqu'une partie du corps vient de souffrir un coup, une chute, ou une autre impulsion violente, il faut détourner par une saignée révulsive, la fluxion des humeurs qui tendent à se jeter sur cette partie affaiblie.

Dans les premiers temps de l'invasion et des accroissements de la fluxion, on doit y ordonner d'abord la saignée révulsive; et d'autant plus, lorsqu'on est fondé à croire que le traitement de cette fluxion exigera plusieurs saignées. Telle est la pratique que Galien a suivie, et qu'il a attribuée à Hippocrate ? et le précepte en est appuyé sur l'observation de tous les temps.

Quand la fluxion est dans l'état, ou bien fixée; s'il y a lieu de penser qu'une seule saignée sera

suffisante ; il faut que cette saignée soit dérivative.
On doit alors toujours suivre cette pratique, qui
d'ailleurs était celle d'Hippocrate, comme Prosper
Martianus l'a démontré.

Elle souffre seulement une exception dans les
cas où la fluxion porte sur l'une des extrémités
supérieures ou inférieures. On voit que dans ces
cas, à moins que la fluxion ne soit invétérée, on
l'aggraverait en ouvrant une veine située dans la
même extrémité.

XIII.

Lorsqu'une fluxion inflammatoire qui se porte à
la tête, est parvenue à son état fixe, où elle se soutient sans variations ; la saignée de la jugulaire y
est pareillement indiquée (comme l'ont enseigné
les auteurs cités par Tralles). La saignée du pied
est contr'indiquée dans ces cas, comme l'a vu
Short, qui dit fort bien qu'on doit s'abstenir de la
saignée du pied, lorsqu'il y a refroidissement des
extrémités, avec des douleurs de tête fort vives, et
d'autres signes qui donnent lieu de juger que l'inflammation est formée dans la tête.

Mais il faut saigner du pied, et non du bras, lorsqu'il n'y a que des indices d'un *raptus*, ou d'une
tendance plus ou moins forte d'une fluxion de sang
vers la tête. Baglivi a fait à ce sujet une observation importante. Il a vu (1) que dans les fièvres

(1) *Praxeos medicæ.* Lib. I. cap. 13. n. VI.

malignes où la saignée du pied était utile, la saignée du bras déterminait tout l'effort de la maladie
à se porter impétueusement à la tête, d'où s'ensui-
vait le délire, des affections soporeuses, etc.

XIV.

La saignée du pied peut avoir très-promptement
des effets salutaires dans les fluxions sanguines et
inflammatoires qui occupent les parties inférieures
du bas-ventre.

Galien assure qu'il a guéri dans un jour par la
saignée du pied, des sciatiques causées par l'accumulation du sang dans les vaisseaux des parties
voisines de la hanche. Hoffmann a fait saigner du
pied, avec un succès soudain, un homme attaqué de dysurie, et tourmenté de douleurs cruelles,
dans les lombes, les flancs, la vessie, et parties
génitales. — J'ai procuré plusieurs fois un prompt
soulagement, par la saignée du pied, dans un flux
imparfait et douloureux des hémorroïdes.

Il est pourtant vrai que Galien a conseillé, et la
saignée du bras, et celle du pied, dans la sciatique
sanguine. Mercatus qui en a fait la remarque, a
tâché d'ôter la contradiction apparente de ces deux
conseils : mais ce qu'il dit là-dessus, n'a rien de
satisfaisant. Ces conseils divers conviennent à
divers cas de la sciatique sanguine, en partant du
principe que je vais exposer.

XV.

Pour décider si la saignée dérivative est indiquée ou non, dans une fluxion sanguine ou inflammatoire parvenue à son état, il faut surtout reconnaître si cette fluxion est produite par une pléthore de sang particulière à l'organe affecté, ou bien si elle est entretenue par une pléthore générale.

Mercatus a peut-être senti cette distinction; mais il l'a présentée d'une manière vague et vicieuse; lorsqu'il a dit qu'il est plus utile de saigner du pied dans la suppression des règles, qui est causée par l'obstruction des conduits du sang menstruel, et par l'inondation des humeurs dans ces parties. En effet, il est une infinité de cas où la saignée du pied n'est point indiquée par les obstructions de la matrice, même lorsqu'elles déterminent un plus grand afflux des humeurs sur ce viscère.

Une dame, à la suite d'une répression violente d'une hémorragie utérine, souffrait des douleurs horribles dans les régions lombaire et hypogastrique, qui revenaient tous les mois au temps des règles, et duraient environ quinze jours à chaque reprise. On combattit vainement ces douleurs par plusieurs saignées du bras et par beaucoup de narcotiques. Les médecins ordinaires de cette dame craignaient que la saignée du pied ne déterminât l'inflammation de la matrice. Je prescrivis cette saignée, et la fis répéter avec le plus grand succès aux deux retours suivants du période des règles ; je donnai ensuite des remèdes qui rendirent plus libre l'évacuation menstruelle ; et cette dame fut parfaitement guérie.

La saignée du pied peut être aussi utile pour prévenir l'avortement, dans les cas où cet accident peut être produit par une congestion de sang qui se forme actuellement sur la matrice. Stahl n'est pas le premier qui ait fait cette observation, comme l'a cru son disciple Storch. Zacutus Lusitanus me semble en être le premier auteur ; et quoiqu'il ait été absurdement calomnié à ce sujet, il a eu plusieurs imitateurs. Ainsi Henriquez de Villacorta fit saigner, avec succès et plus d'une fois, du pied, une dame attaquée au sixième mois de la grossesse, d'une fièvre tierce sous-continue ; qui avait été saignée quatre fois du bras sans aucun soulagement, et dont il jugea que la maladie était entretenue par la pléthore des vaisseaux utérins. Cependant cette pratique me paraît trop hasardeuse, à cause de la commotion que la saignée du pied peut faire ressentir spécialement dans la matrice.

XVI.

D'après tout ce qui a été dit, on voit que lorsque la fluxion a atteint son état d'une manière fixe, la saignée dérivative est généralement celle qui est indiquée. Mais lorsqu'on observe que la fluxion qui paraissait être dans un état fixe se renouvelle à plusieurs reprises ; il faut employer ensuite la saignée révulsive.

Telle paraît avoir été la principale raison pour laquelle Hippocrate, dans les maladies par fluxion qui indiquaient plusieurs saignées, ayant commencé par la saignée dérivative, passait ensuite à la saignée révulsive. Prosper Martianus l'a prouvé : il a dit d'ailleurs que Galien, dans les cas de fluxion où il faut saigner plusieurs fois, a suivi un ordre contraire à la pratique d'Hippocrate. Mais cela paraît fort douteux ; puisque suivant ce que Galien a dit (1), Hippocrate doit avoir employé la saignée révulsive dans les fluxions *commençantes*.

Cette pratique, que j'attribue à Hippocrate, de faire succéder des saignées révulsives à la dérivative, lorsque la fluxion qui semblait être parvenue à son état fixe, se renouvelle par reprises, a été suivie dans tous les temps par les médecins éclairés. Ainsi les praticiens qui ont le génie de leur art, ou beaucoup de sagacité naturelle et acquise, savent placer avec un succès surprenant une saignée du pied, dans ces redoublements d'une fièvre aiguée fort avancée, où il se reproduit un mouvement violent d'une fluxion de sang vers la tête, qui cause le délire, ou une affection soporeuse, etc.

(1) *Meth. med.* L. vii. cap. ult.

XVII.

Les saignées locales se font par le moyen des scarifications ou des applications des sangsues sur l'endroit de la peau qui répond à la partie affectée. Ces saignées sont encore plus puissantes que les saignées dérivatives pour affaiblir sympathiquement la sensibilité de l'organe qui est le terme de la fluxion, et pour résoudre l'affection spasmodique qui est si généralement produite dans cet organe.

Mais à raison même de l'affaiblissement que ces évacuations de sang locales causent dans l'organe affecté; on a lieu de craindre qu'elles n'aggravent la fluxion qui se porte sur cet organe; si on ne les fait précéder d'une évacuation du sang générale, lorsqu'elle est indiquée par la pléthore ou par l'orgasme du sang, ainsi que je l'ai dit ci-dessus (Art. xi).

J'ajoute ici qu'il est des genres de maladies, où quoique la pléthore ait été détruite, et l'orgasme abattu par les évacuations générales que comportait l'état des forces du malade, la saignée locale est nuisible; parce que ces évacuations générales n'ont pu faire cesser la disposition prochaine au renouvellement de l'affection inflammatoire. C'est ce que j'ai observé particulièrement dans plusieurs cas de rhumatisme; où, quoiqu'on eût pratiqué des évacuations générales qu'on pouvait croire suffisantes, l'application des sangsues sur la partie affectée déterminait une aggravation considérable et permanente de l'affection rhumatique de cette partie.

Hippocrate a connu combien il est généralement utile de faire précéder les saignées locales par des saignées générales révulsives ou dérivatives. C'est pourquoi, dans l'origine, il faisait saigner du bras avant de faire ouvrir une veine sublinguale ou ranine. Prosper Martianus a mal vu ce procédé d'Hippocrate, comme faisant une exception à sa méthode générale, de commencer toujours le traitement d'une fluxion inflammatoire par la saignée dérivative.

XVIII.

Il faut encore observer qu'il est souvent nécessaire de recourir aux saignées locales, pour affaiblir dans la partie affectée la chaleur et la sensibilité qui peuvent y attirer et y perpétuer la fluxion; avant qu'on n'ait pu faire précéder toutes les saignées générales que la nature de la maladie peut indiquer.

Galien est le premier auteur de cette remarque essentielle. Il a très-bien vu que la sensibilité vicieuse de l'organe affecté peut y entretenir la fluxion, et la rendre pernicieuse, quoiqu'on répète à l'excès les évacuations révulsives qu'on propose à cette fluxion. Jacot dit que ce précepte est aussi important qu'ignoré du vulgaire. Vallesius recommande aussi beaucoup cette pratique, comme étant conforme aux vrais principes de la méthode ; et il assure que, par ce procédé, il a sauvé la vie, d'une manière frappante, à plusieurs malades attaqués d'inflammations internes des plus dangereuses.

XIX.

Dans le traitement méthodique des fluxions, les révulsions et les dérivations qu'on veut opérer par la saignée, doivent être faites par l'ouverture des veines qui sont dans la même moitié latérale droite du corps où est l'organe principalement affecté. Mais il arrive quelquefois que ce traitement méthodique manque d'effet ; et qu'il faut avoir recours à d'autres saignées dont le choix n'étant point indiqué par des principes généraux, n'a pu être trouvé que par voie d'essai, de sorte que ces saignées agissent d'une manière indéfinie et comme perturbatrices.

Il est des fluxions anciennes où, après avoir employé inutilement les saignées des veines situées dans la même moitié latérale du corps où est l'organe affecté ; on réussit mieux en ouvrant des veines de la moitié opposée du corps. Ainsi Hippocrate a conseillé la section des veines occipitales, pour guérir des fluxions invétérées sur les yeux. Il a dit aussi (1) qu'une saignée faite à la veine verticale du

____
(1) *Aphor.* 68, sect. 5.

front, est utile dans les douleurs qui se font sentir au derrière de la tête (ce qu'on peut rapporter aux communications que les branches de cette veine frontale ont avec les veines occipitales).

On assure avoir souvent obtenu des succès singuliers, dans le traitement de diverses maladies causées par des fluxions rebelles, par la section d'une artère ou d'une veine très-petite, et spécialement par celle de la salvatelle.

Dans des hémorragies excessives, venant d'une cause interne, les anciens faisaient un cas particulier de cette saignée de la salvatelle, qu'ils répétaient plusieurs fois. Thiery atteste avoir vu en Espagne, des pleurétiques qui, étant toujours affectés des symptômes de l'inflammation de poitrine, et étant tombés dans une grande faiblesse après qu'on leur avait fait plusieurs saignées, étaient guéris par une saignée de la salvatelle, du côté où était la douleur.

Baglivi rapporte à une cause occulte (comme est, par exemple, celle de la sympathie singulière qu'on a observée entre la poitrine et les gras des jambes) le succès complet qu'il assure que la saignée de la salvatelle a eu souvent pour guérir des fièvres intermittentes, qui n'avaient pu céder à aucun remède (digestif, résolutif, ni fébrifuge). Un de mes amis m'a assuré avoir vu plus d'une fois, que la saignée de la salvatelle gauche avait été singulièrement utile dans des engorgements de la rate. Ce fait peut être lié avec celui que je viens de

citer de Baglivi; mais l'un et l'autre sont pareillement inexplicables.

XX.

Je vais rappeler les principales règles que j'ai
données dans ce mémoire, sur le choix des saignées,
dans le traitement méthodique des fluxions, en
présentant l'application de ces règles au traitement
des fluxions inflammatoires sur la poitrine.

C'est faute d'avoir déterminé, relativement à
des règles fondamentales, les effets des diverses
saignées dans les divers cas de ces fluxions de poitrine; que les anciens et les modernes ont trop
généralisé les conséquences de leurs observations,
et ont donné des préceptes contradictoires sur le
choix des saignées dans ces maladies.

Ainsi Hippocrate, Galien et presque tous leurs
sectateurs ont ordonné, dans la pleurésie, de saigner du bras du côté de la douleur. Archigène,
Arétée, et presque tous les Arabes, ont prescrit de
saigner du côté opposé à la douleur. Cette division
d'opinions est exposée avec les plus grands détails
dans des dissertations savantes de Brissot et de
Moreau.

Depuis la découverte faite par Cesalpin et par
Harvey de la circulation du sang, la plupart des
auteurs ont pensé, comme Freind, que cette question était indifférente. Malgré ce préjugé, devenu
presque général, Triller a soutenu, vers le milieu

de ce siècle, que des expériences comparées faisaient voir qu'il est plus avantageux, dans la pleurésie, de saigner du côté affecté : et son assertion
a été appuyée par Ludwig et par Leutin.

Mais ces expériences comparées nous ont prouvé
seulement, que la saignée du côté affecté réussit
plus souvent dans la pleurésie et la péripneumonie,
que la saignée du côté opposé : et elles n'ont point
été relatives à la détermination des temps et des
cas de ces fluxions inflammatoires de poitrine, où
chacune de ces saignées doit être employée de
préférence, et avoir plus de succès que l'autre.

Je vais exposer les résultats les plus assurés que je
crois que donnent les observations des anciens et des
modernes, sur le choix des saignées dans ces premiers
temps des fluxions inflammatoires sur la poitrine, où
ces fluxions doivent être principalement combattues
par la saignée. Ces résultats sont ceux auxquels je
me suis conformé dans le cours de ma pratique,
avec toutes les apparences du plus grand succès
que puissent avoir les saignées dans ces maladies.

XXI.

Dans le commencement d'une fluxion inflammatoire sur la poitrine, il faut faire révulsion, en sai-
gnant d'une partie éloignée, comme quelquefois
du pied (ce que j'ai trouvé particulièrement utile,
lorsque la douleur occupait une des parties supérieures de la poitrine); et communément du bras

du côté opposé au siége de la douleur. Piquer dit :
que la meilleure méthode, dans la pleurésie, est
de saigner d'abord du pied, ensuite du bras opposé
au côté de la douleur, et en troisième lieu du bras
du même côté.

Dans l'état de la fluxion (c'est-à-dire lorsque
ses accroissements gradués ont cessé, et qu'elle est
parvenue à un degré assez constamment fixe), on
doit saigner du bras du côté qui est affecté, et y
répéter la saignée, suivant l'indication.

Il arrive souvent que la fluxion inflammatoire
sur la poitrine se renouvelle par des reprises, qu'il
faut observer avec beaucoup d'attention, pour y
placer de nouveau des saignées révulsives. C'est ce
qui a eu lieu sans doute dans ces inflammations de
poitrine, où Réga a vu, qu'après avoir saigné plusieurs fois inutilement du bras, on avait guéri par
la saignée du pied; quoique cette saignée n'eût
point été indiquée par aucun symptôme de délire,
ni d'affection de la tête.

Les saignées locales, pourvu qu'elles aient été
précédées d'autres saignées, peuvent être très-salu-
taires dans plusieurs cas d'inflammation de poitrine. Leur usage a été d'autant plus négligé, depuis
qu'on a généralement reconnu l'utilité qu'a, dans
cette maladie, l'application d'un vésicatoire à l'endroit de la douleur, après qu'on a fait précéder la
saignée. Mais il est plusieurs cas où l'application
de ce vésicatoire est entièrement contr'indiquée
(comme je le dirai dans le mémoire suivant); et

parmi ces cas, j'ai trouvé qu'il en est où l'on peut
obtenir les meilleurs effets de l'application des
sangsues employée convenablement, et même alternativement avec les saignées (d'après le conseil de
Galien que j'ai cité ci-dessus).

XXII.

Il semble qu'après avoir fixé les règles du choix
des saignées dans le traitement des fluxions ; on
pourrait déterminer de même, par analogie des
principes et des préceptes relatifs au choix que l'on
doit faire dans ce traitement, des autres évacuations d'humeurs particulières par les voies d'excrétion qui leur conviennent.

Mais les rapports des diverses sortes d'évacuations d'humeurs particulières, aux divers genres
de maladies dont les fluxions peuvent être des éléments essentiels, sont si variés ; que ce ne peut
être d'après des principes généraux, mais seulement d'après des considérations relatives à la nature de chaque genre de ces maladies, qu'on doit y
fixer le choix et l'ordre des évacuations d'humeurs
particulières.

Hippocrate n'a point connu ce principe, que je
crois qu'on peut regarder comme fondamental.
C'est pourquoi il a donné des règles très-vicieuses
sur l'emploi des divers évacuants qui peuvent convenir aux diverses maladies où la fluxion présente
une indication majeure. Il a suivi à l'égard de ces

évacuants, une pratique analogue à celle qu'il suivait sur le choix des saignées : ce qui l'a conduit à des erreurs manifestes.

Ainsi, dans une maladie qu'il jugeait devoir être traitée par l'évacuation des premières voies, il purgeait le malade par en haut, si l'organe souffrant était au-dessus du diaphragme, et par en bas, s'il était placé au-dessous (1). Cependant on sait que cette pratique est sujette à de nouvelles exceptions; comme, par exemple, dans des cours de ventre invétérés, où Hippocrate lui-même a conseillé de faire vomir, etc.

Dans les maux de tête violents, produits par des causes différentes ; comme par la pituite, par l'ivresse même, et autres ; les médecins de l'école d'Hippocrate employaient d'abord de forts sternutatoires. Ils faisaient aussi ouvrir une veine de l'extérieur de la tête, et ensuite ils purgeaient, ou faisaient vomir comme arbitrairement (2).

Vallesius a très-bien remarqué contre cette méthode de traitement, qu'il attribue à Hippocrate ; que les sternutatoires sont déplacés dans tous les cas des maladies de la tête où il y a de la fièvre (3) : et que lorsque l'affection de la tête est inflamma-

(1) *Aph.* 18, sect. IV.

(2) *De affectionibus*, sect. I, cap. II, *et De morbis*, lib. III, cap. VIII.

(3) Suivant cette maxime d'Hippocrate lui-même. (*De loc. in hom.* c. 12.) *Febricitanti caput ne purgato, ne furiosus fiat.*

toire, les vomitifs y sont nuisibles, et l'opération des purgatifs y est généralement suivie d'un état soporeux.

XXIII.

Lorsque je rappelle ces erreurs d'Hippocrate et de ses disciples, et que j'indique une cause générale qui les a multipliés, je ne puis avoir pour objet d'affaiblir le respect dû au génie de ce grand homme.

Hippocrate a porté au plus haut degré cette sagacité, qui, dans des sciences de faits dont les détails sont immenses, comme est la médecine-pratique, peut faire saisir et fixer des rapprochements à la fois simples et vastes, les seuls qui puissent convertir des combinaisons de faits en principes de la science. Il est douteux s'il a jamais existé un autre homme dont la tête fût aussi bien organisée pour donner des bases à la médecine: mais il me paraît certain que tous les autres médecins célèbres *ressemblent* si peu à Hippocrate, qu'aucun d'eux ne peut être nommé le second dans la même carrière.

Cependant il est essentiel de remarquer que l'instrument de l'analogie, qu'Hippocrate a employé le plus souvent avec tant d'habileté et de succès, lui a présenté quelquefois des inductions trompeuses, dont il est nécessaire de se garantir.

Il importe surtout de reconnaître que, s'il n'est point d'autorité qui puisse sanctionner des erreurs,

elles ne doivent jamais servir de prétexte à l'ignorance pour négliger des vérités utiles qui se trouvent placées à côté de ces erreurs, ou qui même
ont pu y conduire par de faux raisonnements.

Ainsi, quoique l'on puisse trouver dans Hippocrate, Galien et leurs sectateurs plusieurs assertions
vicieuses et opposées entre elles sur le choix des
saignées, et sur l'emploi d'autres évacuations dans
les fluxions; on doit toujours s'attacher à recueillir
les résultats des observations relatives à ces objets,
faites par la généralité des médecins éclairés de
tous les temps : et ces résultats dirigent, avec la
plus grande probabilité d'un heureux succès, le
choix de ces évacuations dans le traitement méthodique d'une infinité de cas de fluxions.

SECOND MÉMOIRE. [1]

I.

L'objet de ce mémoire est le traitement méthodique des fluxions, considéré relativement à l'emploi des épispastiques et des cautères.

Les épispastiques ou attractifs, sont de deux sortes:
1° ceux qui sont simplement irritants sans évacuer,
comme sont les ventouses sèches et les sinapismes;

[1] Extrait des *Mémoires de la Société médicale d'Emulation*,
T. II, p. 256.

2° ceux qui, en même temps qu'ils irritent, déterminent une évacuation par la solution de continuité de l'organe extérieur, comme sont les ventouses avec scarifications, les vésicatoires, les cautères et les sétons.

II.

On peut employer utilement, dans le traitement des fluxions, des stimulants qui attirent sans évacuer, ou qui agissent indépendamment de l'évacuation peu considérable qu'ils déterminent. On a vu récemment des hommes peu instruits en médecine produire des effets remarquables, en appliquant plusieurs ventouses sèches à l'endroit d'organes gravement affectés : et ces effets ont paru merveilleux à beaucoup de gens, parce que depuis longtemps cet usage des ventouses est généralement négligé en France.

L'application des ventouses sèches à l'endroit des parties affectées par les fluxions, est soumise aux mêmes principes généraux que les évacuations de sang locales. Elle est par conséquent efficace dans les cas où ces fluxions sont entièrement fixées, et où il n'existe point chez les malades de plénitude du sang et des humeurs.

C'est avec ces restrictions, qu'on doit adopter les observations, telles que celles d'Hippocrate, qui dit qu'une sciatique fut soulagée par l'application d'une ventouse au-dessous de la hanche ; et que l'humeur qui était fixée auprès de cette articulation

se jeta sur des parties inférieures : celle de Scultet,
qui fit cesser une suppression de règles en réitérant
souvent l'application des ventouses sèches sur les
jambes : celle d'un autre médecin, qui soulagea
par l'application des ventouses sur le dos des douleurs opiniâtres dans les seins, qui faisaient craindre
le cancer, etc., etc.

III.

Les sinapismes sont des attractifs non évacuants
qui peuvent avoir des effets salutaires dans un
grand nombre de cas ; en excitant les forces vitales
des organes au-dessus desquels on les applique,
ou en déterminant une révulsion puissante vers ces
organes.

L'usage des vésicatoires étant devenu de plus en
plus général, a fait que celui des sinapismes est
maintenant borné à leur application sur les extrémités inférieures, dans des maladies goutteuses ou
soporeuses. Cependant, les sinapismes auraient de
l'avantage sur les vésicatoires, en plusieurs cas ; à
raison de ce que leur effet irritant, qui n'est suivi
d'aucune évacuation, est beaucoup plus prompt, et
peut être gradué.

IV.

Je passe à la considération des épispastiques ou
attractifs, qui déterminent une évacuation considérable, par une solution de continuité qu'ils opèrent
dans le tissu de l'organe extérieur : ces épispas-

tiques évacuants sont les ventouses avec scarifications, les vésicatoires, les cautères et les sétons.

Lorsqu'on multiplie, sur une grande étendue de
la peau, les ventouses suivies de scarifications,
l'attraction du sang et des humeurs vers la peau,
ajoute à l'effet qu'ont les scarifications, pour opérer
un grand changement dans l'organe extérieur,
qu'occupe une forte affection spasmodique.

On a trop négligé la pratique de Baglivi, qui a
observé de grands effets de ce puissant remède,
dans des cas très-graves de petite-vérole et de
fièvres pétéchiales.

Il l'a vu avoir un succès décisif dans la petite-
vérole, lorsque son éruption difficile était accompagnée de beaucoup de mal de tête, de chaleur et
d'anxiété, de soubresauts de tendons, etc. : comme
aussi lorsque sa rentrée causait une extrême difficulté de respirer, auquel cas il excitait ensuite le
retour de cette éruption, en faisant faire des onctions avec un liniment volatil huileux sur toute
l'étendue des parties scarifiées.

Un de mes amis a suivi cette pratique de Baglivi,
dans un cas analogue de rentrée de petite-vérole ;
et elle lui a parfaitement réussi. Je pense qu'il est
particulièrement indiqué de l'imiter, dans ces épidémies de petite-vérole, où communément les
boutons ont moins de disposition à suppurer que
dans les espèces ordinaires de cette maladie.

V.

Baglivi a constaté aussi l'utilité de l'application des ventouses suivies de scarifications dans les fièvres pétéchiales essentielles, où la rentrée de l'éruption causait des symptômes graves. Mercatus avait déjà recommandé dans les fièvres malignes pourprées d'appliquer des ventouses avec scarifications, au dos, à l'opposite de la région du cœur et près de la nuque lorsqu'il y avait délire. Il se proposait d'attirer au dehors, par ce moyen, la matière morbifique, lorsqu'elle était d'une nature vénéneuse, et menaçait de gangrène les parties où elle s'était fixée. Mais ces idées sur le venin que renferment les humeurs dans ces fièvres, sont trop trop vagues, et ne présentent point une indication assez déterminée.

VI.

Voici quel est, à mon avis, la principale cause de l'heureux effet qu'ont les ventouses suivies de scarifications, lorsqu'on les emploie dans les premiers temps des petites véroles malignes, dont l'éruption se fait difficilement, et est accompagnée de taches pourprées; et dans les temps avancés de cette maladie, lorsque la rentrée de l'humeur varioleuse en détermine des fluxions pernicieuses sur les viscères.

L'attraction du sang vers la peau qu'opèrent les

ventouses, les scarifications qui débrident en beaucoup d'endroits cette partie très-nerveuse, et l'évacuation considérable de sang qui succède à ces ruptures, ne peuvent que détruire le spasme général de l'organe extérieur qui s'oppose à l'éruption de la petite-vérole, ou qui en force la rentrée.

Il est souvent très-difficile de vaincre ce spasme par les moyens usités, comme par les bains tièdes, par un grand usage du camphre intérieurement et extérieurement, etc. Mais ce spasme, s'il n'est résous, détermine des étranglements dans plusieurs des parties du tissu de la peau qu'affecte la petite-vérole (voyez Cotugno); et ces étranglements causent des taches pourprées plus ou moins disposées à la gangrène.

On n'a point distingué jusqu'ici cette cause des taches pourprées qui accompagnent la petite-vérole maligne, et surtout de celles qui paraissent dans ses premiers temps. On attribue généralement ces taches, en quelque temps de la petite-vérole qu'elles surviennent, à deux autres causes qui cependant les produisent beaucoup plus rarement au commencement de cette maladie que dans ses temps plus avancés; et l'on prescrit, relativement à ces deux causes présumées, des remèdes qui sont nuisibles ou sans effet, lorsque ces taches sont causées par l'affection spasmodique de la peau.

Ces deux causes sont la sympathie de l'irritation produite dans les premières voies, et la dissolution putréfactive de la masse du sang. On voit que dans le cas que j'ai indiqué, on emploie vainement ou pernicieusement (dans la vue de combattre ces causes), soit des évacuants répétés des premières voies, soit l'acide vitriolique et le quinquina, correctifs d'ailleurs si efficaces de l'état putride universel qui se développe à la fin d'un grand nombre de petites-véroles d'une nature maligne.

<h2 style="text-align:center">VII.</h2>

C'est d'après les principes qui font préférer la révulsion ou la dérivation dans le traitement des fluxions, qu'on doit régler le choix des parties sur lesquelles il est le plus avantageux d'appliquer les vésicatoires. Mais ces principes ont été souvent ignorés ou négligés par des médecins qui étaient d'ailleurs très-éclairés.

C'est ce qui a produit, par exemple, l'opposition qui est entre Hoffmann, qui conseille d'appliquer les vésicatoires aux pieds plutôt qu'à la nuque dans l'ophtalmie, et Heister qui veut qu'on les applique plutôt à la tête dans cette maladie. Neuter a bien vu que l'ophtalmie est souvent augmentée par l'application des vésicatoires derrière les oreilles, mais il n'a point remarqué ce que j'ai observé dans un très-grand nombre d'ophtalmies ; que l'effet nuisible de ces vésicatoires avait lieu, lorsqu'on n'avait pas fait précéder des évacuations générales ou révulsives convenables.

Il est assez ordinaire dans diverses maladies aiguës, où les humeurs se portent avec violence sur la poitrine ou sur la tête, et où l'on juge qu'il faudra employer plusieurs vésicatoires, qu'on les applique d'abord aux jambes, et successivement à la poitrine, ou dans des parties voisines de la tête; mais il est aisé de voir que l'usage seul a établi cette pratique, et qu'on ne la rapporte point aux lois du traitement des fluxions.

En effet, cet ordre est souvent interverti dans la pratique vulgaire. Il est vrai qu'il peut l'être aussi quelquefois, quoique beaucoup plus rarement, d'après les principes mêmes du traitement des fluxions. Car si, dans une inflammation du poumon, l'application locale d'un vésicatoire est trouvée insuffisante, on peut ensuite soutenir et exciter l'action des forces de ce viscère, qui doivent opérer la résolution de l'inflammation, en appliquant d'autres vésicatoires sur des parties éloignées. Mais si on ne les applique point alors sur des parties qui aient avec la poitrine une sympathie ou de voisinage ou autre spéciale, comme entre les épaules ou au gras des jambes, on peut craindre que ces vésicatoires soient non-seulement inutiles, mais même dangereux. C'est ainsi que Sarcone a vu dans une inflammation de poitrine, que l'expectoration avait été troublée par l'application des vésicatoires sur les cuisses.

VIII.

L'application des vésicatoires qui est *locale*, ou

qui se fait à l'endroit même des parties affectées, est aujourd'hui d'autant mieux déterminée dans ses conditions relatives aux principes du traitement des fluxions, qu'elle est devenue d'un usage commun dans les fluxions inflammatoires. Cette application locale a été bornée d'abord aux inflammations de la plèvre et du poumon. Pringle a beaucoup contribué à répandre cet emploi des vésicatoires, qu'il a étendu à l'inflammation des autres viscères, et même à celle des reins et de la vessie, où cependant cette pratique est dangereuse.

Lorsqu'après avoir fait précéder les saignées qui sont indiquées, on applique un vésicatoire à l'endroit d'un viscère enflammé, l'irritation et la rupture que ce vésicatoire cause dans l'organe extérieur me semblent produire dans ce viscère (à raison de la sympathie spéciale qui est entre les organes voisins) une affection nouvelle et puissante, qui change et résout l'état spasmodique qu'a excité la fluxion inflammatoire, et par lequel cette fluxion est entretenue et renouvelée.

Cette application locale des vésicatoires est particulièrement indiquée pour arrêter les progrès des inflammations internes, qui s'annoncent comme devant être d'une nature gangreneuse ; l'affection spasmodique y étant portée au plus haut degré, comme dans l'esquinancie et la péripneumonie gangreneuses, etc.

Je suis d'autant plus porté à croire que le vésicatoire résout l'inflammation de la partie interne à l'endroit de laquelle on l'applique, par une action qui est éminemment antispasmodique, que j'ai obtenu le plus grand succès de l'application locale du vésicatoire dans un très-grand nombre de cas où il n'existait qu'une affection spasmodique des organes affectés sans aucune apparence qu'ils fussent enflammés ni même engorgés.

Je recommande, sous ce rapport, l'application d'un vésicatoire sur la région épigastrique, dont j'ai obtenu d'heureux effets dans divers cas de vomissement rebelle, comme dans l'irritation de l'estomac qui faisait rejeter immédiatement des remèdes nécessaires, et particulièrement dans ce spasme du diaphragme qui accompagne le catarrhe suffoquant (comme je le dirai ailleurs), etc.

IX.

Divers auteurs ont indiqué un grand nombre d'exceptions différentes, qui doivent empêcher l'application locale du vésicatoire dans les inflammations de poitrine, soit phlegmoneuses, soit même rhumatiques. J'observe qu'entre ces exceptions, toutes celles qui sont fondées doivent être rapportées aux principes généraux du traitement des fluxions, et qu'elles peuvent être classées sous les chefs suivants : 1° quand la fluxion inflammatoire n'est pas assez affaiblie par un usage précédent de la saignée, et des autres évacuations d'une humeur particulière qui peut être surabondante, auquel cas le vésicatoire appliqué localement peut augmenter l'inflammation au lieu de la détruire (comme l'a observé Tissot).

2° Quand le poumon est affecté, dans d'autres parties que celle qui est enflammée, d'obstructions antérieures à cette inflammation; de manière que le vésicatoire local, en irritant ces parties, peut y exciter de nouvelles fluxions inflammatoires.

3° Quand l'état des forces du malade est réduit, au point qu'on a lieu de craindre que le vésicatoire, après avoir produit d'abord une excitation des forces vivantes de la partie qui est le terme de la fluxion inflammatoire, ne cause par son action continuée, un affaiblissement de cette partie qui y attire un nouvel afflux de sang des vaisseaux les plus voisins, et y détermine une stase gangreneuse.

X.

Avant de parler des cautères ou issues qu'on établit en divers endroits du corps, à la suite d'une escarre qui est produite par l'application d'un caustique (comme aussi par le moyen d'une incision faite à la peau); je vais considérer les effets du cautère actuel, ou du feu, dans un très-grand nombre de fluxions lentes ou chroniques, où il doit être appliqué conformément aux règles du traitement de ces fluxions.

Le cautère actuel étant appliqué convenablement pour les douleurs de goutte, de rhumatisme, de colique, etc., fait cesser ces douleurs, et par le sentiment d'une douleur diverse qu'il excite, et par le changement que son action cause dans le tissu, et dans les mouvements toniques, des parties voisines de celle qu'il brûle.

On peut calmer les douleurs d'une manière analogue par d'autres moyens ; comme par ces piqûres que les Japonais font au bas-ventre avec des aiguilles, dans des coliques très-violentes ; et même par des caustiques, puisque Baillou a vu de grandes douleurs de colique être calmées par l'application d'un emplâtre caustique sur le nombril.

Mais le cautère actuel, à raison de sa manière d'agir bien plus vive et plus profonde, a de grands avantages sur les caustiques. Il me paraît que séparant avec beaucoup plus de violence l'escarre qu'il produit d'avec les parties placées au-dessous et à côté de cette escarre, il n'y laisse point subsister entre les fibres ces tiraillements imparfaits, que cause l'action prolongée et successive des caustiques, et qui excitent des douleurs continues plus ou moins cruelles. C'est sans doute par une raison semblable que, suivant une observation de Pouteau, on a eu calmé par la seule application du feu, des douleurs horribles causées par l'euphorbe appliqué sur les os.

XI.

Le cautère actuel, en même temps qu'il agit avec une grande énergie, comme épispastique, sur les parties voisines de celle qu'il brûle, dissipe l'humidité vicieuse des chairs, et d'autres parties intérieures à l'endroit desquelles on l'applique. Il augmente ainsi la force physique du tissu de ces parties, lorsqu'il était trop lâche et trop muqueux *(submucidus)*, pendant qu'il y rapproche et assure les oscillations des mouvements toniques. Il en résulte dans ces parties internes, une nouvelle manière d'être, à laquelle on peut donner le nom de *métasyncrise ;* nom par lequel les anciens méthodiques désignaient vaguement le renouvellement total de la contexture des parties du corps qui avaient été malades.

Prosper Alpin rapporte que, chez les Egyptiens, le cautère actuel est un remède éprouvé pour resserrer et affermir les parties environnantes des articulations qni sont affectées de relâchement et de faiblesse ; ainsi que pour fortifier toutes les parties sujettes aux défluxions des humeurs, et abreuvées par un excès d'humidité ; les Scythes se cautérisaient de même en plusieurs endroits du corps, pour en consumer l'humidité superflue et pour se donner plus de force dans leurs exercices. On sait que le cautère actuel a été employé de tout temps, dans la médecine vétérinaire, pour produire de semblables effets.

XII.

Il est remarquable que les Egyptiens et les Arabes, qui ont recours aux brûlures avec le moxa

(tente formée des feuilles sèches de l'armoise),
dans une infinité de maladies de la tête, de la poitrine, du bas-ventre, des os, etc., observent des
lois du traitement des fluxions, dans le choix des
parties sur lesquelles ils appliquent le moxa.

Ainsi, Prosper Alpin, qui nous a instruits en détail de la pratique des Egyptiens dans l'usage du
moxa, rapporte qu'ils l'emploient comme un dé-
rivatif puissant, non-seulement auprès de la partie
gravement affectée, qui reçoit une fluxion, mais
encore auprès de la partie dont la fluxion prend
son origine, ou bien dont elle peut être réfléchie.
Ainsi, ils placent souvent le moxa sur la tête, à la
nuque, et derrière les oreilles; dans diverses maladies opiniâtres de la tête, des oreilles et des yeux,
et quelquefois aussi ils l'appliquent en même temps
à la tête et à la poitrine, comme dans certains cas
d'asthme.

Le rapport aux lois du traitement des fluxions,
que doit avoir le choix des applications du cautère
actuel, est assez marqué dans les observations de
Pouteau, qui a peut-être fait plus d'usage de ce
remède, qu'aucun autre homme de l'art, depuis
Hippocrate, (dont les textes sur l'utilité des inustions dans diverses maladies, ont été recueillis par
Leclerc, Ten Rhyne, Van-Swieten et autres).

Pouteau a fait un usage heureux des brûlures
avec des cônes ou mèches de coton, dans beaucoup de cas d'affections douloureuses, particulièrement de rhumatisme (à l'imitation des Chinois, qui

emploient le moxa dans les maladies goutteuses).
Il a très-bien observé que dans les douleurs anciennes et fixées, c'est sur le centre même de la
partie qu'occupe la douleur qu'on doit appliquer le
feu ; mais que si la douleur a été déplacée, et se
trouve occuper un nouveau siége, on doit porter le
feu sur le lieu où elle existait primitivement, et
non pas sur celui où elle se fait sentir.

XIII.

Je passe à ce qui concerne les cautères ou issues,
et le choix du lieu de leur application. Ces remèdes
sont indiqués dans un grand nombre de maladies
chroniques causées par fluxion, où l'on a lieu de
croire que le flux habituel qu'ils procurent, fera
une révulsion constamment avantageuse. Telle est
l'utilité des cautères dans divers cas d'affections
ulcéreuses de la matrice ou du poumon, dans la
colique habituelle, etc.

Le choix des endroits où l'on doit appliquer les
cautères, doit être ordinairement réglé d'après les
principes généraux qui ont été indiqués au commencement de mon premier mémoire, et particulièrement d'après le quatrième de ces principes,
qui y est énoncé dans l'article VII.

Lorsque l'organe principalement affecté, l'est
par une fluxion d'humeurs qui s'y portent, il faut
distinguer deux cas par rapport à l'application du
cautère : celui où cette fluxion vient de diverses

parties du corps, dont aucune n'est spécialement déterminée ; et celui où cette fluxion a manifestement son origine principale dans un autre organe plus ou moins éloigné.

Premièrement, dans le premier cas, on doit en général établir le cautère dans une partie voisine de l'organe principalement affecté, et qui soit située dans la même moitié latérale du corps.

Ainsi, dans la sciatique produite par des causes externes et locales, lorsque le cautère est indiqué, il faut l'appliquer près du genou du même côté. Sanctorius rapporte qu'un soldat bien constitué, après avoir souffert du froid et fait un excès d'équitation, fut pris d'une sciatique du côté gauche ; qu'on lui donna sans succès divers remèdes internes, et qu'on lui appliqua au bras, et sous le genou du côté droit, des cautères qui ne produisirent aucun soulagement ; mais qu'enfin il fut parfaitement guéri par un cautère appliqué au-dessus du genou gauche.

Cependant l'observation a fait aussi reconnaître dans ce cas, que les cautères peuvent être placés quelquefois plus utilement dans une partie éloignée ; à raison de l'influence qu'ont des causes de sympathie singulières. Ainsi l'on applique, avec un succès très-marqué, des cautères aux jambes dans plusieurs maladies de poitrine : et l'art imite alors un procédé heureux de la nature ; puisque, suivant l'observation d'Hippocrate, les abcès qui se forment aux jambes à la suite des pulmonies ont un effet salutaire.

XIV.

Secondement, dans le cas où la maladie d'un organe principalement affecté est produite par une fluxion qui vient d'un autre organe suffisamment déterminé ; la règle générale est, qu'il ne faut point appliquer le cautère auprès de l'organe qui reçoit la fluxion habituelle ; mais qu'il faut toujours le placer auprès de l'organe d'où cette fluxion prend son origine.

Dans l'épilepsie , et dans d'autres maladies de la tête , produites par la sympathie de la matrice , il n'est point de cautère plus utile que celui qu'on établit à une jambe ; où il dérive les humeurs de la matrice primitivement affectée , et en produit la révulsion de la tête.

Ainsi lorsqu'un flux habituel des règles , des hémorroïdes, d'un ancien ulcère , etc. vient à être supprimé sans qu'on puisse ou qu'on doive le rétablir ; et lorsque sa suppression cause une fluxion suivie de maux graves dans quelqu'autre organe ; on reconnaît qu'il est mieux en général d'établir le cautère , non auprès de cet autre organe , mais auprès de la partie où était l'ancien flux , comme par exemple aux jambes , lorsque la cause est la suppression des règles ou des hémorroïdes.

Cependant cette règle générale doit avoir des

exceptions. Il ne faut point les considérer isolément (comme a fait Mercatus) dans les divers genres de flux qui peuvent succéder à de semblables suppressions ; mais il faut les rapporter à un principe commun.

Ce principe est que le cautère doit être placé alors auprès de l'organe sur lequel porte la fluxion survenue à la suppression ; si cet organe continue d'être longtemps grièvement affecté (ce qui indique que diverses parties du corps concourent à former la fluxion qu'il reçoit), ou si l'affection de cet organe est devenue sensiblement moins dépendante de celle de la partie d'où la fluxion a pris son origine (comme lorsque cette partie étant fort éloignée, la fluxion subsiste depuis longtemps).

XV.

Les sétons établissent des issues semblables à celles des cautères. Mais ils sont moins en usage pour remédier aux fluxions, que pour dissiper la surabondance relative des humeurs qui engorgent habituellement tels ou tels organes. Ainsi Fabrice de Hilden et d'autres, ont guéri des pulmoniques, principalement par le moyen d'un séton établi entre les côtes, etc.

On néglige maintenant beaucoup trop les avantages qu'on peut retirer de l'application du séton à l'endroit du foie, de la rate, de la matrice, lorsque ces viscères souffrent un empâtement mani-

feste et considérable. Dans ces engorgements , qui
donnent si communément naissance à des affections hydropiques et mélancoliques graves , ce remède employé à temps ne pourrait avoir que d'heureux effets ; il pourrait dans ce cas être plus avantageux que les inustions qu'Hippocrate faisait
pratiquer à l'endroit de ces viscères.

XVI.

Je termine ici ce qui regarde le traitement des
fluxions par les épispastiques et les cautères. Je
m'étais proposé de considérer ainsi dans ce traitement le choix et l'administration des topiques , et
d'en rappeler l'emploi à des règles plus précises et
plus sûres que celles qu'ont données les anciens qui
en ont traité. Mais je dois à présent me borner à
l'exposé de leur doctrine , que j'accompagnerai de
diverses remarques critiques.

Dans le traitement des fluxions , les topiques doivent être placés au-dessus de l'organe qui donne
naissance à la fluxion , ou bien au-dessus de l'organe où elle se termine , suivant que l'affection de
l'un ou l'autre de ces organes est la plus déterminée , et celle qu'il importe le plus de détruire.
Voici ce que prescrivent les anciens sur le choix
des topiques qu'il convient d'appliquer à l'un ou à
l'autre organe.

Premièrement , dans l'application des topiques à
l'organe d'où naît la fluxion , il faut considérer

principalement la surabondance de l'humeur séparée par cet organe : et distinguer deux cas différents de cette surabondance, dont nous prendrons
pour exemple celle de l'humeur bilieuse.

Lorsque la sécrétion et l'excrétion de la bile
sont excessives, et qu'il existe une surabondance
de cette humeur, qui produit des fluxions, il
faut, disent les anciens, appliquer toujours au-
dessus du foie des topiques astringents et fortifiants,
dont on augmente la force par gradation, à mesure que le traitement général a un succès plus
marqué.

Mais cette pratique me paraît sujette à de grandes
difficultés, car les fluxions bilieuses qui ont leur
origine dans le foie (et qui causent la jaunisse, la
diarrhée, etc.), peuvent être déterminées par une
surabondance de la bile, qui n'est point l'effet
d'une irritation locale dans ce viscère, mais d'une
bilescence établie dans la masse du sang et des humeurs. Or, dans ce cas, les topiques astringents
appliqués à l'endroit du foie, qui empêcherait une
augmentation proportionnelle de la séparation de
la bile dans ce viscère, ne pourraient qu'aggraver
les fluxions bilieuses produites par la surabondance
de cette humeur.

XVII.

Lorsque les fluxions d'humeurs bilieuses sont
causées par la surabondance de la bile, dont la sécrétion dans le foie est très-considérable, et n'est

pas suivie d'une excrétion proportionnée, il est évident qu'on ne doit point appliquer à l'endroit de ce viscère des topiques astringents qui aggraveraient la cause de ces fluxions, ou hâteraient la formation des engorgements du foie ; mais, dans ce cas, les anciens se proposaient d'aider *la faculté expultrice* du foie, et dans cette vue ils conseillaient d'appliquer à l'endroit du foie des topiques médiocrement chauds et diaphorétiques dont on augmentait l'activité par degrés.

Je ne m'arrête point à faire voir combien cette indication des topiques chauds et diaphorétiques à employer dans ce cas, était vague et incertaine. L'espèce de diaphorèse ou de dissipation de l'humeur bilieuse dans le foie, qu'on se proposait d'opérer par ces moyens, n'était pas assurée, et ces remèdes actifs pouvaient causer un nouvel accroissement de la sécrétion de bile dans ce viscère.

XVIII.

Secondement, entre les topiques qu'on peut appliquer au-dessus de l'organe qui reçoit la fluxion, les anciens ont prescrit très-généralement les astringents et les répulsifs. Cependant leur emploi est dangereux dans les cas où cette fluxion est invétérée, s'il n'est précédé et accompagné, surtout dans les sujets pléthoriques ou cacochymes, d'un long usage de remèdes révulsifs et d'un régime approprié. Sans ces précautions, ces topiques causent une répercussion des humeurs que la fluxion avait fixées dans l'organe où elle aboutissait, ou bien une production directe de nouvelles fluxions d'humeurs semblables qui se portent sur des organes essentiels à la vie.

On trouve dans tous les livres d'observations médicinales, et tous les praticiens ont été à portée de voir de nombreux exemples de suites funestes qu'a eues l'emploi des astringents externes, pour arrêter ou dissiper des sueurs ou des éruptions d'humeurs âcres sur les extrémités et sur d'autres parties de la surface du corps. On a vu alors se former de nouvelles fluxions de ces humeurs âcres sur le poumon, sur l'estomac ou sur d'autres viscères, qui ont souvent conduit à la mort par la consomption.

Des auteurs, même modernes, ont proposé quelquefois de répercuter par des astringents l'humeur qui, en se jetant sur une partie, peut y former un dépôt gangreneux (comme dans l'esquinancie gangreneuse) : mais cette pratique présente trop d'incertitude et de danger.

XIX.

Il est, dans le traitement des fluxions, d'autres genres d'indications, que les anciens ont tâché de remplir par le moyen des topiques appropriés. Ce sont celles qui présentent les affections spéciales de douleur et d'irritation, ou bien d'intempérie froide ou chaude, soit dans l'organe d'où vient la fluxion, soit dans celui où elle se termine.

Ils combinaient les topiques adoucissants et calmants, indiqués par l'irritation ou la douleur de ces organes; avec des topiques résolutifs ou autres convenables à l'état présent de la fluxion. Cette combinaison ne peut qu'être approuvée; mais il y faut choisir et graduer les topiques résolutifs, de manière qu'ils ne deviennent point irritants.

Les anciens apportaient le plus grand soin à modérer, par des topiques relatifs, l'intempérie chaude ou froide de l'organe d'où venait la fluxion (comme on peut le voir, par exemple, par ce qu'a dit Alexandre de Tralles, sur l'hémoptysie causée par une fluxion venant de la tête); mais ils mêlaient des topiques fortifiants et astringents avec les échauffants et les rafraîchissants, dont ils étaient persuadés que l'action devait toujours affaiblir cet organe.

Ils appliquaient généralement des topiques rafraîchissants au-dessus des parties dont l'excès de chaleur déterminait sensiblement la fluxion à s'y jeter avec plus de violence. Il me paraît qu'ils ont porté beaucoup trop loin l'usage de ces topiques, particulièrement dans le traitement de l'érysipèle.

Hippocrate, Galien et Avicène appliquent sur l'érysipèle du col et de la poitrine, qui succède à certaines espèces d'angine, des sucs de laitue et de pourpier mis à la glace et renouvelés assez souvent, et d'autres rafraîchissants très-actifs. Glass a cru, sans fondement, que ces remèdes ont toujours la faculté de fixer au dehors cet érysipèle.

Je pense que cette pratique est dangereuse, et que ces rafraîchissants peuvent réprimer pernicieusement l'éruption de cet érysipèle critique, pendant tout le temps où elle n'est pas complète, temps qu'il est très-difficile de déterminer.

X X.

On ne peut douter, d'après tout ce qui précède, que des topiques de diverses natures, appliqués à l'endroit des organes d'où naissent, et de ceux dans lesquels se terminent les fluxions, ne puissent fournir de puissants secours dans le traitement méthodique de ces fluxions. On serait persuadé que ces ressources ne sont point négligées dans la médecine moderne, si l'on ne considérait que les éloges que font des vertus de ces remèdes externes, la pharmacopée de Fuller et d'autres pharmacopées récentes.

Cependant il est trop vrai que les topiques ne sont guère employés aujourd'hui pour la cure des affections des parties internes, que dans certains cas de douleurs, de tumeurs manifestes ou d'obstructions formelles; et qu'ils sont communément négligés dans la pratique de nos jours, pour le traitement méthodique des fluxions. C'est ainsi qu'une inertie presque générale tend continuellement à

rétrécir de plus en plus le cercle des remèdes efficaces.

XXI.

Il est d'autant plus à désirer qu'on renouvelle et
perfectionne l'ancienne doctrine, sur l'usage des
topiques, dans le traitement des fluxions, que les
conséquences de cette doctrine pourraient s'étendre avec succès à d'autres genres de maladie.

J'ai vu des exemples de maladies qui étaient analogues aux fluxions sous ce rapport, dans des cas
singuliers de fièvres intermittentes, dont les reprises tenaient manifestement à une affection particulière de tel organe ; où cette affection excitée
spasmodiquement par telle cause extérieure à cet
organe, déterminait la reproduction des mouvements fébriles périodiques, et où les remèdes externes arrêtaient ces reprises de fièvres, en changeant la manière d'être de l'organe affecté, au-dessus
duquel on les appliquait.

Je pourrais citer plusieurs faits propres à éclaircir et à confirmer ce que je viens de dire. Je me
bornerai à rapporter l'observation suivante.

Il y a quelques années que je fus consulté par un
médecin de Carcassonne, sujet, depuis plusieurs
mois, à des reprises d'une fièvre tierce, qui étaient
constamment et uniquement déterminées, lorsqu'il s'exposait à l'air libre, pendant un temps un
peu long, comme en faisant une promenade à la

campagne. Les accès qui formaient la chaîne de
chaque reprise, surtout le premier, avaient un développement fort prolongé et fort irrégulier.

Ces circonstances me donnèrent lieu de reconnaître, pour l'affection qui causait les retours de
cette fièvre, un état de sensibilité et d'irritabilité,
dépravées dans *l'organe extérieur* En conséquence
je conseillai spécialement les remèdes externes,
que je jugeai les plus propres à modifier et à détruire cette affection vicieuse de l'organe extérieur. J'insistai surtout sur l'usage très-fréquemment répété des onctions huileuses, fort étendues
sur la surface du corps; pratiquées à la suite de
bains tempérés et de frictions faites avec des linges
pénétrés de fumées aromatiques.

Le malade fit non-seulement usage de ces onctions huileuses, mais encore il prit plusieurs bains
dans l'huile pure. Dès les premiers essais de ces remèdes, il fut guéri de sa fièvre, dont il n'a plus eu
de retour, même en s'exposant à toutes les variations de l'air.

XXII.

On voit combien peut s'étendre utilement l'application des remèdes externes dans le traitement
des fluxions, et d'autres genres de maladies qui
peuvent être analogues aux fluxions. Cette branche
importante de la science médicinale a sans doute
été négligée par les médecins des derniers temps,

parce que l'utilité sensible de ces remèdes externes a paru souvent n'être pas proportionnée aux soins avec lesquels il fallait en régler l'administration dans chaque malade, et en observer les effets.

Ce travail est devenu d'autant plus pénible, qu'il devait être appuyé sur la discussion des règles prescrites par les anciens sur l'usage de ces remèdes externes ; que ces règles sont généralement tombées dans l'oubli, et qu'il en était plusieurs qu'ils avaient vicieusement établies ou généralisées.

Mais si ces différentes causes ont fait depuis longtemps abandonner presque entièrement cette médecine externe dans le traitement des maladies internes ; nous avons aujourd'hui lieu d'espérer qu'on s'occupera de plus en plus à confirmer ou à modifier les principes et les conséquences d'une doctrine aussi intéressante. Tout nous promet que le mouvement général du zèle que se donnent maintenant ceux qui dans notre patrie se vouent à l'art de guérir, opérera successivement le renouvellement de toutes les études vraiment nécessaires aux progrès de cet art sublime.

NOUVELLES OBSERVATIONS

SUR LES COLIQUES ILIAQUES

QUI SONT ESSENTIELLEMENT NERVEUSES (1).

On appelle *colique iliaque* cette affection douloureuse des intestins, qui est accompagnée d'un état de constipation et de vomissements fréquents. Ces symptômes qui indiquent que le mouvement prédominant dans les intestins se dirige vers l'estomac, ont lieu sans doute dans le plus grand nombre des coliques; mais ils n'existent pas dans beaucoup d'autres, comme par exemple dans les vermineuses (2).

La colique iliaque, que j'appelle essentiellement *nerveuse*, est celle dont la cause essentielle n'est ni un vice dans les mouvements ou les qualités des humeurs; ni une lésion des intestins, soit idiopathique par obstruction, inflammation, étranglement, distension flatueuse, etc., soit sympathique, comme dans les coliques néphrétiques, hystériques et menstruelles, etc.

(1) Extraites des *Mémoires de la Société médicale d'Emulation*, T. III, pag. 404.

(2) Ainsi Piquer n'a pas été fondé à n'admettre aucune espèce de colique qui ne soit iliaque. Voyez sa *Praxis med.* Lib. III, cap. X, *De Dolore Colico iliaco*.

On ne peut donc reconnaître cette sorte de colique, qu'en procédant avec des recherches très-attentives, par l'exclusion de toutes les affections organiques des solides et de toutes les altérations sensibles des humeurs ou de leurs mouvements naturels, qui peuvent causer les autres sortes de coliques qui ont les mêmes apparences.

Mais un semblable travail est indispensablement nécessaire pour connaître, et pour traiter avec succès un grand nombre d'autres maladies chroniques; où l'on suppose des lésions organiques ou bien des vices des humeurs, qui n'existent point, et que l'on combat vainement; de sorte que l'on finit par regarder ces maladies comme incurables, ou comme ne pouvant céder qu'au régime et au temps.

Je donne le nom de *nerveuse* à cette colique iliaque, pour indiquer par ce terme général, qu'elle est de la classe des coliques, dont la cause est une lésion immédiate du principe de la vie, qui sent dans les nerfs, et qui agit dans les fibres des intestins.

Je crois qu'il faut rapporter toutes les coliques à trois classes distinctes, suivant qu'elles sont produites : 1° par une lésion dans les solides des intestins; 2° par un vice ou par le cours irrégulier des humeurs qui se portent sur ces organes; 3° par une complication de ces deux sortes de causes, qui peut être avec dominance de l'une ou de l'autre.

Malgré les préjugés des médecins qui ont voulu rejeter la pathologie humorale; il faut absolument reconnaître que des vices des humeurs, ou des désordres de leurs cours, sont des causes essentielles d'un très-grand nombre de coliques, comme d'autres maladies ; et que le traitement de ces maladies doit être principalement rapporté à ces causes.

Ainsi il n'est pas douteux qu'il ne faille travailler *principalement* à corriger l'altération, et à procurer des évacuations convenables de la bile, dans la colique proprement dite bilieuse ; à corriger l'atrabile, à en procurer et en régler les évacuations dans la colique atrabilaire (1).

La colique iliaque essentiellement nerveuse peut être aiguë, ou chronique. Sous ce rapport, ou

---

(1) Je viens de traiter avec un heureux succès un cas singulier de cette colique atrabilaire (chez M. D. de Limoux) par l'usage combiné de l'esprit de vitriol donné dans une décoction de racine de guimauve, des blancs d'œufs pris en grande quantité, des purgations avec la magnésie blanche, du musc opposé au hoquet, du vin donné comme cordial, et du laudanum liquide employé pour enrayer les évacuations immodérées d'atrabile.

Il serait déplacé de faire ici une énumération d'autres maladies qui, de même que ces coliques, sont essentiellement bilieuses ; et qui doivent être traitées comme telles.

Mais je crois pouvoir remarquer à cette occasion, que dans les progrès de ces maladies bilieuses, l'affection des solides peut devenir dominante, et qu'on ne doit point négliger d'avoir égard à ce changement. Je vais en donner un exemple, que je crois utile d'exposer en détail, d'autant que les applications n'en sont pas rares. J'espère qu'on me pardonnera cette digression.

Je pense que Stoll a parfaitement bien fait de considérer et de traiter la fièvre continue-bilieuse, séparément des autres fièvres continues (dans ses *Aphorismi de Febribus*) en rappor-

doit en distinguer deux espèces différentes ; mais le traitement de l'une ou de l'autre espèce, quoiqu'elles le rendent susceptible de modifications particulières, doit être radicalement la même.

C'est ce qu'on verra dans l'exposé que je vais faire de l'histoire de deux de ces coliques : l'une aiguë et l'autre chronique ; et du traitement qui a singulièrement bien réussi dans l'une et dans l'autre. Je donnerai ensuite mes observations sur la cause de la colique iliaque essentiellement nerveuse, et sur le choix des remèdes qui sont appropriés dans cette colique ; je terminerai ces observations par quelques réflexions générales.

tant son caractère constitutif aux vices de la bile et à ses mouvements irréguliers, auxquels seuls il suffit de diriger le traitement dans les cas ordinaires de cette fièvre.

La fièvre continue essentiellement bilieuse peut devenir mortelle, en prenant le caractère d'une des quatre formes *générales* qu'ont les fièvres aiguës simples, lorsqu'elles affectent parallèlement tout le corps ; qui sont les genres de l'ardente, de la rémittente, de la putride universelle et de la maligne proprement dite. On doit alors régler le traitement de cette fièvre originairement bilieuse, sur le genre dont elle prend le caractère, à proportion de ce que ce genre devient dominant.

Mais une chose que Stoll n'a point remarqué, et que je ne crois pas que personne ait observé avant moi, c'est qu'indépendamment de ces changements dans le genre de la fièvre continue qui est primitivement bilieuse ; cette fièvre, en conservant son caractère propre, peut devenir funeste par la complication symptomatique d'une affection spasmodique dans les viscères précordiaux.

Cette affection ne doit pas être supposée par conjecture, mais elle doit se manifester par divers signes, comme par un senti-

I.

M. D. P., de Carcassonne, était attaqué d'une inflammation lente du pharynx qui subsistait depuis quelques mois, et dont les suites avaient affecté toute sa constitution, au point qu'il était tombé dans un état de dépérissement, qui allait en croissant d'une manière sensible. On combattit cette maladie par un grand nombre de remèdes différents : mais d'ailleurs les degrés d'activité de ces remèdes, et les temps de leur administration furent tels, qu'il a été impossible de leur attribuer raison-

ment de resserrement douloureux dans la région précordiale ; par une gêne dans la respiration que le malade rapporte à la même région, par des anxiétés, de l'insomnie, etc.

Dans ces cas, j'ai trouvé qu'il est nécessaire de combattre avant tout cette affection spasmodique, par des antispasmodiques appropriés, tels que le camphre et le musc ; par l'application d'un vésicatoire sur l'épigastre, et surtout par l'opium. Ces moyens assurent la réussite des purgatifs, qu'exige ensuite la nature bilieuse de cette fièvre, et qu'il est souvent à propos de combiner encore avec des préparations d'opium.

Un médecin de mes amis, à qui j'avais indiqué cet usage de l'opium dans ce spasme précordial qui survient à la fièvre continue-bilieuse, en a obtenu pour la cure de cette fièvre, des effets singulièrement avantageux.

Ces remèdes antispasmodiques et sédatifs, en dissipant le spasme précordial, sont aussi très-efficaces pour prévenir les affections pernicieuses des viscères de la poitrine et de la tête ; que ce spasme pourrait déterminer, soit par son influence purement sympathique, soit en excitant des métastases de la bile sur ces viscères.

nablement aucune action irritante sur les organes des premières voies.

Après tous ces divers traitements, soit par une extension sympathique de la maladie de la gorge, soit par quelqu'autre cause qu'on n'a pu déterminer avec précision, l'estomac et les intestins du malade se trouvèrent être extrêmement affectés. Il y ressentit des douleurs qui devinrent de jour en jour plus fortes, qui ne cédèrent point à l'usage des anodins les plus doux, qui s'aggravaient même par les bains d'eau tiède; et qui montèrent à un tel degré de violence, qu'elles firent perdre le sommeil et le repos.

Le malade devint sujet alors à éprouver chaque jour, environ quatre heures après son dîner (où il ne prenait que des aliments des plus sains), un spasme douloureux dans la région épigastrique, qui gênait la respiration, et qui était le précurseur d'un vomissement dont les efforts étaient violemment convulsifs.

Ce vomissement n'avait entraîné d'abord que des restes d'aliments mal digérés; mais un jour il chassa une grande quantité de matière liquide, que le malade rendit sans y sentir aucun goût amer, ni autre marqué, et qui était d'une couleur verte foncée; de sorte que les parents du malade jugèrent que cette matière était la même que la décoction de feuilles et fleurs de mauve qu'il avait pris en lavement une demi-heure auparavant. Un examen attentif ne présenta rien qui parut contredire cette opinion. On assure que le même phénomène se répéta encore à la suite de deux ou trois lavements semblables, qui furent pris peu de temps après.

L'état du malade étant devenu aussi grave, j'ordonnai le régime et les remèdes suivants :

On nourrit le malade avec de petites prises souvent répétées de bouillon de viande et de gelée de corne de cerf acidulée avec du suc de citron; il usa pour boisson, d'eau de poulet où l'on avait fait infuser des feuilles de menthe.

On évacua un peu de sang par le moyen des sangsues appliquées au fondement. On fit prendre des lavements avec la décoction de mauve, dans laquelle on ajouta seulement une fois une demi-once de sel de Glauber, en y joignant vingt-cinq gouttes de laudanum liquide, qui était indiqué en même temps pour les douleurs de la colique. On n'employa d'ailleurs aucuns médicaments purgatifs, ni autres évacuants des premières voies.

On établit sur la région épigastrique un vésicatoire camphré, et on pansa assidûment, matin et soir, la plaie faite par ce vésicatoire. On fit faire plusieurs fois le jour des onctions avec de l'huile camphrée sur toute la surface du bas-ventre.

On fit prendre au malade, de trois en trois heures, un bol composé avec six grains d'assa-fœtida, deux grains de camphre, six grains de nitre, et suffisante quantité d'extrait de menthe. Ce remède, qui fut sensiblement très-efficace, fut continué pendant plusieurs jours, avec les modifications convenables.

Le lendemain du jour où le malade commença l'usage de ce régime et de ces remèdes, il sentit une diminution considérable de ses douleurs ; mais il eut des mouvements de hoquet, dont les reprises, quoique seulement de quelques minutes, se répétaient assez souvent. Ce symptôme inquiéta le malade et alarma les assistants ; mais je déclarai au contraire, qu'il me paraissait être alors de bon augure, et que survenant avec la diminution des douleurs, il indiquait que l'affection morbifique, si fixe auparavant, commençait à se résoudre ; et que s'étendant par intervalles dans l'œsophage, elle y produisait le hoquet par un mouvement antipéristaltique beaucoup plus faible que celui qu'elle avait jusque-là déterminé constamment dans l'estomac et les intestins.

Le troisième jour de ce traitement, les douleurs s'effacèrent encore par degrés, et les vomissements cessèrent absolument. Enfin le quatrième jour, il ne resta au malade que le souvenir des souffrances que lui avaient causé cette maladie des entrailles. Il reconnut aussi le même jour, avec autant de surprise que de satisfaction, que le mal du gosier, dont il avait été longtemps tourmenté, se trouvait être entièrement dissipé : et en effet, depuis près d'un an qui s'est écoulé jusqu'à ce jour, il n'a point eu de rechute de ce mal si rebelle.

II.

Madame D. B., de Bordeaux, d'une constitution délicate et très-sensible, fut attaquée, à la suite de longs chagrins, d'une diarrhée rebelle qu'elle crut devoir guérir par une abstinence excessive, qui ruina les forces des organes de la digestion, et augmenta extrêmement l'irritabilité habituelle de ces organes.

Depuis cette époque, elle a vécu pendant cinq ans sujette à des attaques journellement répétées de colique violente, qui revenaient le plus souvent deux ou trois heures après le dîner, et dont les reprises se terminaient presque toujours par des vomissements.

La malade reconnut que la matière qu'elle avait rejetée dans un de ces vomissements, avait la couleur, l'odeur, et le goût d'une décoction d'espèces émollientes semblable à celle qu'elle avait prise peu auparavant en lavement.

Les douleurs de cette colique étaient communément dirigées de l'épigastre à l'hypocondre gauche, et se prolongeaient vers les reins de manière qu'elles paraissaient avoir leur siége principal dans l'arc gauche du colon. Aucune situation du corps ne diminuait la force de ces douleurs; et elles étaient seulement rendues plus supportables par de fortes compressions du poing, du genou, ou d'un autre corps dur, appuyé contre la partie du bas-ventre où elles se faisaient sentir avec le plus de violence.

Durant l'espace de ces cinq années, ces douleurs avaient été combattues par un grand nombre de traitements différents, qui avaient tous été infructueux ; la malade n'éprouva aucun soulagement considérable, que dans le cours d'un été ; où il parut que l'augmentation de la transpiration lui avait été salutaire. Mais bientôt après, elle retomba dans son état habituel de souffrances : et les progrès de sa maladie allèrent depuis en croissant. Les vomissements assidus interceptèrent presque entièrement la nourriture ; et la malade fut réduite à un état extrême de faiblesse, de maigreur, et de consomption, qu'aggrava la cessation des évacuations menstruelles.

Cette malade étant venue il y a environ huit mois à Carcassonne, pour me demander et suivre mes conseils ; je commençai par me convaincre du peu d'utilité des remèdes ordinaires qu'on disait avoir été employés sans succès pour calmer ses douleurs de colique.

Le demi-bain dans l'eau tiède, quoiqu'il soulageât quelquefois, aggravait le plus souvent les souffrances d'une manière si marquée et si prompte, que la malade était obligée de sortir du bain quelques minutes après qu'elle y était entrée.

Les lavements laxatifs, qu'indiquait une constipation opiniâtre, irritaient sans évacuer considérablement, si ce n'était au bout de plusieurs jours :

et il fallut enfin suppléer à leur opération imparfaite, par le moyen des suppositoires.

Les narcotiques pris à d'assez grandes doses, soit par la bouche, soit dans des lavements, ne calmaient que fort lentement et pour un temps très-court. Lorsqu'ils finissaient d'agir, les douleurs qu'ils avaient suspendues, se renouvelaient avec une violence que la malade jugeait être beaucoup plus grande que dans les coliques où elle n'avait point usé de ces remèdes.

Je m'assurai par un examen très-attentif et souvent répété; qu'il n'existait point de cause bilieuse ou autre humorale de cette colique; qu'il n'y avait point d'obstruction dure (dite *squirrheuse*) au pylore, ni dans aucune partie des intestins; et qu'aucun signe ne manifestait la présence d'un état inflammatoire, ni d'aucune autre lésion organique dans ces viscères. Je reconnus ainsi que cette colique était essentiellement nerveuse; dépendante d'une affection vicieuse du principe de la vie dans les intestins; affection que reproduisaient très-fréquemment le travail de la digestion, ou d'autres causes irritantes.

D'après cette manière de voir, je réglai ainsi la méthode du traitement et le choix des remèdes de cette maladie.

On tint constamment appliqué sur la région épigastrique, un grand sachet piqué et rempli de camphre broyé grossièrement. On pratiqua aussi plusieurs fois le jour, sur toute la surface du bas-ventre , des onctions avec de l'huile camphrée à laquelle on ajoutait du laudanum liquide , lorsque les douleurs étaient les plus vives.

On fit faire à la malade un assez grand usage de tablettes de soufre. On l'astreignit à porter habituellement des caleçons ; et de plus , jour et nuit , une camisolle de flanelle à manches, appliquée immédiatement sur la peau.

Des pilules de camphre et d'assa-fœtida (préparées comme il a été dit dans l'histoire précédente) , furent un remède principal , dont la malade fit alors usage journellement , et qu'elle a continué depuis pendant très-longtemps.

Ces remèdes produisirent dans l'espace d'environ trois mois, une guérison complète de cette colique. Depuis lors la malade n'a plus eu que quelques rechutes de ces douleurs, qui ont été très-légères et passagères , et qu'elle a pu imputer à des erreurs de régime. Les règles sont revenues à leurs époques naturelles. Les excrétions ont repris un libre cours. Les digestions se sont parfaitement rétablies , et la malade a acquis successivement autant de forces et d'embonpoint qu'elle en avait dans le meilleur état de sa santé avant cette maladie.

III.

Observations sur la cause de la colique iliaque essentiellement nerveuse.

La colique iliaque essentiellement nerveuse est

produite par une irritation *directe* du principe de la vie ; dont l'affection particulière dans cette colique, ne se manifeste qu'en tant qu'elle fait dominer avec plus de force que dans les autres espèces de colique, le mouvement antipéristaltique des intestins sur leur mouvement péristaltique. Je vais exposer ce qu'on peut ajouter aux observations connues relativement à cette dominance, qui est contre l'ordre naturel ; et aux suites qu'elle peut avoir.

Les mouvements péristaltique et antipéristaltique des intestins ; que manifeste communément la dissection des animaux vivants ; ont été démontrés, même dans les gros intestins, par Wepfer, Morgagni, Haller et d'autres anatomistes célèbres ; auxquels on a opposé vainement les assertions négatives de ceux qui ont dit n'avoir jamais reconnu ces mouvements.

Dans le mouvement péristaltique des intestins (suivant des observations curieuses que Leidenfrost a eu l'occasion de faire), la portion d'intestin qui en est affectée, se gonfle, et ses tuniques se renflent en tout sens ; en même temps que cette partie du canal intestinal s'étend suivant sa longueur.

Ainsi le mouvement péristaltique est une suite d'érections et de détentes dans des portions successives du canal intestinal. La production de ce mouvement me paraît être analogue à celle du mouvement vermiculaire ou du rampement des limaces (1).

Ce mouvement péristaltique s'exécute donc d'une manière analogue dans les intestins (de même que dans l'estomac et dans l'œsophage), par les fibres musculeuses de ces organes, qui sont susceptibles d'une infinité de mouvements divers. Non-seulement ces fibres sont placées dans des sens extrêmement différents, étant longitudinales, transversales, circulaires, coupées d'inscriptions tendineuses : mais encore le principe vital peut donner les directions les plus variées aux diverses parties de ces fibres, qui n'ont point d'attache qui soit absolument fixée. Car en exerçant la *force de situation fixe* dans tels ou tels endroits de ces fibres, le principe vital peut y établir spontanément des points fixes ; par rapport auxquels il peut rapprocher ou éloigner d'autres parties de ces mêmes fibres, dans lesquelles il exerce des forces de contraction et d'élongation (2).

On n'a pu encore indiquer (3) une raison suffisante, de ce que dans l'état sain, le mouvement péristaltique des intestins (qui conduit la pâte ali-

---

(1) J'ai expliqué ce rampement, p. 146-7, de ma *Nouvelle Mécanique des mouvements de l'homme et des animaux*.

(2) Voyez cette nouvelle édition des *Nouveaux Eléments de la science de l'homme*, T. 1, p. 191-214.

(3) Comme je l'ai remarqué, page 11 de ma *nova Doctrina de functionibus naturæ Humanæ*.

mentaire du duodénum aux gros intestins) prévaut sur leur mouvement antipéristaltique ; de sorte qu'il faut rapporter cette dominance naturelle du premier de ces mouvements sur le second , à une loi primordiale du principe vital.

Mais cette affection primitive du principe vital est changée et intervertie dans la passion illiaque, et le vomissement ; où le mouvement antipéristaltique domine sur le péristaltique. Schwartz a prouvé par ses expériences, que cette interversion peut avoir lieu, et produire le vomissement ; lorsqu'on pique divers endroits du cerveau ou du cervelet , ou les nerfs de la huitième paire près de leurs origines, ou bien le plexus mésentérique. Brunner, en irritant les intestins mêmes dans divers animaux , y a excité des convulsions ; qui ont fait remonter les matières excrémentitielles qu'ils contenaient, dans l'estomac et l'œsophage.

Cette prédominance du mouvement antipéristaltique des intestins a produit dans plusieurs cas de passion iliaque , ou d'affection approchante de cette passion , l'effet singulier de faire rejeter par le vomissement un liquide qui avait été pris en lavement ; souvent peu de temps après qu'il avait été reçu , et sans aucun mélange des humeurs ou matières qu'avaient contenu alors les premières voies.

Ces faits sont attestés par un grand nombre d'auteurs qu'a cités Morgagni (1), auxquels on

____
(1) *Epist. Anat. med.* XXXIV, n. 29.

peut joindre Wan Swieten et de Haën. D'autres auteurs, cités par Morgagni (1), assurent qu'on a vu
aussi des malades rendre des lavements par la bouche, quoiqu'ils n'eussent point de passion iliaque,
ni même de colique; et qu'un ou deux d'entr'eux
eussent seulement une légère constipation.

D'après ces autorités, on ne doit pas trouver
surprenant que le même phénomène ait eu lieu,
suivant toutes les apparences, chez l'un et l'autre
malade, dont j'ai rapporté ci-dessus les histoires.

Morgagni dit avec raison (2), qu'il ne faut pas
rejeter facilement aucune cause probable de ce
phénomène, qui est difficile à expliquer.

Il ne suffit pas d'y considérer, que la matière
du lavement est chassée vers la bouche par un effet
du mouvement antipéristaltique, que le principe
vital singulièrement irrité fait dominer sur le péristaltique; et qui commençant dans les gros intestins, se continue dans les grêles et jusqu'à l'estomac. Mais la principale difficulté d'expliquer ces
faits, consiste à indiquer comment la valvule de
l'iléon donne alors passage dans l'iléon à la matière
du lavement contenue dans le colon.

On n'a donné jusqu'ici aucune explication de
ces faits qui ne manquent de vraisemblance. De
Haën, qui n'a négligé aucun moyen qu'il pouvait

____

(1) *Epist. Anat. Med.* xxxiv, n. 29.

(2) *Epist. cit.* n. 32.

avoir d'en rendre raison (1), a dit que dans des cas semblables le mouvement antipéristaltique des intestins peut être si considérable, qu'il cause une forte pression des excréments contre la valvule de l'iléon, et que cette pression allonge et distend cette valvule, et en fait disparaître l'anneau. Mais il n'est pas vraisemblable qu'un tel effet ait pu être produit par la seule impulsion qu'exerçait contre la valvule de l'iléon le liquide d'un lavement chassé par le mouvement antipéristaltique du colon, dans des cas où rien n'indique qu'il se fût amassé une grande quantité de matières fécales dans le colon, et où elles n'ont point été rejetées par le vomissement.

Il me paraît probable que dans le cas où le mouvement antipéristaltique chasse du colon dans l'iléon le liquide qui a été reçu en lavement, l'anneau de la valvule de l'iléon se relâche spontanément; tandis que dans son état naturel il résiste avec force aux pressions des matières contenues dans le colon; et que ce relâchement a lieu par un effet de l'affection contre nature qu'éprouve alors le principe vital, dont l'influence gouverne les forces toniques et musculaires de cet anneau (2).

(1) Voyez ses *Prælectiones in Pathologiam Boerhavi*, T. III.

(2) Je rappellerai ici ce qu'a dit Tulpius, dans la description qu'il a donnée de la valvule de l'iléon. Il a pensé que l'anneau auquel tient le rideau, qui pend de cette valvule à l'extrémité de l'iléon, et qui en ferme l'ouverture, est une partie *animée*,

IV.

*Observations sur le choix des remèdes appropriés dans
la colique iliaque essentiellement nerveuse.*

Vogel a dit beaucoup trop généralement que le
bain d'eau chaude adoucit très-efficacement toute
espèce de douleur de colique. L'effet de ces bains est
souvent équivoque dans la colique essentiellement
nerveuse ; souvent ils ne peuvent y affaiblir assez
promptement la constriction spasmodique qui occupe certaines portions du canal intestinal ; et pour
lors leur effet relâchant accroît dans d'autres portions de ce canal, la distension flatueuse et douloureuse.

Cette distension était sans doute, par rapport à
la constriction alternative d'autres portions d'intestins, l'affection qui causait habituellement le
plus de souffrance dans la colique chronique dont
j'ai donné l'histoire. Car la malade y était particulièrement soulagée par des compressions fortes et
longtemps continuées à l'endroit du siége de ses
plus vives douleurs.

Dans cette colique les narcotiques peuvent avoir
une action imparfaite et peut-être quelquefois nuisible. Chez la malade dont j'ai parlé, quand leur
effet calmant finissait, les douleurs revenaient avec

comme est l'orifice de l'estomac (le pylore), qui s'ouvre ou se
ferme suivant qu'il convient à l'action de l'*âme* inhérente à
chaque organe vivant.

une violence sensible plus grande qu'avant l'usage
de ces remèdes. Sans doute, dans des cas semblables, où l'on peut croire que les malades ne se
trompent pas sur ce sentiment d'aggravation de
leurs douleurs après avoir pris de l'opium; lorsque
ce remède cesse d'agir comme calmant sur les
nerfs de la partie affectée, il conserve encore un
reste d'action excitante sur les vaisseaux de cette
partie, qui peuvent en être alors spécialement susceptibles (par exemple, dans une suppression d'évacuations de sang habituelles); et cette excitation
ne peut que rendre plus cruelles les douleurs qui
se reproduisent.

Les remèdes indiqués dans cette colique iliaque,
que l'on reconnaît être essentiellement nerveuse ;
par l'exclusion de toutes les causes dépendantes de
lésions organiques et de vices des humeurs; doivent
être pris dans la classe de ces remèdes désignés
communément par le nom d'*antispasmodiques*, qui
agissant directement sur le principe vital, changent
le mode de son affection morbifique persévérante.
Mais dans la classe de ces antispamodiques, quels
sont ceux que l'on doit choisir de préférence?

Ce sont ceux dont la vertu étant attachée à des
principes singulièrement pénétrants et diffusibles,
en même temps qu'elle s'exerce sur les membranes
de l'estomac et des intestins, agit dans une infinité
de points de l'habitude du corps; et y produit dans
le principe vital de nouvelles affections sans nombre. Toutes ces affections affaiblissent la concentra-

tion et les directions que les forces de ce principe doivent avoir pour agiter fortement les intestins, où il ressent de vives douleurs; et leur imprimer un mouvement antipéristaltique dominant ; à telle époque de la digestion des aliments, ou bien dans telle autre circonstance où la colique est habituellement déterminée.

C'est pourquoi dans le traitement de la colique iliaque essentiellement nerveuse , je préfère entre tous les remèdes qu'on a recommandés jusqu'ici pour des espèces analogues de colique et de cardialgie, le camphre et l'assa-fœtida (1). On connait l'extrême volatilité du camphre, et l'on sait que l'odeur de l'assa-fœtida se fait sentir dans toute l'habitude du corps de l'homme qui en a pris , et dans toutes ses excrétions. Je crois devoir ajouter comme une remarque essentielle , que l'effet salutaire de ces antispasmodiques est plus assuré, en le donnant à petites doses fréquemment répétées (2).

(1) J'ai obtenu encore récemment les meilleurs effets dans une colique nerveuse habituelle de M. S. de Carcassonne.

(2) J'ai trouvé plusieurs fois que le camphre et l'assa-fœtida étaient fort efficaces dans diverses affections graves du système nerveux , autres que des affections hystériques et hypocondriaques.

J'ai obtenu même dernièrement des effets très-avantageux de ces remèdes , donnés après les évacuations convenables ; pour dissiper les accidents les plus graves , que souffrait M. D. G. de Béziers, à la suite d'une commotion très-violente du cerveau, causée par une chute de cheval.

J'avais lu dans l'*Allgemeine Deutsche Bibliothek* , tom. xxxix,

Une vue analogue fait présumer les bons effets
que devait avoir (de préférence aux autres diaphro-
rétiques qui y étaient indiqués) le soufre pris journellement dans la colique nerveuse chronique,
dont j'ai décrit l'histoire. Ce remède pénètre par
ses émanations tout le corps de celui à qui on le
fait prendre, et par conséquent son action diffusive
peut produire des effets révulsifs très-étendus de
l'affection des intestins qui a lieu dans cette colique.

Une semblable irritation révulsive très-étendue

p. 125, que beaucoup de malades, qui à la suite d'une commotion du cerveau causée par une chute ou autre impression
violente sur la tête, avaient passé plusieurs jours sans sentiment et sans parole, étaient entrés en frénésie, etc., après les
évacuations nécessaires, avaient été rétablis par le seul usage
du camphre (succès qu'on rapportait à l'effet diaphorétique de
ce remède).

Dans cette maladie de M. D. G., l'opium a produit aussi des
effets salutaires. Bromfield a donné l'opium avec grand succès
dans beaucoup de cas semblables de secousses avec froissement
(*concussions*) de la substance du cerveau, même chez des
sujets qui avaient le crâne facturé, et qui n'ont point été tré-
panés.

Sans m'arrêter à l'explication *versatile* que Bromfield donne
de ces effets de l'opium (qu'il attribue à la vertu que l'opium a
d'atténuer le sang); je pense que c'est par sa vertu dite antispasmodique, et pour parler plus exactement, en faisant cesser
l'*irritation*, ou plutôt l'affection du principe vital dans la partie
du cerveau qui a souffert la commotion; que l'opium amène le
changement d'état de cette partie et la résorption du sang qui
tend à s'y fixer.

Je crois qu'il faut voir de même l'utilité singulière qu'a pour
résorber le sang extravasé dans les grandes contusions, et après
des chutes de haut, la thériaque, qui est un ingrédient princi-

sur la surface du corps paraît devoir être produite
et renouvelée assidûment par l'application constante des flanelles sur la peau, et en tenant toujours vêtues les extrémités inférieures.

L'application perpétuelle de la laine sur la peau a
été conseillée depuis Galien, aux personnes sujettes
à de fréquentes coliques. Ce moyen ne peut que
concourir avec l'usage interne du soufre, à rétablir la fonction de la transpiration, dont le dérangement doit aggraver les coliques habituelles.

pal de l'*infusum traumaticum*, et du *decoctum traumaticum*
de Fuller, etc.

C'est aussi à leur action perturbatrice de l'affection qui a été
imprimée au principe vital, que je rapporte l'efficacité singulière du camphre et de l'assa-fœtida dans plusieurs cas de plaies
de la tête et de commotions du cerveau.

Les bons effets que produisent alors ces remèdes, combinés
avec l'opium, suivant les circonstances du malade, me paraissent être particulièrement dignes d'attention dans le traitement
des plaies de la tête. Car l'illustre Desault ayant fait voir que,
dans ces plaies, l'opération du trépan est presque toujours ou
inutile ou pernicieuse (voyez ses *OEuvres chirurgicales* publiées par Xavier Bichat, seconde partie, p. 40-4, 80-2); on a
été depuis réduit, comme lui, à n'attendre le salut de ces blessés,
que des effets révulsifs que peuvent opérer le tartre stibié
(dont l'emploi est d'ailleurs nécessaire), et l'application des
vésicatoires sur la tête.

Je rapporte au même principe qu'à l'utilité du camphre et de
l'assa-fœtida dans les cas susdits, celle du castoreum dans des
affections paralytiques, qui a été surtout recommandée par les
Anciens. J'ai trouvé le castoreum sensiblement efficace, après
les remèdes généraux, dans une affection soporeuse avec langueur paralytique des extrémités inférieures, dont était attaqué M. M. de Carcassonne.

Ou voit enfin que , dans le traitement de la colique iliaque nerveuse, il ne faut point négliger les remèdes externes qui excitent prochainement une révulsion efficace ; comme est l'application perpétuelle du camphre, ou celle d'un vésicatoire sur l'endroit de la douleur, etc.

V.

Réflexions générales sur la méthode du traitement qui convient aux coliques iliaques essentiellement nerveuses.

Il me paraît que toute méthode de traitement qui peut convenir aux coliques iliaques essentiellement nerveuses doit être nécessairement, comme celle que j'ai suivie, une Méthode *Empirique*.

J'appelle Méthode *Empirique* de traitement d'une maladie, celle qui, par des remèdes spécifiques ou autres, dont l'expérience fait connaître l'utilité dans des cas *analogues*, change en entier l'affection du principe de la vie qui constitue l'état morbifique ; et remplace cette affection par d'autres qu'elle imprime à ce principe, et qui rendent susceptible de reproduire ses mouvements naturels dans l'ordre qui entretient l'état de santé.

J'ai dit à la fin de la Préface de ma *Nova Doctrina de functionibus naturæ humanæ* (imprimé en 1774), que toutes les méthodes de traitement des maladies doivent être rapportées à trois Ordres :

L'Ordre des méthodes *Empiriques*, qui sont celles que je viens de définir ;

L'Ordre des méthodes *Naturelles*, dont l'objet direct est d'aider les mouvements spontanés de la Nature ou du principe vital, qui tendent à opérer la guérison de la maladie (1) ;

L'Ordre des méthodes *Analytiques*, ou ayant décomposé une maladie dans les éléments dont elle est produite, on les attaque par des moyens directs, et proportionnés dans leur activité aux rapports de force et d'influence que ces éléments ont entr'eux ; afin que la nature puisse résoudre plus facilement cette maladie simplifiée.

La méthode de traitement de la colique iliaque essentiellement nerveuse, ne peut être ni *Naturelle*, ni *Analytique*. Elle doit être *Empirique*.

Cette méthode ne peut être *Naturelle* : car la nature n'affecte dans cette colique aucuns mouvements spontanés, que l'on voie aboutir à aucune terminaison salutaire. Cette méthode ne peut être *Analytique* : car quelque dangereuse ou rebelle que puisse être cette colique, sa nature (à laquelle on peut donner le nom général de *Nerveuse*) est, non-seulement très-obscure, mais très-simple ; et elle ne peut être décomposée en des éléments, dont on doive considérer séparément et suivre les indications particulières.

(1) C'est dans ces méthodes naturelles, qu'on peut dire, suivant l'ingénieuse expression de mon respectable ami M. Poissonnier des Perrières ; que le médecin accouche la nature, *medicus naturæ obstetrix*.

Pour développer et confirmer pleinement mon assertion, je crois qu'il est à propos, (ce qui peut être d'ailleurs d'une utilité générale) d'établir les limites des méthodes de traitement qui sont naturelles, et de celles qui sont analytiques.

Des limites des Méthodes de traitement Naturelles ou qui se rapportent aux mouvements spontanés de la Nature dans les maladies.

C'est un principe très-faux, quoique répandu chez un très-grand nombre de Médecins (qui heureusement ne s'y conforment pas le plus souvent dans leur pratique) : que les traitements des maladies doivent être toujours rapportés aux efforts qu'y fait la nature pour en opérer la guérison.

Hippocrate a dit sans doute le premier que la nature avait la faculté de guérir les maladies. Cette puissance médicatrice de la Nature a été exagérée par les Médecins Hippocratiques. En dénaturant cette idée grande, et vraie avec les restrictions convenables ; ils ont été entraînés à des assertions vagues et beaucoup trop étendues. Le sage Boerhaave lui-même s'est trop livré à ces exagérations ; comme on peut voir dans son discours *De Honore Medici*, *servitute* ; etc.

Cependant personne n'a été plus loin en ce ce genre que Stahl ; qui d'après des idées analogues de Vanhelmont (sur son *Archée*), a prétendu que dans les maladies laissées à elles-mêmes, la Nature, qui croit être une Ame prévoyante, donne spontanément aux organes du corps vivant, des mouvements qu'elle dirige et coordonne de manière qu'ils opèrent la guérison de ces maladies.

Il n'est pas douteux que ce ne doive être par les opérations même de la nature, que les maladies sont guéries; puisque la Nature produit dans le corps vivant tous les mouvements qui constituent, et la maladie, et le retour à la santé. Mais il est essentiel de reconnaître que si la nature peut guérir communément (quoique souvent d'une manière moins parfaite) les maladies simples et peu graves, par ses seuls mouvements spontanés ; elle ne guérit très-souvent les maladies compliquées et dangereuses, que par des mouvements qu'il faut que l'Art lui imprime, et qu'il gouverne par les moyens, et suivant les règles qui lui sont propres.

Sans qu'il faille admettre aucunes directions *volontaires* d'une Ame ou d'une Nature médiatrice, on voit que les maladies simples et peu graves peuvent se guérir d'elles-mêmes; 1° parce que leur durée est nécessairement limitée par leur forme essentielle; 2° parce que des flux ou d'autres affections que déterminent ces maladies, peuvent avoir accidentellement des effets salutaires; soit en changeant la manière d'être morbifique des organes, soit en dissipant une partie de la cause humorale.

Lorsque les maladies sont graves ou compliquées, les effets qu'elles déterminent peuvent y être quelquefois accidentellement salutaires : mais

il est trop rare qu'elles se guérissent d'elles-mêmes. C'est ce que démontrent les histoires des malades qu'Hippocrate a rapportées dans le premier
et le troisième livre de ses Epidémiques.

Je ne sais pourquoi on a dit que les idées de Vanhelmont et de Stahl ont été renouvelées et développées dans l'Ecole de Montpellier il y a vingt-
cinq ou trente années.

A cette époque qu'on indique, j'étais Professeur
et Chancelier de cette Université célèbre. Or, tous
ceux qui ont suivi alors mes leçons de Médecine
Pratique, et qui ont lu mes *Nouveaux Eléments
de la Science de l'Homme* (publiés en 1778) ; ont
dû reconnaître que dans tous les points importants,
ma doctrine sur les fonctions de l'homme vivant,
sur les causes des divers genres de maladies, et
sur les différentes méthodes de leur traitement, a
toujours été *diamétralement* opposée, et à celle de
Vanhelmont, et à celle de Stahl.

J'ai été des premiers en France à recommander
plusieurs observations que Stahl a faites avec sagacité sur les hémorrhagies ; et sur d'autres genres
de maladies. Mais en même temps j'ai indiqué plusieurs des erreurs nombreuses auxquelles il a été
induit dans sa pratique par le vice perpétuel de sa
théorie. C'est ainsi que, dans les fièvres intermittentes, il a respecté beaucoup trop souvent, et trop
longtemps, des mouvements de la Nature qu'il fallait combattre ; et qu'il a rejeté pernicieusement
l'usage du quinquina dans telles de ces fièvres où il

est parfaitement indiqué, pourvu que son administration y soit préparé et réglée convenablement, etc.

Stahl a été certainement un homme de géme dans la Chimie, comme le démontre son *Specimen beecherianum*. Mais il ne peut être compté parmi les médecins praticiens d'un ordre supérieur, et tel qu'a été, par exemple, de nos jours; le célèbre Stoll.

Des limites des Méthodes de traitement Analytiques, ou qui se rapportent à l'Analyse des maladies.

Les Méthodes Analytiques du traitement des maladies, se rapportent à l'analyse des maladies, qui en fait considérer séparément les éléments constitutifs. On voit que ces méthodes ne peuvent convenir qu'à des maladies dont les éléments se développent successivement, ou bien qui sont compliquées; de sorte qu'on puisse y observer des parties distinctes, et les traiter par des moyens relatifs à chacune de ces parties. Ainsi les limites des méthodes analytiques du traitement des maladies semblent être suffisamment fixées.

Cependant il n'est point de méthode du traitement des maladies, qui ne dût être dite analytique; si en adoptant une dénomination qui s'est nouvellement répandue, on appelait *Analyse*, toute bonne manière de philosopher ou de raisonner dans la Science de la Médecine Pratique.

On a pu être conduit à cette application trop

étendue du terme d'*Analyse*, par quelques expressions inexactes de l'Abbé de Condillac, qui tenaient à des idées trop peu définies qu'avait sur l'Analyse ce Métaphysicien, qui est d'ailleurs justement célèbre.

Quand on rapproche ce que Condillac a dit sur l'*Analyse* (1), on voit qu'il a nommé *Analyse*, la Méthode Philosophique, dans laquelle on fait, 1° la décomposition entière des qualités ou des éléments de l'objet dont on veut connaître la nature; 2° la distribution des idées partielles ainsi acquises, dans un *ordre de gradation* simple, qui fasse remonter à l'origine de l'objet, par une *génération* qu'on s'en forme; 3° *la composition* de ces idées ou notions partielles, comparées par tous les côtés (et surtout sous les rapports favorables à la découverte qu'on a en vue); de manière qu'on épuise, s'il est possible, toutes leurs *combinaisons* (par addition et soustraction) jusqu'à ce qu'on leur ait fait reproduire complètement l'idée de l'objet dont on s'occupe.

Cette *Méthode d'Analyse* que Condillac prend dans un sens si étendu, qu'il y renferme aussi la *synthèse* ou recomposition des objets analysés; consiste donc à diviser, ordonner, et combiner le mieux possible les idées partielles qui doivent composer l'idée entière de l'objet qu'on veut connaître. Mais tous les hommes qui se sont livrés à des recherches dans

(1) Dans son *Art de Penser* (en divers endroits, et spécialement p. m. 129-32 et 222-31, édit. de Paris, 1798, an VI).

les sciences de faits, ont séparé, ordonné, et combiné des connaissances particulières pour s'élever à des vérités générales. Ils l'ont fait avec plus ou moins d'avantages ou de défauts, suivant le caractère de leur esprit, et l'étendue de leur savoir.

En dernier résultat, sur quoi sont fondés les procédés de cette méthode d'analyse? Comment peut-on comparer les idées partielles des qualités ou des éléments d'un objet sous tous les rapports possibles : les distribuer suivant la gradation la plus simple ; les combiner de toutes les manières qu'on juge ou pressent devoir être avantageuses pour se former l'idée parfaite de cet objet; si on n'estime le degré d'*analogie* qu'ont entre elles ces idées partielles, et si on ne fonde sur cette analogie des *inductions*, d'abord plus limitées, et ensuite générales?

Il faut donc toujours en revenir au principe de l'*induction* fondée sur l'*analogie* des faits particuliers ; principe qui a été suivi de tout temps, dans les sciences de faits, par les hommes doués d'une logique naturelle. Mais l'on n'a pas été plus avancé dans l'étude de ces sciences, en suivant l'idée de Bacon qui a fait de ce principe une règle générale de logique artificielle (1).

(1) Baker (dans ses *Réflexions sur les Sciences*) a fort bien dit contre Bacon : que quelque sûre que la voie de l'*induction* ait pu paraître à Bacon, une seule circonstance qui vient à la traverse dans une expérience, peut aussi aisément détruire l'*induction*, qu'un terme ambigu peut mettre un syllogisme en

Personne ne peut douter d'ailleurs qu'il ne soit nécessaire, de ne pas suivre seulement l'impulsion de l'esprit qui tend aux découvertes , mais encore de le diriger dans son progrès conformément aux règles les plus parfaites de la méthode philosophique ; dans les recherches que présentent les sciences de faits , et particulièrement celle de la Médecine Pratique (1).

Plus on fait usage de la bonne méthode de philosopher dans la science de la Médecine Pratique ; plus on reconnaît que toutes les parties essentielles de cette science sont entièrement hétérogènes aux sciences de la Physique générale, de la Chimie, et de l'Histoire Naturelle. Celles-ci peuvent lui fournir quelques applications heureuses , et plusieurs remèdes précieux. Mais la science de l'Art de guérir, sans négliger aucuns des moyens subsidiaires qu'elle peut leur devoir , existe par elle-même , et reste indépendante.

L'utilité première de cette science semble pouvoir la placer au dessus de toutes les autres con-

défaut. Il ajoute qu'il n'y a qu'à en faire l'essai sur les parties que Bacon a données de l'Histoire Naturelle.

(1) C'est ce que j'ai principalement recommandé , et dont j'ai fait voir l'utilité par des exemples nombreux ; dans tous les cours publics et particuliers de Médecine Pratique , que j'ai faits dans l'Université de Médecine de Montpellier depuis 1765 jusqu'en 1781. J'ai eu pour Auditeurs dans ces cours, beaucoup de Médecins très-distingués, qui conservent avec intérêt et reconnaissance le souvenir de la doctrine qui m'appartient spécialement.

naissances humaines. Mais à ne considérer que l'exercice et les développements qu'elle peut donner aux facultés de l'intelligence, il n'est point de science plus digne d'occuper les hommes d'un génie élevé.

En effet, la science de la Médecine Pratique renferme tous les éléments d'un calcul de probabilités, qui ne peut être porté à sa perfection dans une infinité de cas difficiles, que par les plus grands efforts de l'esprit. Dans ces cas, c'est par des combinaisons, souvent neuves, et toujours profondément raisonnées ; qu'on doit s'assurer toutes les chances possibles d'un heureux succès, en liant des approximations sur la nature des maladies qui ne sont pas entièrement connues, avec d'autres approximations sur les effets des remèdes dont les vertus ne sont pas rigoureusement déterminées.

ARTICLES DIVERS

PUBLIÉS PAR P. J. BARTHEZ,

DANS

L'ENCYCLOPÉDIE MÉTHODIQUE.

Nous croyons être agréable à nos lecteurs en terminant ce volume par quelques articles tels que *évanouissement*, *extispice*, *fascination et faune*, *femme*, *force des animaux*, peu connus et publiés par Barthez dans l'*Encyclopédie* de Diderot et d'Alembert. Nous les faisons précéder de l'opinion de M. Lordat :

« Ces productions se font remarquer par une érudition profonde, par une instruction vaste et solide, par l'omission volontaire des choses sur lesquelles on est d'accord, par une sorte d'intrépidité avec laquelle l'auteur aborde les points les plus problématiques de la science, par un grand désir de ramener aux lois générales les faits rares et singuliers, ou pour mieux dire, de poser les lois générales sous lesquelles ces faits se rangent sans effort par la gravité du style et par une concision poussée quelquefois jusqu'au défaut. Mais on y trouve peu d'idées propres à l'auteur, et celles qu'il y a semées, ne sont ni arrêtées, ni assez liées à un corps de doctrine. On reconnaît un homme qui avait le projet d'introduire des réformes, mais qui, pour se mettre en état de les opérer un jour avec plus de succès, s'appliquait à faire une abondante provision de faits et d'opinions, et en attendant, parlait quelquefois comme son siècle (1). »

DE L'ÉVANOUISSEMENT.

L'évanouissement est une faiblesse qui saisit la tête et le cœur d'un animal, qui suspend tous ses mouvements, et lui dérobe les objets sensibles. Ce mot répond à l'ασφυξία d'Hippocrate, et présente absolument la même idée. L'*évanouissement* a ses degrés ; les deux extrêmes sont la défaillance et la syncope.

Les *évanouissements* sont beaucoup plus rares parmi les brutes, que dans l'espèce humaine ; la tête, dans les brutes a moins de sympathie avec le cœur. La Névrographie comparée de Willis expliquerait aisément ce phénomène ; mais elle ne s'accorde pas avec les observations de Lancisy (2). Il suffit d'admettre que les nerfs cardiaques diffèrent dans l'homme et dans les autres animaux, comme M. de Sénac l'insinue (3). Il est dangereux de croire avec Willis (4), que ces variétés de l'origine

(1) Lordat, *Exposition de la doctrine Médicale de Barthez*, 1818, 1 vol. in-8, pag. 47.

(2) Dans son traité *De corde et aneurismatibus*, prop. 47 et suivantes.

(3) Dans son *Traité du Cœur*, tome I, p. 126.

(4) Chap. XXII, de sa *Description des Nerfs*.

des nerfs cardiaques constituent les différences de l'esprit dans l'homme, le singe, et les autres quadrupèdes.

Tout ce qui corrompt et qui épuise le sang ou les esprits animaux ; tout ce qui trouble les fonctions du cerveau, ou les mouvements du cœur, peut anéantir, pour quelque temps, les sensations et les forces de l'animal.

Les causes les plus ordinaires de l'*évanouissement* de la part des fluides, sont une diminution subite et considérable de la masse du sang, par de grandes hémorrhagies, des évacuations abondantes, par les sueurs ou par les selles ; la raréfaction du sang, par des bains chauds, par des enivrants, par des sudorifiques ; une trop grande quantité de ce fluide, qui se porte vers la tête ou le cœur, et dont ces organes ne peuvent se débarrasser, comme dans les sujets pléthoriques, dans ceux qui arrêtent imprudemment une évacuation critique, ou qui, après s'être échauffés, boivent à la glace, et prennent des bains frais ; la dégénération du sang, et peut-être des esprits, que produisent les morsures venimeuses, les poisons, les narcotiques, le scorbut, la cachexie, les pâles couleurs, les fièvres intermittentes, les fièvres pourprées et pestilentielles, etc., le défaut des esprits, dont quelque obstacle empêche la sécrétion, ou l'influx vers le cœur ; les exercices violents, le manque de nourriture, les passions vives, les études pénibles, l'usage immodéré des plaisirs, et leur extrême

vivacité ; une situation perpendiculaire ou trop
renversée, peut jeter les malades dans des défaillances, en empêchant le sang de monter dans les
carotides, ou de revenir par les jugulaires. Lower
croit que la sérosité qui se sépare du plexus-choroïde, au lieu d'être reçue dans l'entonnoir, peut,
quand la tête est trop penchée en arrière, tomber
dans le quatrième ventricule, et presser la moëlle
allongée : mais on ne peut soutenir ce système, à
moins de supposer la rupture des vaisseaux lymphatiques, qui partant du plexus-choroïde, vont
se terminer à la glande pituitaire, vaisseaux que
Gowper a décrits dans l'appendice de son *anatomie*.

Charles Pison dit que la fluxion de la sérosité du
cerveau sur le nerf de la *sixième paire* implanté
dans le cœur, est la cause de la plus funeste de
toutes les syncopes, qui détruit l'homme dans un
instant. Il faut remarquer que la huitième paire du
cerveau, ou la paire vague, est la même que celle
qui est désignée par la sixième paire de Charles
Pison. Galien ne reconnaissait que sept paires de
nerfs du cerveau ; Vesal en a connu dix, et a conservé le nombre de sept : Spigel en a fait huit, en
ajoutant les nerfs olfactifs ; mais la sixième paire
dans ces diverses énumérations, était toujours la
paire vague, et c'est du côté gauche de cette paire
que part le *nervulus cordis* décrit par Vesal.

Les causes de l'*évanouissement*, qui attaquent les
parties solides, sont les abcès de la moëlle allon-

gée, ou des nerfs du cerveau; les blessures de la
moëlle épinière, des nerfs, des tendons; les ver-
tiges, les affections hystériques et hypocondriaques,
les douleurs extrêmes; les blessures du cœur, ses
ulcères, ses abcès, ses inflammations, ses vices de
conformation; la graisse dont il est surchargé quelquefois vers sa base; l'hydropisie du péricarde, et
son adhésion au cœur (qui peut bien n'être pas aussi
dangereuse qu'on croit, comme M. Dionis l'a observé) (1); les anévrysmes de l'aorte et de l'artère
pulmonaire, les ossifications, les polypes, les tumeurs extérieures qui resserrent les gros vaisseaux;
les varices, dans les personnes qui ont trop d'embonpoint.

On peut appeler *évanouissements sympathiques*,
ceux que produisent les abcès des principaux viscères, les épanchements de sang dans le bas-
ventre ou dans d'autres cavités, les hydropisies,
l'évacuation précipitée des eaux des hydropiques,
ainsi que des matières purulentes dans les abcès
ouverts; les vices dans l'estomac qui rejette les aliments, ou qui ne les digère pas bien; les matières
vermineuses, qui irritent les tuniques de l'estomac; les excrétions du bas-ventre supprimées, les
membres sphacelés, la répercussion du venin dar-
treux ou de la petite vérole vers l'intérieur du
corps; les odeurs fortes, mais encore plus les suaves, dans les hystériques; tout ce qui arrête les

(1) Itard, *Dissertation sur la Mort subite*.

mouvements du diaphragme et des muscles intercostaux, les embarras considérables du poumon.
Cette dernière classe renferme les défauts de la dilatation, les constrictions violentes, qu'excitent
dans les poumons un air trop raréfié, un air excessivement dense, ou froid et humide ; les vapeurs qu'exhalent des souterrains méphitiques, ou
des lieux inaccessibles depuis longtemps à l'air extérieur.

Il serait aisé de rendre cette énumération plus
longue ; mais il faut négliger toutes les causes que
l'observation ne peut faire connaître, comme la
convulsion et la paralysie des gros vaisseaux, etc.
M. Michelotti (1) dit que sans le secours des mathématiques on ne peut discerner les causes obs-
cures de l'*évanouissement*. Pour résoudre les problèmes qui ont rapport à ces causes, il ne faut
quelquefois employer que les notions les plus simples ; mais presque toujours il faudrait avoir une
analyse fort supérieure à l'analyse connue, qui
abrégeât des calculs qu'un trop grand nombre d'inconnues rend impraticables, ou admettre de nouveaux principes mécaniques qui diminuassent le
nombre de ces inconnues.

Si l'on supposait dans les vaisseaux sanguins une
certaine inflexibilité qui rendît leur diamètre constant, la même quantité de sang qui eût conservé

____

(1) Page 6, de la préface de son traité *De separatione flui-
dorum*.

plus longtemps la vie et les forces de l'animal dans
la flexibilité de l'état naturel, ne peut le garantir
alors d'un épuisement total et d'une langueur mortelle. Telle est la substance d'une proposition que
Bellini a donnée sans démonstration dans le traité
de missione sanguinis, qui fait partie des opuscules
adressés à Pitcairn. Il est évident que dans cette
supposition le sang passerait avec bien plus de facilité dans les veines que dans les vaisseaux sécrétoires, dont les plis, la longueur et la flexibilité lui
opposeraient une résistance beaucoup plus grande;
donc toutes les sécrétions seraient fort diminuées,
et par conséquent celle des esprits animaux ne serait plus assez abondante pour entretenir la circulation. Je crois que de semblables propositions ne
prouvent pas plus l'utilité des mathématiques dans
la médecine, que la suppuration des jours critiques dans les maladies, ne prouve le besoin de
l'arithmétique.

Les passions et l'imagination ont beaucoup de
force sur les personnes d'un tempérament délicat ;
ce pouvoir est inexplicable, aussi bien que l'observation singulière de Juncker, qui assure que l'*évanouissement* est plus prompt et plus décidé quand
l'homme succombe à la crainte de l'avenir, que
quand il est frappé d'un mal présent. Peut-être
Juncker a fait cette comparaison pour favoriser le
système de Stahl, qui explique avec une facilité
suspecte plusieurs bizarreries apparentes dans les
causes de la syncope.

Dans l'*évanouissement* profond ou dans la syncope les artères ne battent point, la respiration est obscure ou insensible, ce qui le distingue de l'apoplexie; on ne voit point de mouvements convulsifs considérables, comme dans l'épilepsie; les fortes passions hystériques en diffèrent aussi, non-seulement par le pouls, mais encore par la rougeur du visage, par un sentiment de suffocation qui prend le gosier, etc.

On explique ordinairement le vertige et le tintement d'oreille, qui précèdent l'*évanouissement*, par la pression des artères voisines sur les nerfs optiques et acoustiques; mais on a beaucoup de peine à concevoir comment ces artères peuvent presser les nerfs, lorsqu'elles sont épuisées après de grandes hémorrhagies : l'expérience de Baglivi paraît venir au secours. Cet auteur observant la circulation du sang dans la grenouille, remarqua que lorsque l'animal était près d'expirer, le mouvement progressif du sang se rallentissait, et se changeait en un mouvement confus des molécules du fluide vers les bords du vaisseau. Cette expérience fait connaître que l'affaiblissement du cœur augmente la pression latérale dans les artères capillaires.

Le poids de l'estomac et des intestins produit un tiraillement incommode, quand l'antagonisme des muscles du bas-ventre et du diaphragme cesse, de même que la pesanteur des extrémités fatigue les muscles qui y sont attachés, lorsqu'ils ne font plus équilibre. Un pouls petit, rare et intermittent, découvre l'atonie des artères, la langueur des forces vitales, et la grandeur des obstacles qui retardent la circulation. L'aphonie précède quelquefois la perte des autres fonctions, sans doute à cause de la sympathie des nerfs récurrents avec les nerfs cardiaques. Le refroidissement et la pâleur des extrémités viennent de l'affaissement des membranes des vaisseaux capillaires qui ne sont plus frappées d'un sang chaud et actif. La respiration est insensible, parce que le mouvement du diaphragme et des muscles intercostaux est suspendu. Cœlius Aurelianus (1), et Walœus, ont observé des mouvements irréguliers et convulsifs dans les lèvres. On doit regarder ces légères convulsions d'un côté de la bouche, comme l'effet de la paralysie des muscles du côté opposé. La matière de la sueur et de la transpiration insensible, condensée par le froid, se rassemble en petites gouttes gluantes, qui s'échappent à travers les pores de la peau, en plus grande abondance aux endroits où le tissu de la peau est plus délié; aux tempes, au cou, vers le cartilage xyphoïde. Quand l'*évanouissement* est mortel par sa durée, ou à la suite d'une longue maladie, le cou se tourne; et la couleur du visage tirant sur le vert, annonce le commencement de la putréfaction des humeurs. Que si le malade revient d'un long *évanouissement*, il pousse de profonds soupirs : ce

____

(1) *Morborum acutorum*, lib. II, cap. XXXII, *vers. finem.*

mouvement automatique est nécessaire pour ranimer la circulation du sang.

Hippocrate nous apprend (1) que ceux qui s'évanouissent *fréquemment, fortement et sans cause manifeste*, meurent subitement. Il faut bien prendre garde à ces trois conditions, comme Galien le prouve par divers exemples dans son *commentaire* sur cet aphorisme. On voit la raison de cet aphorisme dans le détail des causes de l'*évanouissement*. On voit aussi pourquoi des personnes qui s'évanouissent fréquemment, tombent ensuite dans des fièvres inflammatoires. Arétée a observé que des gens qui ont été attaqués de syncope, ont quelquefois de légères inflammations, la langue sèche; qu'ils ne peuvent suer; qu'ils sont engourdis, et souffrent une espèce de contraction : ceux-là, dit-il, tombent dans la consomption.

Une perte de sang excessive après un accouchement laborieux et des efforts imprudents, la suppression des vidanges, jettent souvent dans des défaillances mortelles. Il y a peu à espérer, quand la syncope succède à la suffocation hystérique; il y a moins de danger lorsqu'elle l'accompagne. De fréquentes défaillances sont de très-mauvais augure au commencement des maladies aiguës et des fièvres malignes, ou lorsqu'elles tendent à la crise qui les termine; cependant les malades ne sont pas alors absolument désespérés. Les plus terribles

(1) *Aphorisme* XLI, du deuxième Livre.

syncopes sont celles qu'occasionnent une ardeur et une douleur insupportables dans les petites véroles, au temps de la suppuration ; un violent accès de colère , un émétique dans un homme déjà affaibli ; l'érosion de l'estomac par les vers , dans les enfants; l'irritation du poumon par la fumée du charbon, ou par un air infecté ; le reflux des gangrènes sèches et humides ; le virus cancéreux. On a vu des syncopes qui ont duré jusqu'à trente-six heures sans qu'elles aient été suivies de la mort. Les défaillances dans les maladies chroniques , sont moins dangereuses que dans les maladies aiguës ou dans les fièvres malignes. En général l'habitude diminue le danger, et l'examen de la cause doit régler le pronostic.

Arétée a fort bien remarqué que le traitement de la syncope était fort difficile , et demandait une extrême prudence de la part du médecin.

Dans les *évanouissements* légers on se contente de jeter de l'eau fraîche sur le visage ; on frotte les lèvres de sel commun ; on applique sur la langue du poivre ou du sel volatil ; on approche des narines du vinaigre fort , de l'eau de la reine d'Hongrie; on emploie les sternutatoires, et on relâche les habits lorsqu'ils sont trop serrés. Il n'est pas inutile de frotter les paupières avec quelques gouttes d'une eau spiritueuse ; d'appliquer sur la poitrine et sur les autres parties, des linges trempés dans quelque eau fortifiante. Si ces secours sont inefficaces , il faut secouer le malade , l'irriter par des

frictions, des impressions douloureuses, préféra-
bles aux forts spiritueux. Il faut craindre pourtant
l'effet d'une grande agitation dans des corps épuisés. La première impression du chaud et du froid,
est aussi avantageuse que l'application continue
peut être nuisible. Des noyés ont été rappelés à la
vie par la chaleur du soleil, du lit, des bains. On
étend quelquefois le corps sur le pavé froid; on
fait tomber de fort haut et par jets, de l'eau froide
sur les membres.

Un officier qui avait couru la poste plusieurs
jours de suite pendant les grandes chaleurs, arriva
à Montpellier, et en descendant de cheval, tomba
dans un *évanouissement* qui résista à tous les remèdes
ordinaires. M. Gauteron (1) fut appelé, et lui
sauva la vie en le faisant plonger dans un bain d'eau
glacée.

On se sert encore de lavements âcres, et avec de
la fumée de tabac; mais on peut les négliger tant
qu'il reste des signes de vie, et il ne faut y avoir
recours que l'*évanouissement* n'ait duré au moins un
quart-d'heure. Rivière recommande la vapeur du
pain chaud sortant du four. Les syncopes hypocondriaques et histériques demandent des remèdes fétides, tels que le castoréum, le saga-
pénum, etc. La teinture de succin est utile dans
les défaillances produites par l'agitation des nerfs.

(1) Mémoires sur l'*Evaporation des liquides pendant le froid*,
imprimés avec ceux de l'Académie royale des Sciences, année 1709.

C'est une maxime générale, qu'il ne faut jamais saigner dans l'*évanouissement* actuel. On peut s'en écarter quelquefois, pourvu que le corps ne soit pas engourdi par le froid, et que le pouls ne soit pas entièrement éteint ; lorsque le poumon a été resserré tout à coup par le froid, ou dilaté par une violente raréfaction, dans la pléthore, dans certaines épilepsies, dans des affections hystériques ; mais ce remède ne doit être tenté qu'avec une extrême circonspection, et lorsque tous les autres sont inutiles

Quand les malades ont recouvré l'usage de la déglutition, il faut leur faire avaler un trait d'excellent vin vieux, ou d'une eau aromatique et spiritueuse, telle que l'eau de canelle, de mélisse, etc.

Dans la suppression des règles ou des vidanges, il faut employer sagement les emménagogues, et ne pas user de stimulants trop forts, crainte de suffoquer la malade ; et dans les maladies aiguës il faut éviter ce qui dérangerait l'opération de la nature, en excitant des purgations ou d'autres excrétions. Il faut se défier de la vertu cordiale qu'on donne à l'or, aux pierres précieuses au bésoard oriental. Un verre de bon vin prévient les défaillances que la saignée produit dans les personnes trop sensibles. Quand le malade est parfaitement remis, il faut employer des remèdes qui résolvent le sang disposé à se coaguler, qui pourrait causer des fièvres inflammatoires.

Il faut arrêter l'évacuation des eaux des hydro-

piques, quand ils tombent en défaillance. Il faut
aussi resserrer le ventre à mesure que les eaux
s'écoulent quand on fait la paracentèse dans le bas-
ventre : il faut détourner du sommeil d'abord
après les défaillances. La saignée est indispensable,
quand le cœur et les gros vaisseaux sont embar-
rassés par le pléthore. Dans les corps affaiblis par
les évacuations, il faut disposer le malade dans une
situation horizontale ; le repos, de légères frictions; une nourriture aisée à digérer, animée par
un peu de vin, suffisent pour le rétablir. Dans les
épuisements il faut prendre des bouillons de veau
préparés au bain-marie, avec la rapure de corne
de cerf, des tranches de citron, un peu de macis,
et une partie de vin. Le vin vieux et le chocolat
sont de bons restaurants. Lorsque le sang est disposé à former des concrétions, on peut faire usage
de bouillons de vipère, de l'infusion de la racine
d'esquine dans du petit lait, etc. De petites saignées dans le commencement, une vie sage et réglée, un exercice modéré, conviennent dans le
cas des varices et des anévrysmes. Les anévrysmes
et les vices du cœur n'ont que des remèdes pallia-
tifs, quoique Lower donne la recette d'un cata-
plasme, dont l'application dissipa les symptômes
que produisaient, dit-il, des vers engendrés dans
le péricarde, et qui rongeaient le cœur. Dans les
défaillances qui accompagnent les fièvres putrides
et malignes, on donnera les absorbants, les testa-
cées, les cordiaux légers; les eaux de chardon

béni, de scordium. On tiendra les couloirs de l'u-
rine et de la transpiration ouverts, le ventre libre :
on aura recours aux vésicatoires et aux aromates
tempérés. On peut donner séparément dans les
fièvres colliquatives, les acides de citron, d'orange,
de limon, le vinaigre et les absorbants; les anodins
même sont quelquefois nécessaires. M. Chirac a
fort vanté les émétiques et les purgatifs, indis-
pensables dans beaucoup de cas; mortels dans les
épuisements, plénitudes de sang, maladies du
cœur, etc.

On connaît les remèdes du scorbut, des poisons,
des hémorrhagies. Pour calmer le désordre que les
passions excitent, il faut joindre à la saignée, des
boissons chaudes et délayantes. Dans les blessures
des membranes, des nerfs et des tendons, il faut
dilater les membranes par de grandes incisions,
couper les tendons et les nerfs, ou y éteindre le
sentiment. Un auteur très-célèbre ordonne la saignée dans les maladies hypocondriaques; il veut
encore que dans certaines épilepsies, dans des
maux hystériques, on associe avec la saignée les
remèdes qui donnent des secousses aux nerfs.
L'application de cette règle paraît très-délicate, et
demande beaucoup de sagacité. Dans les super-
purgations il faut donner le laudanum et du vin
aromatisé chaud, pendant le jour, de la thériaque
à l'entrée de la nuit. Il serait dangereux de suivre
des pratiques singulières, et d'imiter, par exemple, dans toutes les syncopes qui viennent de la

suppression des menstrues, Forestus et Faber, qui nous assurent qu'une syncope de cette espèce fut guérie par un vomitif.

Arétée a cru que dans les maladies du cœur l'âme s'épurait, se fortifiait, et pouvait lire dans l'avenir; mais sans porter la crédulité si loin, on peut trouver un sujet de spéculation fort vaste dans la différente impression que l'*évanouissement* fait sur les hommes. Il est des personnes que le sentiment de leur défaillance glace d'effroi, d'autres qui s'y livrent avec une espèce de douceur. Montagne était de ces derniers, comme il nous l'apprend (liv. II, de ses *essais*, ch. VI). Il est donc des hommes qui ne frémissent pas à la vue de leur destruction ; M. Addisson a pourtant supposé le contraire dans ces vers admirables de son Caton :

> Whence this secret dread and inward horror,
> Of falling into nought? Why shrinks the soul
> Back on her self, and startles at destruction?
> ' Tis the Divinity that stirs within us,
> ' Tis Heaven it self, that points out an hereafter,
> And intimates eternity to Man.

Mais comment pouvons-nous craindre de tomber dans le néant (*of falling into nought*), si nous avons une conviction intime de notre immortalité (*and intimates eternity to man*)? Il me paraît qu'il est inutile de chercher de nouvelles preuves de l'immortalité de l'âme, quand on ne doute point que ce ne soit une vérité révélée.

Je remarquerai en finissant, que M. Haller dans

le commentaire qu'il a fait sur le *methodus discendi medicinam* de Boerhaave, à l'article de la Pathologie, indique un traité *de Lipothimià*, ou de la *défaillance*, par J. Evelyn, imprimé avec l'ouvrage de cet auteur sur les médailles anciennes et modernes. Mais M. Haller a été trompé; c'est une digression sur la physionomie, qui fait partie du livre anglais d'Evelin, imprimé à Londres, *in-fol.*, en 1697.

DE L'EXTISPICE.

L'*Extispice* consiste dans l'inspection des entrailles des victimes, dont les anciens tiraient des présages pour l'avenir. Varron et Nonius dérivent ce mot de *exta et specio*.

Si l'on ajoutait foi aux conjectures de Mercerus, de Salden, et de Lomeyer sur le sacrifice d'Abel, et à celles du rabbin Eliezer sur les Teraphim, ou ferait remonter les *extispices* jusqu'au temps des patriarches. Il est au moins douteux que cette espèce de divination se soit introduite chez les Juifs; les passages de l'écriture qu'on allègue pour le prouver, regardent seulement les Chaldéens; cependant Jac. Lydius assure que les *extispices* ont passé des prêtres juifs aux gentils (V. ses *Agonistica sacra*, p. m. 60).

On ne voit dans les poëmes d'Homère aucun vestige de cette divination, si ce n'est peut-être dans le douzième livre de l'*Odyssée* (vers 394-6);

il l'a pourtant connue, s'il faut en croire Eustathe, dont la note sur le vers 221 du dernier livre
de l'*Iliade* est citée par Feith (p. m. 131 de ses *Anti-
quates homericæ*). Feith aurait pu citer encore le commentaire d'Eustathe sur le vers 63 du premier livre
de l'*Iliade*, les remarques de Didyme aux mêmes
endroits, Hesychius au mot [illegible]. Mais une autorité bien plus décisive est celle de Galien, qui explique de même que ces grammairiens l'[illegible] du vers
63 du premier livre de l'*Iliade* (1). Les *extispices*
étaient connus longtemps avant Homère. Hérodote
(livre ii) nous apprend que Ménélas, après la
guerre de Troie, étant retenu en Egypte par les
vents contraires, sacrifia à sa barbare curiosité
deux enfants des naturels du pays, et chercha dans
leurs entrailles l'éclaircissement de sa destinée. Ce
fait, et plusieurs autres recueillis par Geusius (2),
prouvent évidemment que Peucerus s'est trompé
lorsqu'il a cru qu'Héliogabale avait le premier eu
recours à l'anthropomantie (3).

Vitruve (chap. iv, liv. i) donne aux *extispices*
une origine bien vraisemblable : il dit que les anciens considéraient le foie des animaux qui pas-
saient dans les lieux où ils voulaient bâtir ou camper ; après en avoir ouvert plusieurs, s'ils trouvaient

(1) Voyez le x⁰ Tome de l'édition grecque de Bâle des œuvres
de Galien, p. 41.

(2) A la fin de la première partie de son *Traité sur les Victimes humaines*.

(3) Voyez Peucerus *De divinatione*, p. m. 371.

généralement les foies des animaux gâtés, ils con-
cluaient que les eaux et la nourriture ne pouvaient
être bonnes en ce pays-là, de sorte qu'ils l'aban-
donnaient aussitôt. On ne sera pas surpris que les
anciens donnassent au foie une attention particulière, si l'on considère qu'ils attribuaient à ce viscère la sanguification : cette opinion est très-an-
cienne. Martinius, dans son *cadmus græco-phœnix*,
veut que *cubbada*, nom que les habitants d'Ama-
thonte donnaient au sang, vienne de l'hébreu *ca-
wed*, qui veut dire *foie*. Le P. Thomassin a approuvé
cette conjecture dans son glossaire hébraïque; ce
qui la confirme et la rapproche du sujet que nous
traitons, c'est que S. Grégoire de Nazianze croit
que l'art des *extispices* est venu des Chaldéens et
des Cypriots.

Bulengerus (1) fait dire à Onosander (*in stra-
tegicis*), que c'était la coutume, avant que de fixer
un camp, de considérer les entrailles des victimes
pour s'assurer de la salubrité de l'air, des eaux,
et de la nourriture du pays. Onosander dans son
stratégitique, ne dit rien de semblable, quoiqu'il
parle du choix d'un lieu sain pour l'assiette d'un
camp. *P. m.* 16, 17.

M. Peruzzi (2) dit que la sagacité qui fait pres-
sentir aux animaux les changements de temps, a
pu faire croire aux anciens qu'ils portaient encore

____

(1) Tome i de ses *Opuscules*, p. 318.

(2) Tome i des *Mémoires de l'Académie de Cortone*, p. 46.

plus loin la connaissance de l'avenir. Il observe que, *erano buone* (le interiora) *dà cio ne argomentavano una perfetta costituzione d'ria, e benigno influsso di stelle, chi rendesse i cibi salubri, e tenesse lontane le malattie, che il più delle volte dalla cattiva qualità dè medesimi provengano, e parimente mali augurj, quando era il contrario, ne argomentavano.* Ce passage développe la pensée de Démocrite, qui soutenait que les entrailles des victimes présageaient par leur couleur et leurs qualités, une constitution saine ou pestilentielle, la stérilité même ou l'abondance (1).

Hippocrate de *vict. acut.* nous apprend que les principes de l'art des *extispices* n'étaient pas invariables ; il semble que les systèmes des philosophes, les fourberies des prêtres et des magistrats ont obscurci les premières notions de cet art, fruit précieux des observations faites pendant une longue suite de siècles. En effet, Apollonius de Thyane dans Philostrate (lib. VIII, ch. VII, s. 15), prétend que les chevreaux et les agneaux doivent être préférés pour les *extispices*, aux coqs et aux cochons, parce qu'ils sont plus tranquilles, et que le sentiment de la mort, plus faible chez eux, n'altère point ces mouvements naturels qui révèlent l'avenir. On peut dire avec la même vraisemblance, que l'extrême irritabilité rendait les mouvements naturels bien plus énergiques et plus sensibles, et

____
(1) Voyez Cicéron, liv. 1, *De divinat.*, chap. LVII.

c'est sans doute ce qui a déterminé certains peuples à regarder comme les plus prophétiques les entrailles des coqs, des cochons et des grenouilles. Par une suite de son système, Apollonius soutient que les hommes sont de tous les animaux, les moins propres à faire connaître l'avenir par l'inspection de leurs viscères. Cette conséquence, qu'il eût été à souhaiter que tous les hommes eussent adoptée, était directement contraire à l'opinion générale (1).

La friponnerie des prêtres païens, et leur ignorance, nous doivent faire suspendre notre jugement sur ces victimes auxquelles on ne trouvera point de cœur, dont parlent Cicéron, Pline, Suétone, Julius Obsequens, Capitolinus, Plutarque, etc. Les incisions superficielles des viscères retardaient les entreprises, quoique tout promît d'ailleurs un succès heureux. Le P. Hardouin, sur Pline (tom. I, p. 627, col. 2), imagine qu'alors ces viscères étaient blessés imprudemment par le couteau du victimaire. Peut-être y avait-il aussi de la fourberie de la part des sacrificateurs. Les règles particulières que les anciens suivaient dans les *extispices* sont si incertaines, qu'il est inutile de s'y arrêter. Tous les compilateurs, par exemple, et surtout Alex. ab Alexandro (tome II, p. m. 346), Peucerus (*de divinat.* p. m. 361), assurent qu'on n'a jamais douté qu'un foie double, ou dont le lobe

(1) Voyez Porphyre, *De abstin.*, lib. II, art. 51.

appelé *caput jecinoris* était double , ne présageât les
plus heureux événements. On lit pourtant dans
l'*Œdipe* de Senèque (vers 359–360), que ç'a toujours été un signe funeste pour les états monar-
chiques.

> *Ac , semper omen unico imperio grave ,*
> *En capita paribus bina consurgunt toris.*

Voyez les notes de Delrio et de Farabius sur ces
vers , où ils étendent cette règle à tous les états , se
fondant sur les témoignages de divers auteurs. Il
reste à examiner si le principe fondamental de la
divination par *extispice* , a moins d'incertitude que
les détails de cet art qui sont parvenus jusqu'à
nous.

Personne n'a regardé cela comme une question ,
j'ose dire que c'en est une , et qu'elle tient aux
questions les plus curieuses et les plus difficiles de
la philosophie ancienne.

Les partisans de cette divination ont fait valoir
l'argument tiré du consentement général des peuples , qui ont eu recours aux *extispices* (1). La faiblesse de cet argument est reconnue (2). Par ce que
nous avons dit de l'origine des *extispices* , on voit
que quelques anciens avaient des idées très-philo-
sophiques sur l'influence du climat. Il est évident
qu'on n'a pu appliquer les *extispices* , qui avaient

(1) Voyez Cicéron , *De div.*, 1.

(2) Voyez Bayle , *Continuation des Pensées sur la Comète* ,
§ 32.

d'abord servi à s'assurer de la salubrité d'une con-
trée, et tout au plus de sa fertilité, il est évident,
dis-je, qu'on n'a pu les appliquer aux accidents de
la vie humaine, qu'en supposant que le climat dé-
cidait des mœurs, des tempéraments, et des esprits, dont les variétés dans un monde libre doivent
changer les événements.

D'un autre côté ceux qui soutenaient le fatalisme
le plus rigoureux, étaient par là même obligés de
reconnaître que cette divination est possible ; car
puisque tout est lié par une chaîne immuable, on
est forcé de concevoir qu'une certaine victime a un
rapport avec la fortune du particulier qui l'im-
mole, rapport que l'observation peut déterminer.

Le système de l'âme du monde favorisait aussi
les *extispices* ; les Stoïciens, à la vérité, ne voulaient pas que la divinité habitât dans chaque fibre
des viscères, et y rendît ses oracles ; ils aimaient
mieux supposer une espèce d'harmonie préétablie
entre les signes que présentaient les entrailles des
animaux, et les événements qui répondaient à ces
signes (1). Mais quoique ces philosophes renon-
çassent à une application heureuse et évidente de
leurs principes, c'était une opinion assez répandue,
que cette portion de la divinité qui occupait les
fibres des animaux, imprimait à ces fibres des

____

(1) Voyez Cicéron, *De divin. I*, chap. LII.

mouvements qui découvraient l'avenir. Stace le dit formellement (1),

et Porphyre y fait allusion, quand il dit que le philosophe s'approchant de la divinité qui réside dans les entrailles, [illegible], y puisera des assurances d'une vie éternelle; et quelques philosophes pensaient que les âmes séparées des animaux répondaient à ceux qui consultaient leurs viscères. Mais le plus grand nombre attribuait ces signes prophétiques aux démons, ou aux dieux d'un ordre inférieur, c'est ainsi qu'ont pensé Apulée et Martianus Capella. Lactance et Minutius Felix ont attribué l'aruspicine aux anges pervers; cette opinion, autant que les raisons politiques, a déterminé l'empereur Théodose à donner un édit contre les *extispices*.

Je finis par une réflexion de l'Epictète d'Arien (2), qui est très-belle; mais il est assez singulier qu'elle soit dans la bouche d'un aruspice. Les entrailles des victimes annoncent, dit-il, à celui qui les consulte, qu'il est parfaitement libre, que s'il veut faire usage de cette liberté, il n'accusera personne et ne se plaindra point de son sort; il verra tous les événements se plier à la volonté de Dieu et à la sienne.

(1) *Theb.*, liv. VIII, v. 178.

(2) Liv. I, chap. XVII.

DE LA FASCINATION ET DU FAUNE.

Fascination, βασκανία. Elle consiste dans le maléfice produit par une imagination forte, qui agit sur un esprit ou un corps faible.

Linder (1) croit qu'un corps peut en *fasciner* un autre sans le concours de l'imagination ; par exemple, que les émanations qui sortent par la transpiration insensible du corps d'une vieille femme peuvent, sans qu'elle le veuille, blesser les organes délicats d'un enfant. Mais ce cas que quelques auteurs appellent *fascination naturelle*, présente seulement une forte antipathie, et n'a qu'un rapport éloigné avec la *fascination* proprement dite.

Guillaume Perkins, dans sa *bascanologie*, définit l'art des *fascinations* magiques, un art impie, qui fait voir des prodiges par le secours du démon, et avec la permission de Dieu. Cette définition paraît trop vague ; elle embrasse toutes les parties de la magie, du moins suivant beaucoup de philosophes, qui n'admettent rien de réel dans cet art, que les apparences qu'il fait naître.

Frommann a donné un recueil très-prolixe en forme de traité (2) dans lequel (liv. III, part. IV, sect. II), il étend la *fascination*, non-seulement aux

(1) Dans son *Traité des Poisons*, p. 166-8.

(2) *De fascinatione.*

animaux, comme avaient fait les anciens, mais encore aux végétaux, aux minéraux, aux vents, et aux ouvrages de l'art des hommes. Outre les défauts ordinaires des compilations, on peut reprocher à cet auteur son extrême crédulité, ses contes ridicules sur les moines, et sa calomnie grossière contre S. Ignace de Loyola, qu'il ose dire avoir été sorcier. Le nº 4, de l'appendix de ce livre, où Frommann veut prouver que le diable est le singe de Dieu, est assez remarquable.

Frommann distingue, après Delrio, trois espèces de *fascination*; l'une vulgaire et poétique, la seconde naturelle, la troisième magique. Il combat la première quoiqu'il admette les deux autres : mais les poëtes ont-ils pu concevoir de *fascination*, qu'en la rappelant à la physique ou à la magie ?

On conçoit que l'imagination d'un homme peut le séduire ; que trop vivement frappée elle change les idées des objets ; qu'elle produit ses erreurs dans la morale, et ses fausses démarches : mais qu'elle influe, sans manifester son action, sur les opinions et la volonté d'un autre homme, c'est ce qu'on a de la peine à se persuader. Le chancelier Bacon (1) croit qu'on a conjecturé que les esprits étant plus actifs et plus mobiles que les corps, devraient être plus susceptibles d'impressions analogues aux vertus magnétiques, aux maladies contagieuses, et autres phénomènes semblables.

---

(1) *De augmento scientiar*, liv. IV, c. 3, m. 130.

Il n'y a peut-être pas de preuve plus sensible de la communication dangereuse des imaginations fortes, que celles qu'on tire des histoires des loups-garoux, si communes chez les démonographes ; c'est une remarque du P. Mallebranche (1), F. Claude, prieur religieux de l'ordre des FF. mineurs de l'observance (2), prétend (fol. 20) que les hommes ne sauraient se transmuer sinon par la puissance divine, mais bien qu'ils peuvent apparaître extérieurement autres qu'ils ne sont, et se le persuader eux-mêmes (fol. 71, v°).

J. de Nynauld, docteur en médecine (3), en combat la réalité contre Bodin, et attribue les visions des sorciers à la manie, à la mélancolie, et aux vertus des simples qu'ils emploient, parmi lesquels il en est, dit-il (p. 25), qui font voir les bons et les mauvais anges.

Les pères de l'église et les commentateurs expliquent la métamorphose de Nabuchodonosor en bœuf par un accès de manie, dont Dieu se servit à la vérité pour punir ce prince. Il est parlé d'un autre changement de forme, d'un homme changé en mulet, dans l'évangile de l'enfance de J. C., *p.* 183, *I*, *part.* des pièces apocryphes concernant

(1) Dernier Chapitre du liv. II, *Recherche de la vérité.*

(2) Dans son *Dialogue de la Lycanthropie*, imprimé à Louvain l'an 1596.

(3) Dans son *Ecrit sur la Lycanthropie et Extase des Sorciers*, imprimé à Paris l'an 1615.

le nouveau testament, données par Fabricius.

Plutarque raconte qu'Eutelidas se *fascina* lui-même, devint si amoureux de ses charmes, qu'il en tomba malade (1) ; (c'est ainsi qu'il faut expliquer vraisemblablement la fable de Narcisse) : le même auteur nous apprend combien les anciens craignaient pour l'état florissant de ceux qui étaient trop loués ou trop enviés.

Hippocrate a observé, περὶ παρθένων, que les apparitions des esprits avaient plus fait périr de femmes que d'hommes ; et il en donne cette raison, que les femmes ont moins de courage et de force. Mercurialis a pensé que les corps des enfants et des femmes sont plus exposés à la *fascination*, parce que les corps des enfants ne sont point défendus par leurs âmes, et que ceux des femmes le sont par des âmes faibles et timides (2).

Mercurialis (3) dit qu'on attribue à la *fascination*, cette maigreur incurable des enfants à la mamelle, dont on ne peut accuser leur constitution ni celle de leurs nourrices. Senner (4) regarde comme produites par des sortilèges ces maladies que les médecins ne connaissent pas, et qu'ils traitent sans succès ; celles (*page* 1086) qui, sans cause apparente, parviennent rapidement au pé-

(1) Voyez Sympos, liv. v, p. m. 682.

(2) Voyez ses *Opuscules*, p. m. 276, *De morbis puer.*, liv. i, chap. 3.

(3) *Ibid.*, 277.

(4) Liv. vi, *Prae. med.*, part. ix, p. m. 1077, tom. iv.

riode le plus dangereux , qui excitent des douleurs vagues et des mouvements convulsifs. Willis (1) met hors de doute que toutes les convulsions qu'un homme en santé ne pourrait imiter, et qui demandent une force surnaturelle , sont diaboliques. Il se réunit avec Frommann (*lib. cit.*, *p.* 916) et plusieurs autres , pour expliquer par l'opération du démon , les excrétions de choses qui ne peuvent se former dans le corps de l'homme. Ainsi suivant la maxime d'Hippocrate , τινὶ ἰητὸς χὶτω , les hommes ont recours à un pouvoir surnaturel dans les choses dont ils n'ont aucune connaissance : mais le font-ils toujours avec fondement ?

Dans les anciennes éphémérides des curieux de la nature, on voit plusieurs exemples des maladies causées par la *fascination.* On trouve aussi des observations de maladies pareilles dans les nouveaux actes de cette académie , mais elles y sont rapportées plus philosophiquement. Westphalus (2) n'admet point de *fascination* qui ne soit magique. Cette pathologie a été imprimée en 1707. Il semble que depuis ce temps la magie a beaucoup perdu de son crédit en Allemagne.

Frommann (*lib. cit.*, *p.* 595) croit que le tact peut être *fasciné,* de sorte qu'il résiste à l'action du feu et des corps tranchants , et même aux balles de mousquet. Cet auteur se donne beaucoup de peine,

(1) *De Morb. convuls.*, c. 7 , p. m. 44.

(2) Dans sa *Pathologie démoniaque.* p. 50.

(*ibid. pag.* 815-6), pour expliquer comment le démon peut produire cet endurcissement de la peau. Il aurait été bien éloigné d'employer dans une maladie semblable les bains et le mercure, comme a fait, avec succès, un médecin italien, qui a publié récemment l'histoire de cette guérison, que M. Vandermonde a traduite. La santé des hommes est donc intéressée à la destruction des préjugés, et aux progrès de la bonne physique.

On ne voit point dans le texte hébreu de l'écriture, de vestige de la *fascination* proprement dite, si ce n'est peut-être dans le ch. xxiii des *Proverb.*, *n°* 7, au lieu de l'envieux dont parle la vulgate en cet endroit, l'hébreu dit, l'œil malin, *râ aiin*. (Don Ramirez de Prado a cité ces mots en caractères hébreux, qu'il faudrait lire *oud tin*, ce qui ne fait aucun sens). Grotius explique cependant avec beaucoup de vraisemblance ce mauvais œil, de celui de l'avare, dans ses notes sur le *ch.* xx, *v.* iv, *évang. de S. Matthieu.* Les Romains crurent qu'il fallait opposer des dieux à ces puissances malfaisantes qui *fascinent* les hommes; ils créèrent le dieu *Fascinus* et la déesse *Cunina.* Nous apprenons de Varron, que les symboles du dieu Fascinus étaient infâmes, et qu'on les suspendait au cou des enfants, ce qui est confirmé par Pline (1). Le P. Hardouin (2) apprend que les amulettes des

____

(1) *Histoire naturelle*, l. xxviii, chap. 4.

(2) Tome ii, p. 454, col. 1.

enfants dont parle Pline, n'avaient rien d'obscène.
Il a reproché aux commentateurs de s'être trompés ; mais il était bien à plaindre, s'il se croyait
obligé de soutenir ce paradoxe.

Le culte que les Grecs rendaient à Priape, était
sans doute honteux ; mais ce culte naquit peut-être de réflexions profondes. Ils l'avaient reçu des
Egyptiens, dont on sait que les hiéroglyphes présentent souvent les attributs de ce dieu. Ils étaient
une image sensible de la fécondité, et apprenaient aux peuples grossiers que la nature n'est
qu'une suite de générations : unis sur les mouvements égyptiens, avec l'œil, symbole de la prudence (1), ils insinuaient aux hommes, qu'une
intelligence suprême reproduit sans cesse l'univers.

Les allégories furent perdues pour les Grecs,
les Etrusques, et les Romains ; ils continuèrent
néanmoins à regarder l'image de Priape comme
un puissant préservatif. Ils n'y virent plus qu'un
objet ridicule qui désarmerait les envieux, et en
partageant leur attention, affaiblirait leurs regards
funestes. M. Gori (2) nous assure que les cabinets
des curieux, en Toscane, sont remplis de ces amulettes que les femmes Etrusques portaient, et attachaient au cou de leurs enfants. Thomas Bartholin (3) a donné une de ces infâmes amulettes,
avec celles que Pignorius avait déjà données. Cel-

(1) Voyez Pignorius, *Mens. isiac.*, p. 32.
(2) Dans son *Museum Etrusc.*, p. 143.
(3) *De puerperio vet.*, p. 161.

les-ci représentent seulement une main fermée,
dont le pouce est inséré entre le doigt index et le
doigt du milieu. Delrio, Vallesius, et Gutierrius,
cités par Frommann (*l. c. p.* 66), assurent que
l'usage de cette main fermée s'est conservé en Espagne : on en fait de jayet, d'argent, d'ivoire,
qu'on suspend au cou des enfants, et les femmes
espagnoles obligent à toucher cette main, ceux
dont elles craignent les yeux malins (1).

Don Ramirez de Prado (2) ajoute que l'on appelle cette main *higa*, et il en tire l'origine du
grec ιυγξ, qui fait à l'accusatif ιυγγα; il doit cette
étymologie au docteur François Penna Castellon ;
mais ce médecin, dans ces vers, dit que l'iynx est
un oiseau qui garantit de la *fascination ;* c'est le
motacella ou *hoche-queue.* Son opinion sur le mot
higa, n'a point de fondement, mais elle a quelque
rapport avec ce qu'on lit dans Suidas, que ιυγξ est
une petite machine ιυγγιον τι dont les magiciennes se
servent pour rappeler leurs amants. Biset a trans-
crit ce passage de Suidas, dans ses notes grecques
sur le *v.* 1112 *de la Lysistrata* d'Aristophane. Psel-
lus (3) donne la description de ces machines :
elle est assez vague, et l'on pourrait fort bien
soupçonner qu'il y avait parmi ces machines des
nevrospastes ou pantins dont parlent Hérodote,
Lucien, etc.

(1) Voyez les *Mém. du chev.* d'Arvieux, tom. III, p. 249.
(2) Dans son *Pentecontarche*, c. 31, p. 247-8.
(3) Dans ses *Scholies sur les Oracles chaldaïques*, p. 74.

Don Ramirez de Prado a été copié par Balthasar de Vias, noble Marseillais (1), (notez que Mencken dans sa dissertation sur la *fascination* attribuée aux louanges, a mal cité *la Via regia* de cet auteur au lieu de *Sylvæ regiæ*). Ramirez nous apprend, au même endroit, qu'une vieille qui regarde un enfant, est obligée de lui présenter ses doigts dans cette disposition qu'on appelle *higa*. Nous appelons cela *faire la figue*, et les Allemands l'appellent *feige*; ces derniers ont un proverbe fort singulier : lorsqu'ils veulent préserver quelqu'un de la *fascination*, ils souhaitent : *er hat ihm eine feige bewiesen*, que le seigneur d'en haut lui montre la figue (2).

Perkins (3) et plusieurs autres, se déchaînent contre les préservatifs des catholiques romains, les *Agnus Dei*, etc. Ces auteurs n'ont pas fait attention que de semblables amulettes étaient usitées parmi les premiers Chrétiens (4). Le chancelier Bacon regarde comme illicites les amulettes, qu'il confond avec les autres cérémonies magiques, quand on les employerait seulement comme des remèdes physiques; parce que, dit-il, cette espèce de magie tend à faire jouir l'homme avec fort peu de peine, de ce qui doit être la récompense d'un travail pénible : *in sudore vultûs comedes panem tuum*. De augm. scient. *p. m.* 130.

(1) Dans ses *Sylvæ regiæ*, p. 333-4.
(2) Frommann, liv. cit., p. 335.
(3) Lib. cit., c. 7, qu. 3.
(4) Voyez Casalius, *de R. vet. christian.*, p. 267.

Goropius Becanus rapporte (1) que les femmes les plus respectables de cette ville, appelaient Priape à leurs secours au moindre accident. Cette superstition subsistait encore de son temps, quoique Godefroi de Bouillon, marquis d'Anvers, dès qu'il se fut rendu maître de Jérusalem, leur eût envoyé le prépuce de Jésus-Christ ; mais les femmes ne purent renoncer à leur première habitude.

Quoique les conciles ayent fait plusieurs canons contre les phylactères, on se servait il n'y a pas longtemps, dans les pays catholiques, d'ensalmes ou formules tirées des livres sacrés pour empêcher les *fascinations*. On peut voir sur les formules l'*opusculum primum de incantationibus seu ensalmis*, d'Emmanuel de Valle de Moura, docteur en théologie et inquisiteur portugais ; livre rare, où entr'autres choses plaisantes, de ce que l'auteur compare les Juifs à des ronces qui se piquent elles-mêmes, il conclut qu'il faut les brûler.

La *fascination* est le plus universel de tous les maux, et l'on peut bien dire que ce monde est enchanté ; non pas dans le sens de Beker, mais parce que les hommes séduits par leurs passions et leur imagination, font entr'eux un commerce perpétuel d'erreurs.

Jules-César Vanini, fameux athée brûlé à Toulouse, a cru sans doute que son système le menait à nier qu'un homme sain pût en fasciner un autre,

(1) Dans ses *Origines d'Anvers*, p. iii. 26.

il credere e cortesia, dit-il, parce qu'il pense qu'il
faudrait attribuer cet effet à la magie. Or l'existence des démons ne lui est connue que par la révélation ; il la combat même sous les noms de
Cardan et de Pomponace ; d'ailleurs il ne veut pas
que les démons ayent du pouvoir sur des enfants
exempts de péché : il aime donc mieux avoir recours à des facultés naturelles, mais il n'est pas
heureux dans ces explications. Il pense que quand
une sorcière se livre à des mouvements de colère,
de haine, ou d'envie, le désir de nuire, formé
dans son imagination, excite les esprits et leur
donne une teinte de couleur triste, ce qu'il prouve
parce que le sang devient livide, (*tristi illâ nocendi
specie, quæ in illius imaginativâ residet, commorentur
spiritus, imò et mæstum induunt colorem, nam sanguis
sit lividus*. De admirandis naturæ reginæ, deæque
mortalium arcanis, (*dialog.* 59, *p.* 78), les esprits
ramassent une matière pernicieuse, qu'ils dardent
par les yeux de la sorcière. En conséquence de
cette hypothèse, Vanini assure très-sérieusement
qu'il a conseillé à ceux qui craignaient la *fascination*, s'ils avaient honte de détourner la tête pour
l'éviter, de rassembler leurs esprits vers les yeux
et de les diriger contre la magicienne, dont ils
choqueraient par là et affaibliraient les esprits nuisibles. Enfin, il prétend que les coraux en pâlis-
sant découvrent la *fascination* comme la fièvre, et
que c'est par cette raison qu'on les suspend au cou
des enfants comme des préservatifs.

Faune. — Les *faunes* étaient, *dans l'ancienne mythologie*, des divinités des forêts, qui, suivant l'opinion générale, ne diffèrent point des Satyres.

On a prétendu que les *Faunes* étaient des demi-dieux, connus seulement des Romains ; mais ils sont évidemment les *Panes* des Grecs, comme Saumaise l'a prouvé après Turnebe ; ainsi l'on peut dire que leur culte est un des plus anciens et des plus répandus, et il paraît certain qu'il faut en chercher l'origine dans l'Egypte. L'incertitude attachée à cette recherche, ne doit pas en détourner un philosophe homme de lettres. Si les diverses opinions des critiques le réduisent à dire avec Cotta dans Cicéron (liv. III, cap. VI, *de naturâ deorum*) : *Faunus omnino quid sit, nescio,* il trouvera du moins un vaste champ de réflexions dans les terreurs paniques, les incubes, les hommes sauvages, etc.

M. Pluche (1) rapporte avec beaucoup de vraisemblance le nom des *Faunes* et des Satyres à deux mots hébreux qui désignent les masques dont on se servait dans les fêtes de Bacchus. Un *Faune* qui se joue avec un masque, et qu'on voit dans Beger (2), paraît confirmer cette étymologie : peut-être aussi fait-il allusion aux comédies satyriques. Avenarius avait tiré de même le nom des Satyres de l'hébreu

(1) Dans son *Histoire du Ciel,* tome I.

(2) *Thes. Brandebourg,* tom. I, p. 13, et tom. III, p. 252.

satar. Le mot *satar* en arabe, veut dire *un bouc*, suivant la remarque de Bochart (1). On sait que les Satyres ressemblaient aux boucs par la moitié inférieure du corps. Il semble qu'on ne peut contester cette étymologie ; mais celle que donne des Pans ou *Faunes* le même Bochart (2), n'est pas aussi heureuse : il dérive leur nom, comme avait fait Plantavitius, qu'il ne cite pas, de la racine hébraïque *pun*, il a hésité, il a été abattu, ce qu'il explique des frayeurs 'paniques. C'est au culte des boucs qu'on adorait en Egypte, que celui des *Faunes* et des Satyres semble avoir dû sa naissance. Maimonide, dans le *More Nevochim* (p. iii, c. xlvi), observe que le culte honteux des démons était, sous la forme des boucs, fort étendu du temps de Moïse ; et que Dieu le défendit par une loi expresse (Lévit. xvii, 7), aux Israélites, qui s'en étaient souillés jusqu'alors. Maimonide explique fort bien au même endroit, pourquoi le bouc du sacrifice ordonné au commencement de chaque mois (Numer. xxviii, 15), est dit offert pour le péché à Jehova, *Chattath ladonai ;* ce qui n'est pas spécifié des boucs qu'on immolait dans les autres principales fêtes. C'est, dit-il, pour empêcher les Israélites de penser au bouc de la Néoménie, que les Egyptiens sacrifiaient à la lune. Cette explication naturelle est bien différente de la fable aussi

(1) *Hierozoïcon*, p. i, p. m. 643.

(2) *Géog. sac.*, p. m. 444.

impie que ridicule, imaginée par les rabbins ; ils disent que Dieu demande un sacrifice d'expiation pour le péché qu'il a commis lui-même, en diminuant la grandeur de la lune, primitivement égale à celle du soleil (1).

R. Kimchi a écrit que les démons se faisaient voir à leurs adorateurs sous la figure d'un bouc, et c'est là le αἰγοπρόσωπον dont parle Jamblique. Ces apparitions étaient d'autant plus effrayantes, que tous les Orientaux étaient persuadés qu'on ne pouvait voir impunément la face des dieux (2). On peut conjecturer que les terreurs paniques sont ainsi dites de *panim* (םינפ dans Homère), forme, figure, parce que des fantômes subtils affectaient vivement l'imagination échauffée qui les avait produits. On lit dans Servius, sur le commencement du premier livre des Géorgiques de Virgile, que ce fut au temps de Faunus, roi d'Italie, que les dieux se dérobèrent à la vue des mortels. Cette époque est très-incertaine, s'il y a eu deux *Faunes*, rois des Arborigènes, qui aient régné dans des temps très-éloignés l'un de l'autre, comme l'assurent Manéthon, Denys d'Halicarnasse, etc.

Servius confond ailleurs Faunus avec Pan,

(1) Voyez la *Synagogue judaïque* de Jean Buxtorf, p. m. 376, 377, 388 ; et le *Philologus hebræo-mixtus* de Leusden, p. 91.

(2) Voyez les Notes de Grotius sur les vers. 20 et 21 du trente-troisième chapitre de l'Exode.

Ephialtes, *incubus*. S. Augustin (1) croit qu'il faut s'armer d'impudence pour nier que les Sylvains et les Pans ne soient des incubes; ou qu'ils n'aient de l'amour pour les femmes, ou qu'ils ne le satisfassent avec violence. Il nous fait connaître des démons que les Gaulois appelaient *Dusii*, et qui étaient aussi libertins.

Bochart (2) prétend que le règne de *Faune* en Italie est forgé par ceux qui n'ont pas connu que *Faune* et Pan ne faisaient qu'un. Il cite, pour prouver que Pan était un des capitaines de Bacchus, plusieurs auteurs, et Nonnus entr'autres; il n'a pas pris garde que Nonnus (3), dit aussi que *Faune* abandonna l'Italie pour venir joindre le conquérant des Indes.

Il est parlé des *Fauni ficarii* dans la version faite par S. Jérôme d'un passage de Jérémie, (ch L, v. 39), passage susceptible dans l'hébreu d'un sens fort différent. Bochart explique ce *ficarii*, des fics ou tubercules qu'on voit au visage des Satyres. Quelques-uns lisent *ficarii*, et l'on peut entendre alors des *Faunes* incubes ou suffoquants.

Dans le traité attribué à Héraclite, [illegible], C. xxv, on voit que les Pans et les Satyres étaient des hommes sauvages qui habitaient les montagnes : ils vivaient sans femmes; mais dès qu'ils en voyaient quel-

(1) *De civitate Dei*, lib. xv, c. 23.

(2) *Géog. sac.*, pag. m. 584.

(3) *Dionisiac*, lib. xiii, p. m. 370.

qu'une, elle devenait commune entr'eux. On leur
attribua le poil et les pieds de bouc, à cause qu'ils
négligeaient de se laver, ce qui les faisait sentir
mauvais; et on les regardait comme compagnons
de Bacchus, parce qu'ils cultivaient les vignes. Le
passage grec est corrompu, il semble qu'on ne s'en
est point aperçu. Le docteur Edouard Tyson (1),
veut que les Satyres ne soient point des hommes
sauvages, mais une espèce de singes qu'on trouve
en Afrique (*aigopithecoi*). Il combat Tulpius et Bon-
tius par des raisons qui paraissent assez faibles, et
il s'appuie beaucoup pour ranger les Satyres dans
la classe des singes, de l'autorité de Philostorge;
mais c'est un auteur fabuleux, puisqu'il confirme
l'histoire du phénix (2). Ce qui est plus singulier
encore, c'est que Philostorge distingue évidemment le Pan ou *Faune* du Satyre, contre le sentiment de Tyson; et que Tyson reproche à Albert-
le-Grand de faire une chimère du Satyre, qu'il
appelle *pilosus*, par la description qu'il en donne;
description néanmoins entièrement conforme à
celle de Philostorge.

Les premiers conducteurs des chèvres ont peut-
être donné lieu à la fable des chevrepieds, de
même que les plus anciens cavaliers qu'on ait
connus, ont passé pour des centaures; car je ne

(1) Dans l'*Essai philologique sur les Pygmées, les Cynocé-
phales, les Satyres et les Sphinx des anciens*, qu'il a mis à la
suite de son *Anatomie de l'Orang-outang*.

(2) P. m. 494, dans l'édit. de Cambridge, des *Historiens ec-
clésiastiques*.

464 DU FAUNE.

pense pas qu'on veuille recourir aux pygmées, que Pline nous dit avoir été montés sur des chèvres pour combattre les grues.

Munster (1) a recueilli sur les démons, φαῦνοι *Faunes*, Satyres, Incubes, des choses curieuses tirées des rabbins. Cette compilation a déplu à Fagius, qui dit sur ce dernier passage, qu'il ne rapporte des rabbins que ce qui est utile pour l'intelligence du texte; ce qu'il avait annoncé dès la préface de son livre. Il peut avoir raison en cela; mais je doute qu'il eût le droit d'attaquer, même indirectement, Munster, qu'il copie mot à mot en un très-grand nombre d'endroits.

Quelques docteurs Juifs ayant à leur tête Abraham Séba (2), enseignent que Dieu avait déjà créé les âmes des *Faunes*, Satyres, etc. mais que prévenu par le jour du sabbat, il ne put les unir à des corps, et qu'ils restèrent ainsi de purs esprits et des créatures imparfaites. Ils craignent le jour du sabbat, et se cachent dans les ténèbres jusqu'à ce qu'il soit passé; ils prennent quelquefois des corps pour effrayer les hommes; ils sont sujets à la mort; ils approchent de si près par leur vol des intelligences qui meuvent les orbes célestes, qu'ils leur dérobent quelques connaissances des événements futurs, quand ils ne sont pas trop éloignés; ils changent les influences des astres, etc.

(1) Dans ses Notes sur la *Genèse*, II, 3, et sur le *Lévitique*, XVII, 7.

(2) Dans son *Tseror hammor*, ou *fasciculus myrrhæ*.

DE LA FEMME.

La femme (*fœmina*, אשה, *ischa* en hébreu) est la femelle de l'homme.

Je ne parlerai point des différences du squelette de l'homme et de la femme : on peut consulter là-dessus M. Daubenton (1), Monro (2), et Ruysch qui a observé quelque chose de particulier sur la comparaison des côtes dans les deux sexes.

Je ne ferai point une description des organes de la génération ; ce sujet appartient plus directement à d'autres articles. Mais il semble qu'il faut rapporter ici un système ingénieux sur la différence de ces organes dans l'homme et dans la *femme*.

M. Daubenton (3), après avoir remarqué la plus grande analogie entre les deux sexes pour la sécrétion et l'émission de la semence, croit que toute la différence que l'on peut trouver dans la grandeur et la position de certaines parties, dépend de la matrice qui est de plus dans les femmes que dans les hommes, et que ce viscère rendrait les organes de la génération dans les hommes absolument semblables à ceux des *femmes*, s'il en faisait partie.

M. Daubenton appuie ce système sur la descrip-

(1) *Description du cabinet du roi*, tom. III. *Histoire naturelle*, p. 29 et 30.

(2) Appendix de son *Ostéologie*.

(3) Tome III, *Histoire naturelle*, pag. 200.

tion de quelques fœtus peu avancés, que Ruysch a
fait connaître, ou qui sont au cabinet du roi. Ces
fœtus quoique du sexe féminin, paraissent mâles
au premier coup-d'œil, et Ruysch en a fait une
règle générale pour les fœtus femelles de quatre
mois environ, dans un passage qu'on peut ajouter
à ceux que M. Daubenton a cités (thes. IV, n° 42),
fœtus humanus quatuor præter propter mensium, quam-
vis primâ fronte visus masculini videatur sexus, tamen
sequioris est, id quod in omnibus fœtibus humanis,
sexus fœminini eâ ætate reperitur.

M. Daubenton s'est rencontré jusqu'à un certain
point avec Galien, qui dans le second livre περι σπερματος
(*chap.* v), ne met d'autre différence entre les parties
génitales de l'homme et de la *femme*, que celle de
la situation ou du développement. Pour prouver
que ces parties, d'abord ébauchées dans le sac du
péritoine, y restent renfermées, ou en sortent suivant les forces ou l'imperfection de l'animal; il a
aussi recours aux dissections de femelles pleines,
et aux fœtus nés avant terme. On trouve la même
hypothèse dans le traité de Galien (1), et Avicenne
l'a entièrement adoptée dans le troisième livre de
son canon (*fen.* 21, *tract.* I, cap. I).

Mais Galien ne croit pas que les hommes manquent de matrice; il croit qu'en se renversant, elle
forme le scrotum, et renferme les testicules, qui
sont extérieurs à la matrice. Il fait naître la verge

____

(1) *De usu partium,* l. XIV, c. 6.

d'un *prolapsus* du vagin, au lieu de la chercher dans le clitoris.

Piccolhomini et Paré avaient embrassé l'opinion de Galien ; Dulaurent, Kyper, et plusieurs autres anatomistes, n'y ont trouvé qu'un faux air de vraisemblance. Cette question paraît intimement liée avec celle des hermaphrodites, d'autant plus que nous n'avons que des exemples fabuleux et poétiques d'hommes devenus *femmes* ; au lieu qu'on trouve plusieurs *femmes* changées en hommes, dont les métamorphoses sont attestées sérieusement. Cette remarque singulière, avec les preuves dont elle est susceptible, se trouve dans Frommann (1). Hippocrate (2) dit positivement qu'une *femme* ne devient point ambidextre. Galien le confirme, et ajoute que c'est à cause de la faiblesse qui lui est naturelle ; cependant on voit des dames de charité qui saignent fort bien avec l'une et l'autre main. Je sais que cet aphorisme a été expliqué par Sextus Empiricus (*p. m.* 380), des fœtus femelles qui ne sont jamais conçus dans le côté droit de la matrice. J. Albert Fabricius a fort bien remarqué que cette interprétation a été indiquée par Galien dans son *Commentaire* ; mais il devait ajouter que Galien la désapprouve au même endroit.

Les Anatomistes ne sont pas les seuls qui ayent regardé en quelque manière la *femme* comme un

____

(1) *De fascinatione magicâ*, pag. 866.

(2) *Aphor.* 13, lib. vii.

homme manqué ; des philosophes platoniciens ont eu une idée semblable. Marsile Ficin (1) assure que la nature générative dans chaque animal, s'efforce de produire un mâle, comme étant ce qu'il y a de plus parfait dans son genre ; mais que la nature universelle veut quelquefois une femelle, afin que la propagation, due au concours des deux sexes, perfectionne l'univers (2).

Les divers préjugés sur le rapport d'excellence de l'homme à la *femme*, ont été produits par les coutumes des anciens peuples, les systèmes de politique et les religions qu'ils ont modifiés à leur tour. J'en excepte la religion chrétienne, qui a établi, comme je le dirai plus bas, une supériorité réelle dans l'homme, en conservant néanmoins à la *femme* les droits de l'égalité.

On a si fort négligé l'éducation des *femmes* chez tous les peuples policés, qu'il est surprenant qu'on en compte un aussi grand nombre d'illustres par leur érudition et leurs ouvrages. M. Chrétien Wolf a donné un catalogue de *femmes* célèbres, à la suite des fragments des illustres grecques, qui ont écrit en prose. Il a publié séparément les fragments de Sapho, et les éloges qu'elle a reçus. Les Romains, les Juifs, et tous les peuples de l'Europe, qui connaissent les lettres, ont eu des *femmes* savantes.

(1) Dans son *Commentaire* sur le second livre de la troisième *Ennéade* de Plotin (qui est le premier [illegible]) ch. 44.

(2) Voyez tome II des œuvres de Marsile Ficin, pag. 1693.

A. Marie de Schurman a proposé ce problème : l'étude des lettres convient-elle à une *femme* chrétienne ? Elle soutient l'affirmative ; elle veut même que les dames chrétiennes n'en exceptent aucune, et qu'elles embrassent la science universelle. Son deuxième argument est fondé sur ce que l'étude des lettres éclaire, et donne une sagesse qu'on n'achète point par les secours dangereux de l'expérience. Mais on pourrait douter si cette prudence précoce ne coûte point un peu d'innocence. Ce qu'on peut dire de plus avantageux, pour porter à l'étude des sciences et des lettres, c'est qu'il paraît certain que cette étude cause des distractions qui affaiblissent les penchants vicieux.

Un proverbe hébreu borne presque toute l'habileté des *femmes* à leur quenouille, et Sophocle a dit que le silence était leur plus grand ornement. Par un excès opposé, Platon veut qu'elles ayent les mêmes occupations que les hommes. *Voy.* le cinquième dialogue ....

Ce grand philosophe veut au même endroit que les *femmes* et les enfants soient en commun dans sa république. Ce règlement paraît absurde ; aussi a-t-il donné lieu aux déclamations de Jean de Serres, qui sont fort vives.

La servitude domestique des *femmes*, et la polygamie, ont fait mépriser le beau sexe en Orient, et l'y ont enfin rendu méprisable. La répudiation, et le divorce ont été interdits au sexe qui en avait le plus de besoin et qui en pouvait le moins abuser. La loi des Bourguignons condamnait à être étouffée dans la fange, une *femme* qui aurait renvoyé son légitime époux. On peut voir sur tous ces sujets l'excellent ouvrage de l'*Esprit des loix*, liv. XVI. Tous les poètes grecs depuis Orphée, jusqu'à saint Grégoire de Nazianze, ont dit beaucoup de mal des *femmes*. Euripide s'est acharné à les insulter, et il ne nous reste presque de Simonide, qu'une violente invective contre elles. L'on trouvera un grand nombre de citations de poètes grecs, injurieuses aux *femmes*, dans le *Commentaire* de Samuel Clarke (sur les vers 426 et 455, *liv. XI de l'Odyssé*). Clarke a pris ce recueil de la *Gnomologia Homerica* de Duport, *page* 208, qu'il n'a point cité. Le galant Anacréon, en même temps qu'il attribue aux *femmes* une beauté qui triomphe du fer et de la flamme, dit que la nature leur a refusé la prudence, φρόνησις, qui est le partage des hommes.

Les poètes latins ne sont pas plus favorables au sexe ; et sans parler de la fameuse *satyre* de Juvénal, sans compiler des passages d'Ovide, et de plusieurs autres, je me contenterai de citer cette sentence de Publius Syrus : *mulier quæ sola cogitat, male cogitat*, qu'un de nos poètes a ainsi rendue : *femme qui pense, à coup sûr pense mal*. Platon (1) attribue principalement aux *femmes* l'origine de la superstition, des vœux, et des sacrifices. Strabon

—————

(1) Dans son *Dialogue*, Νόμων, tom. ii, pag. 909.

est du même sentiment (1); les Juifs qui ne croient pas leurs cérémonies superstitieuses, accusent les *femmes* de magie, et disent que plus il y a de *femmes*, plus il y a de sorcières.

Peut-être n'a-t-on attribué aux *femmes*, des arts d'une vertu occulte, tels que la superstition et la magie, que parce qu'on leur a reconnu plus de ressources dans l'esprit qu'on ne voulait leur en accorder ; c'est ce qui a fait dire à Tite-Live, que la *femme* est un animal impuissant et indomptable. Le principe de la faiblesse et de l'infériorité des *femmes*, leur serait avantageux, si tout le monde en concluait avec Aristote, que c'est un plus grand crime de tuer une *femme* qu'un homme (2).

C'est une chose remarquable, qu'on a cru être souillé par le commerce légitime des *femmes*, et qu'on s'en est abstenu la veille des sacrifices chez les Babyloniens, les Arabes, les Egyptiens, les Grecs, et les Romains. Les Hébreux pensent qu'on perd l'esprit de prophétie par un commerce même légitime ; ce qui me rappelle la maxime orgueilleuse d'un ancien philosophe, qui disait qu'il ne fallait habiter avec les *femmes*, que quand on voulait devenir pire.

Les rabbins ne croient pas que la *femme* fût créée à l'image de Dieu ; ils assurent qu'elle fut moins parfaite que l'homme, parce que Dieu ne l'avait

(1) Liv. vii, de sa *Géographie.*

(2) Voyez les *Problèmes* d'Aristote, sect. 29, ii.

formée que pour lui être un aide. Un théologien chrétien (1) a enseigné que l'image de Dieu était beaucoup plus vive dans l'homme que dans la *femme*. On trouve un passage curieux dans l'histoire des Juifs de M. Basnage (*vol. VII, pag.* 301 *et* 302). « Dieu ne voulut point former la *femme* de la tête, ni des yeux, ni, etc. (de peur qu'elle n'eût les vices attachés à ces parties) ; mais on a beau choisir une partie honnête et dure de l'homme, d'où il semble qu'il ne pouvait sortir aucun défaut (une côte), la *femme* n'a pas laissé de les avoir tous. » C'est la description que les auteurs Juifs nous en donnent. On la trouvera peut-être si juste, ajoute M. Basnage, qu'on ne voudra point la mettre au rang de leurs visions, on s'imaginera qu'ils ont voulu renfermer une vérité connue sous des termes figurés.

D'autres rabbins ont traduit par *côté* le mot hébreux *stelach*, qu'on explique vulgairement *côte* : ils racontent que le premier homme était double et androgyne, et qu'on n'eut besoin que d'un coup de hache pour séparer les deux corps. On lit la même fable dans Platon, de qui les rabbins l'ont emprunté, s'il faut en croire M. le Clerc dans son *Commentaire sur le Pentateuque*.

Heidegger a observé (2) que Moïse ne parle point de l'âme d'Ève, et qu'on doute quelle en est la raison. Il est certain que les *femmes* étaient à plaindre

(1) Lambert Danæus, *in antiquitatibus*, pag. 42.

(2) *Exercitat.* 4, *de historiâ patriarcharum*, n° 30.

dans la loi juive, comme M. le Clerc l'a remarqué (*lib. cit.* 309, *col.* 2). Jésus-Christ lui-même nous a appris que la répudiation fut permise aux Hébreux, à cause de la dureté de leur cœur; mais lorsqu'il n'a pas voulu que l'homme pût désunir ce que Dieu avait joint, ses disciples se sont récriés, et ont trouvé que le mariage devenait onéreux. Th. Crenius (1) remarque que personne n'a plus maltraité les *femmes*, et n'a plus recommandé de s'en garder, que Salomon, qui néanmoins s'y est abandonné; au lieu que Jésus-Christ a été plus doux à leur égard, et en a converti un grand nombre; c'est pourquoi, dit-il, il en est qui pensent que Jésus-Christ a eu de la prédilection pour ce sexe. En effet, il a eu une mère sur la terre, et n'a point eu de père; la première personne à qui il s'est montré après la résurrection, a été Marie-Magdeleine, etc.

Les personnes qui renoncent au mariage, sont censées approcher davantage de la perfection, depuis l'établissement de la religion chrétienne; les Juifs au contraire, regardent le célibat comme un état de malédiction (2).

Saint Pierre dans sa première *épître* (*chap.* iii, *vers.* 7), ordonne aux maris de traiter leurs femmes avec honneur, parce qu'elles sont des vases plus fragiles. Les Juifs disent que la *femme* est un vase

(1) Dans ses *Animadversiones philologicæ, et historicæ*, part. xv, pag. 61, x.

(2) Voyez Pirke Aboth, chap. 1, n° 5.

imparfait ; que l'époux, achève l'hébreu, a encore plus de force ; car il peut signifier que la *femme*, sans le secours du mari, n'est qu'un embryon (1).

Petrus Calana, dans un livre rare (2), ose dire que Dieu est mâle et femelle en même temps. Godofredus-Arnoldus, dans son livre *de sophiâ*, a soutenu cette opinion monstrueuse, dérivée du platonisme ; qui a aussi donné le jour aux éons, ou divinités hermaphrodites des Valentiniens. M. de Beausobre (3) veut que ces éons fussent allégoriques ; et il se fonde sur ce que Synesius, évêque chrétien, attribue à Dieu les deux sexes, quoiqu'il n'ignorât pas que Dieu n'a point d'organes corporels, bien loin d'avoir ceux de la génération. Mais on lit seulement dans Synesius (*pag.* 140, édition du P. Petau), que le corps de la Divinité n'est point formé de la lie de la matière ; ce qui n'est pas dire que Dieu n'ait aucun organe corporel. D'ailleurs on peut prouver aisément, et Nicophore Grégoras, dans son *Commentaire* sur Synesius, nous avertit en plusieurs endroits, que Synesius était imitateur et sectateur de Platon.

Les Manichéens pensaient que lorsque Dieu créa l'homme, il ne le forma ni mâle ni femelle, mais que la distinction des sexes est l'ouvrage du diable.

On dit assez communément que Mahomet a ex—

____

(1) Voyez Gemare, sur le titre *Sanhedrin du talmud*, chap. 2, segm. 15.

(2) *Philosophia seniorum sacerdotia et platonica*, pag. 173.

(3) *Histoire du Manichéisme*, tom. II, pag. 584.

clu les *femmes* du paradis ; le *verset* 30 *de la sura* 33, de son *alcoran*, insinue le contraire. C'est pourtant une tradition sur laquelle deux auteurs musulmans ont écrit, comme on peut voir dans la *bibliothèque orientale* de M. d'Herbelot.

Mahomet condamne à quatre-vingts coups de fouet ceux qui accuseront les *femmes*, sans pouvoir produire quatre témoins contre elles ; et il charge les calomniateurs de malédictions en ce monde et en l'autre. Le mari peut, sans avoir des témoins, accuser sa *femme*, pourvu qu'il jure quatre fois qu'il dit vrai, et qu'il joigne l'imprécation au serment à la cinquième fois. La *femme* peut se disculper de la même manière (1). Mahomet recommande la chasteté aux *femmes* en des termes très-peu chastes (*ib. vers.* 32) ; mais il n'est pas bien clair qu'il promette la miséricorde divine aux *femmes* qui sont forcées de se prostituer, comme l'a prétendu le savant Louis Maracci dans sa *réfutation de l'alcoran*.

Le prophète arabe dans le *sura* 4, veut qu'un mâle ait une part d'héritage double de celle de la femelle. Il décide formellement (*vers.* 33) la supériorité des hommes, auxquels il veut que les *femmes* obéissent. Si elles sont indociles, il conseille aux maris de les faire coucher à part et même de les battre. Il a établi de grandes peines contre les *femmes* coupables de fornication ou d'adultère ; mais quoique Maracci l'accuse de ne pas punir les hom-

(1) *Sura* 24, vers. 4 et 6.

mes coupables de ces crimes, il est certain qu'il les condamne à cent coups de fouet, comme Selden l'a remarqué, *uxor hebraica, pag.* 392. On verra aussi avec plaisir dans ce livre de Selden (*pag.* 467 *et suiv.*), l'origine des Hullas parmi les Mahométans.

Tout le monde a entendu parler d'une *dissertation* anonyme, où l'on prétend que les *femmes* ne font point partie du genre humain *mulieres homines non esse.* Dans cet ouvrage, Acidalius explique tous les textes qui parlent du salut des *femmes*, de leur bien-être temporel. Il s'appuie sur cinquante témoignages tirés de l'Ecriture; finit par demander aux *femmes* leur ancienne bienveillance pour lui; *quod si noluerint*, dit-il, *pereant bestiæ in sæcula sæculorum.* Il en veut à la manière d'expliquer l'Ecriture des Anabaptistes et des autres hérétiques; mais son badinage est indécent.

Simon Gediccus, après l'avoir réfuté aussi maussadement qu'il soit possible de le faire, après l'avoir chargé d'injures théologiques, lui reproche enfin qu'il est un être bâtard, formé de l'accouplement monstrueux de satan avec l'espèce humaine, et lui souhaite la perdition éternelle.

DE LA FORCE DES ANIMAUX.

Le premier auteur qui ait examiné la *force* de l'homme avec quelque précision, et qui l'ait comparée avec celle des autres animaux, c'est sans

doute M. de la Hire (1). M. Desaguliers a traduit
et critiqué plusieurs endroits de ce mémoire dans
les notes sur la quatrième leçon de la physique ex-
périmentale (2). Je vais donner un résultat des observations de ces deux célèbres mécaniciens.

M. de la Hire suppose qu'un homme ordinaire,
mais fort, pèse 140 livres. Cet homme ayant les
jarrets un peu pliés, peut se redresser, quoique
chargé d'un poids de 152 livres. Les muscles des
jambes et des cuisses élèvent donc un poids de
290 livres, mais seulement de deux ou trois pouces.
M. Desaguliers trouve cette estimation fautive et
trop médiocre, puisqu'il est ordinaire de voir des
portefaix monter un escalier, ayant un fardeau de
250 livres. Ils ne peuvent le descendre à la vérité
étant chargés d'un aussi grand poids. La livre *aver-
dupois* des anglais est entre un onzième et un douzième moindre que la nôtre. Dans un homme chargé
qui marche, le centre de gravité de son corps et du
fardeau réunis, décrit un arc de cercle, qui a pour
centre le pied immobile ; et la jambe mobile qui
pousse en avant ce centre de gravité, décrit aussi
un arc de cercle de même étendue. M. de Fonte-
nelle (3) a très-bien remarqué que plus cet arc est
grand par rapport au sinus verse de sa moitié, plus

(1) Son travail sur ce sujet est imprimé parmi les *Mémoires
de l'Académie des Sciences*, année 1699.

(2) Pag. 246 et suiv. de l'orignal anglais.

(3) Histoire de la même année, pag. 97.

la force mouvante a d'avantage à cause de sa vitesse et du peu d'élévation du poids. C'est ce qui a fait penser à M. de la Hire, qu'un homme chargé de 150 livres ne pourrait monter un escalier dont les marches seraient de cinq pouces, comme elles sont ordinairement ; ce qu'on a déjà vu être contraire à l'observation de M. Desaguliers.

Si un homme qui pèse 140 livres saisit un point fixe placé sur la tête, il peut par l'effort des muscles des bras et des épaules, élever tout son corps, et même un poids de 20 livres, dont il serait chargé. Suspendu alors à une corde, qui passant sur une poulie, soutient par son autre extrémité un poids de 160 livres, il fait équilibre avec ce poids, et le surmonte, si l'on augmente un peu son fardeau de 20 livres.

Ce même homme prenant avec les mains un poids de 100 livres, placé entre ses jambes, l'élève en se redressant. Comme les muscles des lombes soutiennent la moitié supérieure de son corps, on peut évaluer leur effort à 170 livres. Mais M. Desaguliers assure que les travailleurs en général élèvent avec leurs mains un poids de 150, et quelquefois de 200 livres.

Un homme, le corps penché et les genoux pliés, ne pourra lever de terre un poids de 160 livres que ses bras soutiennent d'ailleurs ; les muscles des jambes et des cuisses devraient alors soutenir le poids de 160 livres et celui de tout le corps. Or, ils ne le peuvent pas, suivant M. de la Hire, parce que dans cette disposition de tout le corps, la *force* se distribue par la distribution des esprits dans toutes les parties. Cette raison n'éclaire pas l'esprit; il semble que pour se former une idée plus nette des résistances immenses que la nature aurait à surmonter dans cette situation, il faut rappeler les propositions de Borelli sur une suite d'articulations fléchies. Je me contenterai de citer la proposition 54 (1, *part. du traité de motu animal.*) où Borelli prouve que dans un portefaix penché en avant, qui aurait les jarrets pliés et qui s'appuyerait sur la pointe d'un pied (ce qui est leur attitude ordinaire en marchant); l'effort combiné de tous les muscles qui concourent à soutenir son fardeau, serait cinquante fois plus grand que ce fardeau.

M. de la Hire avait vu à Venise un homme jeune et faible, qui soutenait un âne en l'air par un moyen singulier. Ses cheveux étaient liés de côté et d'autre par des cordelettes, auxquelles on attachait par des crochets les deux extrémités d'une sangle large qui passait par dessous le ventre de cet âne. Monté sur une petite table, il se baissait pendant qu'on attachait les crochets à la sangle; il se redressait ensuite et élevait l'âne en appuyant ses mains sur ses genoux. Il élevait de même des fardeaux qui paraissaient plus pesants, et il disait qu'il y trouvait moins de peine, à cause que l'âne se débattait en perdant terre.

M. de la Hire a considéré dans ce jeune homme la grande *force* des muscles des épaules et des lom-

bes. M. Desaguliers prétend, avec beaucoup de vraisemblance, que les muscles des lombes sont incapables d'un pareil effort ; il aime mieux avoir recours à la *force* des extenseurs des jambes, qu'il dit
être six fois plus considérable. Il assure que ce jeune
homme avait le corps droit et les genoux pliés ; de
sorte qu'il mettait les tresses de ses cheveux dans
le même plan que les têtes des os des cuisses, et les
chevilles. La ligne de direction du corps et de tout
le poids passait ainsi entre les plus fortes parties des
pieds qui supportaient la machine ; alors il se relevait sans changer la ligne de direction. La raison
pour laquelle l'âne en se débattant, rendait le fardeau plus incommode, c'est qu'il faisait vaciller la
ligne de direction. Quand elle était portée en avant
ou en arrière, les muscles des lombes se mettaient
en jeu pour la rétablir dans sa première situation.

M. Desaguliers raconte des tours d'adresse, qu'un
allemand montrait à Londres pour des tours de *force*;
et dont il fut spectateur avec MM. Stuart, Pringle,
et milord Tullibardin. Cet homme assis sur une
planche horizontale (inclinée en arrière elle l'aurait
situé plus avantageusement), et appuyant ses pieds
contre un ais vertical immobile, avait un peu au-
dessous des hanches une forte ceinture, terminée
par des anneaux de fer ; à ces anneaux était attachée
par un crochet une corde, qui passant entre ses
jambes, sortait par une ouverture pratiquée dans
l'appui vertical. Plusieurs hommes, ou deux chevaux même en tirant cette corde, ne pouvaient l'é-

branler. Il se plaçait encore dans une espèce de châssis de bois, préparé pour cet effet, et prétendait élever, quoiqu'il ne fît réellement que soutenir, un canon de deux ou trois mille livres pesant, porté sur le plat d'une balance, dont les cordes étaient attachées à la chaîne qui pendait de sa ceinture. Les cordes étant bien tendues et ses jambes bien affermies, on poussait les rouleaux qui supportaient le plat de balance, et le canon restait suspendu. M. Desaguliers fit une semblable expérience devant le roi George I*r*, et plusieurs la répétèrent après lui.

Tout cela s'explique aisément par la résistance des os du bassin, qui sont arc-boutés contre un appui vertical ou horizontal; par la pression de la ceinture qui affermit les grands trochanters dans leurs articulations; par la *force* des jambes et des cuisses, qui, lorsqu'elles sont parfaitement droites, présentent deux fortes colonnes capables de soutenir au moins quatre ou cinq mille livres. On sait qu'une puissance est inefficace, quand son action se dirige par le centre du mouvement; et M. Desaguliers fait une application ingénieuse de la ceinture dont nous avons parlé plus haut, dont un ou plusieurs hommes pourraient se servir pour hausser ou abaisser le grand perroquet d'un navire, en s'appuyant contre les échelons d'une forte échelle couchée sur le tillac.

Les autres détails du docteur Desaguliers sur les tours d'adresse, qui passent pour des tours de *force* extraordinaire, sont assez curieux; mais je les supprime, de crainte d'être trop long.

Pour donner une idée de la *force* des extenseurs des jambes, M. Desaguliers dit qu'on voit à Londres les fiacres s'élancer hors de leurs siéges dans un embarras, et soulever leur voiture avec leur dos sans le secours de qui que ce soit, quoiqu'ils ayent quatre personnes dans leur carosse, et le train chargé de trois ou quatre coffres. Nos fiacres font de même à Paris et appellent cela *porter leur derrière*. Les portefaix en Turquie portent sept, huit, et jusqu'à neuf cents livres pesant. Ils s'appuyent sur un bâton quand on les charge : on prend soin aussi de les décharger. M. Desaguliers croit que c'est à une situation semblable qu'était due la résistance étonnante de cette fameuse tortue, que formaient les soldats romains avec leurs boucliers.

Il doit paraître surprenant que des charges de 8 ou 9 quintaux n'écrasent pas le dos des portefaix de Constantinople; sans doute les vertèbres se soutiennent mutuellement, et leurs muscles se raidissent chez eux, pour assujettir l'épine à une courbure constante : mais cette *force* paraît bien médiocre, et il faut avoir recours à une troisième espèce de résistance qu'on n'a pas encore appliquée ici, je veux dire à la résistance des cartilages intermédiaires des vertèbres. Je crois que tous ceux qui ont lu Borelli et Parent sur la *force* de ces cartilages seront de mon avis; et je remarquerai seulement que les auteurs n'ont pas fait assez d'attention aux poids immenses que peut soutenir la résistance des ligaments et des cartilages. En calculant d'après la proposition 61 de Borelli, l'imagination serait effrayée de la *force* prodigieuse que la nature employe pour la résistance de ces cartilages dans les portefaix de Constantinople.

Tout le monde connaît la résistance des os du crâne aux fardeaux qu'on lui fait supporter. M. Hunauld a expliqué cette résistance très-mécaniquement, dans les *Mém. de l'Académie* 1730; mais il ne savait peut-être pas qu'un poids de 9 quintaux ne suffit point pour la vaincre : or c'est ce qu'on observe tous les jours à Marseille.

Les portefaix y soutiennent à quatre un poids de 36 quintaux ; ils ont la tête enveloppée d'une espèce de sac qui leur ceint les tempes, et qui se termine en un bourrelet qui tombe sur les épaules ; sur ce bourrelet portent de longues perches, où sont suspendues les cordes qui élèvent le plan sur lequel est le fardeau. Ainsi non-seulement la résistance de la voûte du crâne, mais même celle de l'atlas et des autres cartilages du cou, est supérieure à l'effet d'un poids de 900 livres agissant par un levier assez long.

Desaguliers, qui ne considère que le travail des muscles dans un homme qui supporte un poids sur les épaules, remarque que les portefaix de Londres qui travaillent sur les quais, et qui chargent ou déchargent des navires, portent quelquefois des fardeaux qui tueraient un cheval. Il n'en donne point la raison ; elle suit de ce que nous venons de dire, et il ne faut considérer que la situation perpendiculaire, ou du moins peu inclinée à l'horizon dans les vertèbres de l'homme, et la situation horizontale des vertèbres du cheval, qui rend leur luxation beaucoup plus facile.

Desaguliers raconte des tours de *force* prodigieux que faisait un nommé Topham, sans employer aucun art pour les rendre étonnants. Je l'ai vu, dit-il, lever un rouleau du poids de 800 livres, étant debout dans un châssis au-dessus, saisissant avec ses mains une chaîne qui y était attachée. Comme il se courbait un peu en avant pour cette opération, il faut ajouter le poids du corps au poids élevé, et considérer ici principalement les muscles des lombes : d'où il suit que ce Topham était presque une fois aussi fort, à cet égard, que les hommes qui le sont le plus ; ceux-ci n'élevant guère plus de 400 livres de cette manière. Je dis à *cet égard*, car les différentes parties du corps peuvent avoir des proportions de *force* très-peu semblables, suivant le genre de travail et d'exercice auquel chaque homme est habitué.

M. George Graham a eu la première idée d'une machine, que Desaguliers a perfectionnée, et qui sert à mesurer dans chaque homme la *force* des bras, du cou, des jambes, des doigts et des autres parties du corps.

Un cheval est égal en *force*, pour tirer, à cinq travailleurs anglais suivant les *observations* de Jona

Moore; à six ou sept français, suivant nos auteurs; ou à sept hollandais, selon Desaguliers : mais pour porter une charge sur le dos, deux hommes sont aussi forts, quelquefois plus qu'un cheval. Un portefaix de Londres transportera 200 livres allant assez vite pour faire trois milles par heure : les porteurs de chaise, en portant 150 livres chacun, marchent fort vite, et sur le pied de quatre milles par heure; tandis qu'un cheval de messager, qui fait environ deux milles par heure, porte seulement 224 livres ou 270 livres quand il est vigoureux, et que les chemins sont bons.

Le cheval est plus propre pour pousser en avant; l'homme, pour monter. Un homme chargé de 100 livres montera plus vite et plus facilement une montagne un peu raide, qu'un cheval chargé de 300 livres ne les tire. Les parties du corps de l'homme sont mieux situées pour grimper, que celles du cheval. On voit à Londres des chevaux de haute taille, lorsqu'ils sont attachés à des charrettes portées sur des roues fort hautes, traîner jusqu'à deux mille en montant la rue de *S. Dunstan's Hill*; mais le charretier épaule la voiture dans les pas difficiles.

L'application aux différentes machines fait extrêmement varier la comparaison de la *force* des hommes et des chevaux. M. de la Hire détermine d'une manière très-juste et très-ingénieuse, l'effort de l'homme pour tirer ou pousser horizontalement; il considère la *force* comme appliquée à la manivelle d'un rouleau dont l'axe est horizontal, et sur lequel s'entortille une corde qui soutient un poids : il fait abstraction de l'avantage mécanique qu'on peut donner à ce cabestan, des frottements, et de la difficulté qu'a la corde à se ployer.

Si le coude de la manivelle est placé verticalement à la hauteur des épaules ; si la direction des bras est horizontale, et fait un angle droit avec la position du corps, il est clair qu'on ne peut faire tourner la manivelle : mais si la manivelle est au-dessus ou au-dessous des épaules, la direction du bras et celle du tronc feront ensemble un angle obtus ou aigu ; et l'homme aura pour tirer ou pour pousser la manivelle, cette *force* qui dépend de la seule pesanteur du corps. On doit considérer cette pesanteur comme réunie dans le centre de gravité, qui est à peu près à la hauteur du nombril au dedans du corps. Si le coude de la manivelle est placé horizontalement à la hauteur des genoux, l'homme qui la relève en tirant, peut élever le poids de 150 livres, qui sera attaché à l'extrémité de la corde, en prenant tous les avantages possibles, puisque son effort est le même que pour élever ce poids (*voyez ci-dessus*) : mais pour abaisser la manivelle, il ne peut y appliquer qu'un effort de 140 livres qui est le poids de tout son corps, à moins qu'il ne soit chargé.

Si le corps étant fort incliné vers la manivelle, elle est à la hauteur des épaules, il faudra considérer 1° le bout des pieds comme le point d'appui

d'un levier, qui passant par le centre de gravité de
tout le corps, se termine à la ligne des bras, prolongée s'il est nécessaire; 2° que le centre de gravité étant chargé du poids de tout le corps, de 140
livres, avec sa direction naturelle, l'extrémité du
levier supposé est soutenue dans la ligne horizontale des bras. Cela posé :

Soit ce levier de 140 parties, et la distance du
point d'appui au centre de gravité, de 80 ; l'effort
de tout le corps à l'extrémité du levier, sera le même
que si un poids de 80 livres y était suspendu avec
sa direction naturelle et perpendiculaire à la ligne
des bras : donc si l'on mène du point d'appui une
perpendiculaire sur la ligne des bras, cette perpendiculaire sera à la *coupée* depuis l'extrémité du levier, comme le poids de 80 livres avec sa direction
naturelle, est à son effort sur la manivelle, suivant
la direction horizontale : donc si le levier fait un
angle de 70 degrés avec la ligne des bras, la position
du corps sera inclinée à l'horizon d'un angle de
plus de 60 degrés, qui est tout au plus l'inclinaison
où un homme peut marcher : le sinus de 70 degrés
sera au sinus de son complément comme 3 à 1, à
très-peu près; et par conséquent, l'effort du poids
de 80 livres, selon la direction horizontale, sera un
peu moins de 27 livres. L'effort ne sera pas plus
grand dans la même inclinaison, soit que la corde
soit attachée vers les épaules ou le milieu du corps,
le rapport des sinus demeurant le même. Si le levier supposé faisait avec la ligne des bras un angle

de 45 degrés, on voit que le poids du corps soutiendrait 80 livres : mais la ligne du corps étant alors beaucoup plus inclinée à l'horizon, que de 45 degrés, un homme pourrait à peine se soutenir.

Un homme penché en arrière tire avec bien plus de force que lorsqu'il est courbé en avant : le levier supposé dans le cas précédent est au contraire dans celui-ci plus incliné à l'horizon que la ligne du corps : c'est pour cette raison que les rameurs tirent les rames de devant en arrière. M. de la Hire n'a pas remarqué qu'ils ne se renversent qu'après s'être penchés en avant : le poids de leur corps acquiert plus de *force* par cette espèce de chute. D'ailleurs l'homme en voguant agit avec plus de muscles à la fois pour surmonter la résistance, que dans aucune autre position.

Après avoir égalé l'effort continuel d'un homme qui pousse, à 27 livres, M. de la Hire remarque qu'un cheval tire horizontalement autant que sept hommes; et en conséquence il estime la *force* d'un cheval à 189 livres, ou un peu moins de 200 livres : les chevaux chargés peuvent tirer un peu plus, cet effet dépendant en partie de leur pesanteur. Cependant il faut prendre garde dans les machines, que si l'on combine l'effet de la pesanteur du cheval avec l'effet de son impulsion, on ralentira sa vitesse, puisqu'à chaque pas il est obligé de monter effectivement.

Desaguliers divise le cercle que décrit la mani-

velle d'un vindas en quatre parties principales ; il
donne 160 livres de *force* à un homme qui la fait
tourner lorsqu'elle est à la hauteur de ses genoux ;
27 livres, lorsqu'elle est plus élevée ; 130 livres,
lorsqu'il l'oblige à descendre, en y appuyant le poids
de son corps ; et 30 livres, lorsqu'elle est au point
le plus bas. Ces *forces* font 347 livres qui divisées
par 4, donnent 86 3/4 ; c'est le poids qu'un homme
pourrait élever continuellement, s'il n'était obligé
de s'arrêter pour prendre haleine : ce qui fait que
le poids l'emporte au premier point faible, surtout
quand la manivelle se meut lentement, comme cela
doit être si l'homme veut employer toute sa *force*
dans toute la circonférence du cercle qu'il décrit.
Il faudrait encore qu'il agît toujours par la tangente
de ce cercle ; ce qui n'arrive point. Il faut de plus
que la vitesse soit assez grande pour que la *force*
appliquée aux points avantageux ne soit pas éteinte
avant que d'arriver aux points faibles ; ce qui rendrait ce mouvement irrégulier et difficile à continuer. De là Desaguliers conclut qu'un homme appliqué à la manivelle d'un vindas, ne peut surmonter
plus de 30 livres, travaillant dix heures par jour,
et élevant le poids de trois pieds et demi par seconde ;
ce qui est la vitesse ordinaire des chevaux. Il veut
qu'on augmente cette vitesse d'un sixième, et même
d'un tiers, si l'on se sert du volant, et qu'on diminue le poids à proportion. On suppose toujours que
le coude de la manivelle ne décrive pas un cercle
plus grand que la circonférence du rouleau ; ce qui

donnerait à l'homme un avantage mécanique. Dans cette supposition, si deux hommes travaillent aux extrémités d'un treuil horizontal, ils soutiendront plus aisément 70 livres, qu'ils n'en auraient porté 30 chacun séparément, pourvu que le coude de l'une des manivelles soit à angles droits avec l'autre. On se contente de placer les manivelles dans une direction opposée : mais on sent que la compensation qui résulte de cette coutume est bien moins avantageuse que l'arrangement proposé par Desaguliers : ce physicien célèbre corrige les inégalités de la révolution du treuil, quand le mouvement est rapide, comme de 4 ou 5 pieds par seconde, par l'application d'un volant, ou plutôt d'une roue pesante qui fasse des angles droits avec l'essieu du vindas. Par là un homme pourra quelque temps surmonter une résistance de 80 livres, et travailler un jour entier, quand la résistance est seulement de 40 livres.

La plus grande *force* des chevaux et la moindre *force* des hommes, est lorsqu'ils tirent horizontalement en ligne droite. M. de la Hire nous apprend (*mém. acad. des Sciences*, ann. 1702, *p*. 261), que les chevaux attachés aux bateaux qui remontent la Seine, lorsqu'ils ne sont point retardés par plusieurs empêchements qui surviennent dans la navigation, soutiennent chacun 158 livres, en faisant un pied et demi par seconde, et travaillant dix heures par jour.

M. Amontons rapporte des observations curieuses (1). Les ouvriers qui polissent des glaces se servent pour presser leurs polissoirs, d'une flèche ou arc de bois dont un bout arrondi pose sur le milieu du polissoir ; l'autre qui est une pointe de fer, presse contre une planche de chêne arrêtée au-dessus de leur travail. Par des expériences faites avec des polissoirs de différentes grandeurs pressés par des flèches de différentes *forces*, il a trouvé que la *force* moyenne nécessaire pour les tirer, est de 25 livres; que par conséquent la volée de leur flèche étant d'un pied et demi, et le temps qu'ils employent à pousser et à retirer leur polissoir étant d'une seconde, leur travail équivaut à l'élévation continuelle d'un fardeau de 25 livres à 3 pieds par seconde ; il ne faut guère compter que sur dix heures de leur travail.

On lit dans les *réflexions* de M. Couplet (2) que les charrettes ordinaires attelées de trois chevaux, mènent habituellement sur le pavé une charge de pierres de taille d'environ 50 pieds cubiques, et par conséquent de près de 7 milliers. Il remarque aussi que nos baquets de brasseur à Paris, attelés d'un seul cheval grand et fort, et à Rome, les charrettes montées sur leurs roues de six pieds de diamètre, attelées d'un seul cheval, portent des charges qu'un

(1) Dans son *Mémoire sur son Moulin à feu*, parmi ceux de l'Académie des Sciences, ann. 1699, pag. 120-21, expérience sixième.

(2) Sur le *Tirage des charrettes et des traîneaux*, mêm. Acad., pag. 63-4.

effort moyen de **200** livres ne pourrait pas surmonter. M. Couplet entend ici l'effort moyen des chevaux, qu'il a supposé plus haut, d'après la détermination de M. de la Hire : mais il est étonnant
qu'il n'ait pas pris garde que M. de la Hire ne parle
point des charrois, où l'on n'a que les frottements
à surmonter : en sorte qu'un cheval de taille médiocre tirera souvent plus de mille livres, s'il est
attaché sans désavantage à une charrette. M. de la
Hire, et Desaguliers après lui, considèrent l'action
des chevaux qui élèvent un fardeau hors d'un puits,
par exemple, par le moyen d'une poulie ou d'un
cylindre qui a le moindre frottement possible. C'est
dans ce cas que les chevaux tireront environ **200**
livres l'un dans l'autre, en travaillant huit heures
par jour, et faisant à peu près deux milles et demi
par heure, c'est-à-dire environ trois pieds et demi
par seconde. Le même cheval, s'il tire **240** livres,
ne peut travailler que six heures par jour, et ne va
pas tout-à-fait aussi vite dans les deux cas : s'il
porte quelque poids, il tirera mieux que s'il n'en
porte point.

On doit estimer de même le travail des chevaux
dans les moulins et les machines hydrauliques. Il
faut donner au trottoir des chevaux qui font mouvoir les cabestans de ces machines, un assez grand
diamètre, parce que dans ces cercles trop petits, la
tangente suivant laquelle le cheval devrait tirer,
fait un trop grand angle avec ces cercles ; et le cheval pousse le rayon suivant la corde du cercle ; il

fait avec le rayon des angles si aigus par-derrière, que dans un trottoir de 19 pieds de diamètre, Desaguliers a éprouvé qu'un cheval perd les deux cinquièmes de la *force* qu'il aurait eue dans un trottoir de 40 pieds de diamètre; ce qui le détermine à lui donner au moins cette étendue.

Les meuniers s'imaginent qu'il suffit de conserver la proportion des vitesses de la puissance et du poids qui a lieu dans les plus grands trottoirs; ou que diminuant le diamètre de la roue en couteau, de même qu'on diminue la distance du cheval au centre, la difficulté du tirage sera la même, n'ayant point égard à l'entortillement du cheval : mais ces ouvriers ne prennent pas garde à l'effort qu'ils font faire au cheval par cette disposition.

Desaguliers croit que la manière la plus efficace d'employer les hommes à des machines qui produisent leur effet par le jeu des pompes qu'elles renferment, est de faire agir ces hommes en marchant, tout le poids du corps étant successivement appliqué aux pistons des pompes, etc.

M. Daniel Bernouilli (1) regarde comme le plus avantageux de tous l'effet que produit dans les machines la pression d'un homme qui marche, vu que c'est le genre de travail auquel nous sommes le plus accoutumés. Il croit (*ibid.*, *p.* 198) que cet avantage peut augmenter l'effet du double.

Desaguliers, à la fin du *II tome*, détermine ainsi

(1) Pag. 181-2, de son *Hydrodynamique*.

le *maximum* de la perfection des machines hydrauliques. Un homme, dit-il, avec la meilleure machine hydraulique, ne peut pas élever plus d'un muid d'eau par minute à dix pieds de hauteur, en travaillant tout le jour; mais il peut en élever presque le double en ne travaillant qu'une ou deux minutes. M. Dan. Bernouilli établit qu'un homme, avec la machine la plus parfaite, pourra élever à chaque seconde un pied cubique d'eau à la hauteur d'un pied.

Il n'en est pas des *forces des animaux* comme des *forces* des corps inanimés. Une *force animale* donnée ne peut produire tous les mouvements où le poids et la vitesse sont en raison réciproque. Un homme ne peut parcourir qu'un certain espace dans un certain temps, quand même il ne tirerait aucun poids. Celui qui élève 100 livres à dix pieds de hauteur, ne pourrait élever dans le même temps une livre à 1,000 pieds de hauteur.

Si deux hommes également robustes font d'abord le même effort avec la même vitesse ; que l'un des deux ensuite double son effort, et l'autre sa vitesse ; l'effet produit sera toujours le même : mais la difficulté qu'éprouvera le second pourra être beaucoup plus considérable. Cette remarque de M. Daniel Bernouilli éclaircit ce que nous venons de dire touchant la différence des *forces* animées et inanimées.

S'Gravesande a très-bien vu (1), que si l'on

(1) ***Physices elementa mathematica***, Tom. 1, n° 1856.

cherche le *maximum* de l'effet qu'un animal peut produire, il faut d'abord déterminer un degré de vitesse avec laquelle il puisse agir commodément : il faut ensuite chercher le *maximum* d'intensité d'une action qui puisse être continuée un temps assez long.

M. Bouguer dit fort bien (1), qu'il serait de la dernière importance dans plusieurs rencontres, de connaître combien la *force* des hommes diminue, lorsqu'ils sont obligés d'agir avec plus de promptitude : c'est ce que l'anatomie, quoique extrêmement aidée de la géométrie dans ces derniers temps, ne nous a point encore appris. On peut exprimer, poursuit-il, cette relation par les coordonnées d'une ligne courbe, dont quelques-uns des symptômes se présentent : mais cela n'empêche pas qu'elle ne soit également inconnue.

M. Martine (2) assure que les *forces* contractives des muscles, et les *forces* absolues des membres mis en mouvement dans des animaux semblables, sont comme les racines cubes des quatrièmes puissances de leurs masses. Il me paraît que l'auteur fonde ses preuves sur un grand nombre d'hypothèses douteuses, ou qui n'ont point d'application dans la nature : mais je crois qu'il réussit très-bien à détruire la prétendue démonstration de Cheyne, dont l'opinion adoptée par Freind et par Wainewright, est

(1) Dans son *Traité du Navire*, pag. 109.

(2) Prop. 24 et 25, de son livre *De similibus animalibus*.

que les *forces* des animaux de la même espèce ou du même animal, en différents temps, sont en raison triplée des quantités de la masse du sang.

FIN DU TOME SECOND ET DERNIER.

9 782329 226538